# 新编医圣张仲景奇方妙治

范铁兵　主编

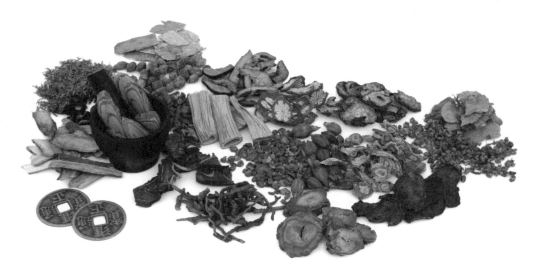

天津出版传媒集团

天津科学技术出版社

图书在版编目 （CIP） 数据

新编医圣张仲景奇方妙治/范铁兵主编. — 天津：
天津科学技术出版社, 2022.8
ISBN 978-7-5742-0405-8

Ⅰ.①新… Ⅱ.①范… Ⅲ.①验方—汇编—中国—东
汉时代 Ⅳ.①R289.5

中国版本图书馆CIP数据核字(2022)第136997号

---

新编医圣张仲景奇方妙治
XINBIAN YISHENG ZHANGZHONGJING QIFANGMIAOZHI
责任编辑：张建锋

---

出版：　天津出版传媒集团
　　　　天津科学技术出版社

地址：天津市西康路35号
邮编：300051
电话：（022）23332400
网址：www.tjkjcbs.com.cn
发行：新华书店经销
印刷：北京兴星伟业印刷有限公司

---

开本 710×1000　1/16　印张 20　字数 400 000
2022年8月第1版第1次印刷
定价：68.00元

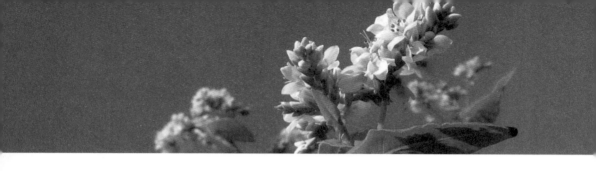

# 前　言

　　张仲景从小嗜好医学，"博通群书，潜乐道术"。当他十岁时，就已阅览了许多书籍，特别是有关医学的书籍。他的同乡何颙赏识他的才智和特长，曾经对他说："君用思精而韵不高，后将为良医。"（《何颙别传》）张仲景最终成了良医，被人称为"医中之圣，方中之祖"。其代表作有《伤寒论》《金匮要略》等。这固然和他"用思精"有关，但主要是他善于"勤求古训，博采众方"的结果。张仲景以他的医学实践、聪明才智和创新精神，在中国医学乃至世界医学发展史上，留下了不可磨灭的光辉篇章。

　　张仲景刻苦学习《黄帝内经》，广泛收集医方，写出了传世巨著《伤寒杂病论》。它确立的辨证论治的原则，是中医临床的基本原则，是中医的灵魂所在。《伤寒杂病论》是后世业医者必修的经典著作，历代医家对之推崇备至，赞誉有加，至今仍是我国中医院校开设的主要基础课程之一，是中医学习的源泉。《伤寒杂病论》不仅是我国历代医家必读之书，而且还广泛流传到海外。这是中国第一部从理论到实践、确立辨证论治法则的医学专著，是中国传统医学史上影响最大的著作之一，是后学者研习中医必备的经典著作，广泛受到医学生和临床大夫的重视。

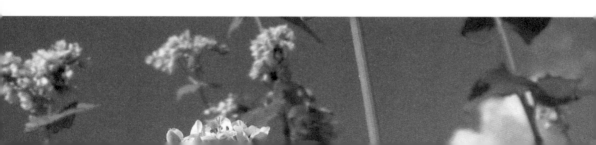

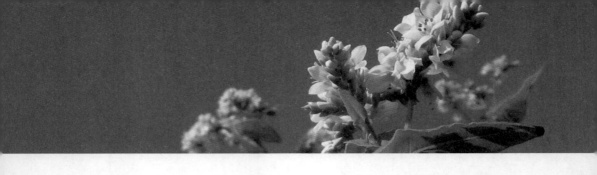

　　《金匮要略》也是我国现存最早的一部诊治杂病的专著，是仲景创造辨证理论的代表作。古今医家对此书推崇备至，称之为方书之祖、医方之经、治疗杂病的典范。《伤寒论》《金匮要略》两书中涉及咳喘等肺系症状的条文163条。《伤寒论》主要集中在太阳病脉证并治篇，《金匮要略》包括咳嗽上气、支饮、肺痿、肺痈、肺胀。

　　《伤寒论》和《金匮要略》在宋代得到了校订和发行，我们今天看到的主要就是宋代校订本。除重复的药方外，两本书共载药方269个，使用药物214味，基本囊括了临床各科的常用方剂。

　　本书通过对《伤寒论》《金匮要略》有关条文的比较分析，结合临床指征，进一步揭示了《伤寒论》《金匮要略》辨证论治理、法、方、药之精髓。

　　张仲景是中医界的一位奇才，《伤寒杂病论》是一部奇书，它确立了中医学重要的理论支柱之一——辨证论治的思想，在中医学发展过程中，实属"点睛之笔"。《伤寒杂病论》序中有这样一段话："上以疗君亲之疾，下以救贫贱之厄，中以保生长全，以养其身。"体现了张仲景作为医学大家的仁心仁德，后人尊称他为"医宗之圣"。

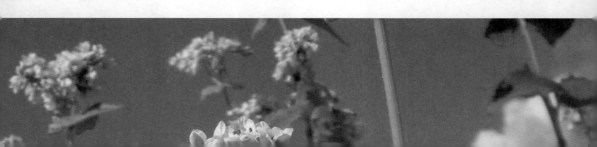

# 内 科

# C目录
# ontents

01

新编医圣张仲景奇方妙治

新编医圣张仲景奇方妙治

## ●辨太阳病脉证并治下方●

## ●辨阳明病脉证并治●

新编
医
圣张仲景
奇方妙治

新编
⑰圣张仲景
奇方妙治

## ● 辨不可下病脉证并治方 ●

## ● 辨可下病脉证并治方 ●

新编
医圣张仲景
奇方妙治

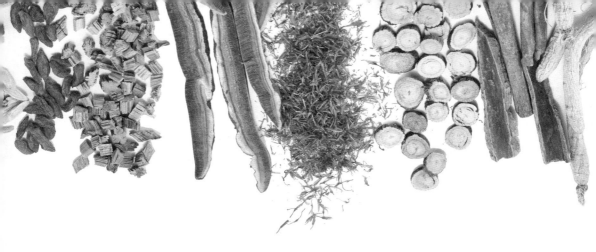

# 痉湿病方

## 栝楼桂枝汤

【原文】

太阳病，其证备，身体强，几几然①，脉反沉迟，此为痉，栝楼桂枝汤主之。

【解析】

如果具备太阳病的症状，又同时出现身体强直，转侧俯仰不能自如，脉沉迟者，此属于痉病，当用栝楼桂枝汤主治。

【注释】

①几几然：几(shū 舒)，本指小鸟羽毛未丰，伸颈欲飞，而不能飞的样子，此处形容病人身体强直，俯仰转侧不能自如的样子。

【药物组成】

栝楼根二两　桂枝三两　芍药三两　甘草二两　生姜三两　大枣十二枚

【用法用量】

上六味，以水九升，煮取三升，分温三服，取微汗。汗不出，食

顷，啜热粥发之。

【功效】

解肌祛邪，舒缓筋脉。

【方药分析】

所谓"太阳病，其证备"，是指具有太阳中风发热、出汗、恶风、头项强痛等症状；"身体强，几几然"则说明还有全身强急，转侧俯仰不能自如等证候。太阳病其脉当浮，但此处却反见沉迟之脉，沉，表明病邪已由太阳之表进而痹阻其筋脉；迟，为津伤不足，营卫运行不畅之象。然既属痉病，筋脉强急，故必于沉迟之中带有弦紧之象。病由外邪痹阻太阳筋脉，兼津伤不足，筋脉失养

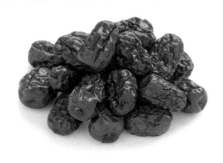

所致，故用栝楼桂枝汤主治，以解肌祛邪，生津滋液。方中栝楼根生津滋液，以舒缓筋脉；桂枝汤调和营卫，以解肌祛邪。

## 葛根汤

【原文】

太阳病，无汗而小便反少，气上冲胸，口噤不得语，欲作刚痉，葛根汤主之。

【解析】

具有发热、恶寒的太阳表证，又出现小便量少，气上冲胸，牙关紧急，不能言语等，这是将要发生刚痉的征兆，当用葛根汤主治。

【药物组成】

葛根四两　麻黄三两(去节)　桂枝二两(去皮)　芍药二两　甘草二两(炙)　生姜三两　大枣十二枚

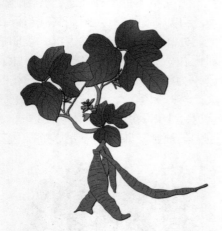

【用法用量】

上七味，㕮咀，以水一斗，先煮麻黄、葛根，减二升，去沫。内诸药，煮取三升，去滓，温服一升，覆取微似汗，不须啜粥，余如桂枝汤法将息及禁忌。

【功效】

解表发汗，升津舒筋。

【方药分析】

"太阳病"三字，既提示此为外感痉病，也概括本证有发热、恶寒等表象。"无汗"属太阳表实之证，由风寒外束，肌腠郁闭所致，此处说明本证属于刚痉。即无汗出津液外泄，小便不当少，但本证却小便反少，这是由于外邪束表，肺失宣肃，津液转输不利。无汗而小便少，则表气不宣，里气不行，表里之气不得宣通，势必逆而上冲，故病人自觉气上冲胸。邪气痹阻太阳，波及阳明，导致阳明筋脉不利，所以出现口噤不得语。如果病情继续发展，则可能出现项背反张，四肢强直等现象，故称"欲作刚痉"。本证总由外邪阻滞太阳阳明，营卫三焦气机不畅所致。治宜发汗祛邪，调和营卫，升津舒筋，方用葛根汤。

方中葛根升津舒筋为主，麻黄开泄腠理为辅，桂枝、芍药、生姜、大枣以调和营卫，炙甘草与芍药又能缓筋脉之急。全方共奏升津发表，舒筋缓急之效。

## 大承气汤

【原文】

痉为病一本痉字上有刚字，胸满，口噤，卧不着席①，脚挛急②，必齘齿③，可与大承气汤。

【解析】

痉病发作时表现为胸部胀满，牙关紧闭，角弓反张，以致脊背不能接触床面，小腿肌肉痉挛，上下牙紧咬，甚或切齿有声者，可用大承气汤治疗。

【注释】

①卧不着席：形容背反张的程度。由于背反张较重，身躯反折如弓，以致平卧时脊背不能接触床面。

②脚挛急：脚，《说文》"胫也"。此指小腿肌肉痉挛的症状。

③龂齿：龂（xiè 械），《说文》："齿相切也。"此指上下牙紧咬，甚或切齿有声。

【药物组成】

大黄四两(酒洗)　厚朴半斤（炙去皮）枳实五枚(炙)　芒硝三合

上四味，以水一斗，先煮二物，取五升，去滓，内大黄，煮取二升，去滓，内芒硝，更上火微一两沸，分温再服，得下止服。

【功效】

清泻热邪，急下存阴。

【方药分析】

上条言"欲作刚痉"，则本证可由葛根汤证进一步发展而来。病邪在表失治，化热入里，可传至阳明。热壅气滞，故胸满。阳明之脉入齿中，挟口环唇，阳明邪热上迫，所以口噤、龂齿；里热炽盛，熏灼阴津，筋脉失濡而拘急痉挛，故角弓反张，卧则躯体不能平着于床面，小腿肌肉

痉挛。此为阳明热盛气壅，阴伤痉挛的痉病，治当急泻里热以救其阴，方选大承气汤釜底抽薪，急下存阴。

方中大黄、芒硝泻其实热；枳实、厚朴破其滞气，冀其热去阴复，痉病自解。

## 麻黄加术汤

【原文】

湿家身烦疼，可与麻黄加术汤发其汗为宜，慎不可以火攻①之。

【解析】

湿病证见身体疼痛剧烈的，宜用麻黄加术汤发汗，万不可用火法迫汗。

【注释】

①火攻：指用火法外治，迫使发汗。古代火法大致有熏蒸、热熨、艾灸、温针等。

【药物组成】

麻黄三两（去节）　桂枝二两(去皮)甘草一两(炙)　杏仁七十个(去皮尖)　白术四两

上五味，以水九升，先煮麻黄，减二升，去上沫，内诸药，煮取二升半，去滓，温服八合，覆取微似汗。

【功效】

发汗解表，散寒除湿。

【方药分析】

寒郁肌腠，湿滞筋骨，表阳被遏，营卫运行不利，所以身体疼痛剧烈。可用麻黄加术汤发汗以散寒祛湿。但不能用火法迫汗，因为火法取汗较暴急，易致大汗淋漓，而湿性黏

痉湿病方

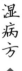

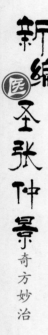

滞，不易骤除，这样湿邪反不得去，病必不除。此外，火热内攻，如果与湿相合，可能引起发黄、发痉、衄血等变证。故寒湿在表之表实证，禁用火攻。

方中麻黄汤发汗散寒，白术除湿。本方妙在麻黄与白术的配伍，麻黄汤本为发汗之峻剂，而得白术相配，则发汗而不致太过；白术善驱里湿，与麻黄为伍，则能并祛表里之湿。

## ●麻黄杏仁薏苡甘草汤●

### 【原文】

病者一身尽疼，发热，日晡所①剧者，名风湿。此病伤于出汗当风，或久伤取冷②所致也。可与麻黄杏仁薏苡甘草汤。

### 【解析】

病人周身疼痛，发热，每到下午三至五时左右便加剧，这是风湿病。此病是由于出汗之际受风，或者长期过度贪凉所引起的，可以用麻黄杏仁薏苡甘草汤治疗。

### 【注释】

①日晡所：晡(bū)，申时，即下午三至五点。所，不定之词，表约数。日晡所，指下午三至五时左右。

②久伤取冷：即过度贪凉。

### 【药物组成】

麻黄(去节)半两(汤泡)　甘草一两(炙)　薏苡仁半两　杏仁十个(去皮尖，炒)

上锉麻豆大，每服四钱匕，水盏半，煮八分，去滓，温服，有微汗，避风。

### 【功效】

轻清宣化，解表祛湿。

### 【方药分析】

本证既名曰"风湿"，表明其病乃由风湿为患。风湿侵袭，滞留肌表，邪正相争，故周身疼痛，发热。且其发热于"日晡所剧"，对此机理，注家见解不一，如赵以德认为邪在肌肉，与脾胃有关，日晡为阳明所主，邪正相争，故病剧；徐忠可认为邪在皮毛，与肺金有关，日晡为肺金所主，此时"助邪为虐"，故病剧；曹家达认为病属风湿，而日晡属太阴湿土，此时湿气加重，故病剧。三者虽着眼点不同，但都认为与邪正消长有关，由此可明其理，即风为阳邪，易于化热化燥，湿虽为阴，但与风邪相互搏结则欲将化热，而阳明为燥土，故日晡阳明主旺之时助其燥热，以致发热"日晡所剧"。本病的成因，原文指出是"伤于汗出当风，或久伤取冷"，即因出汗腠理空疏之时感受风邪，致汗液留着之湿与风相合；或由于炎热之时过度贪冷，如久居阴冷之处，或时常饮冷等，导致湿从外入。故当解表除湿，方用麻黄杏仁薏苡甘草汤。

方中麻黄解表发汗，以宣散肌表的风湿；杏仁宣利肺气，以助麻黄之力，薏苡仁甘淡，微寒，既可渗利除湿，又制约麻黄之温性，以免其助热化燥之势，甘草和中。诸药共用，轻清宣化，使风湿之邪从微汗而解。

## 防己黄芪汤

【原文】

　　风湿，脉浮、身重，汗出恶风者，防己黄芪汤主之。

【解析】

　　风湿病，脉浮，身体沉重，出汗恶风，用防己黄芪汤主治。

【药物组成】

　　防己一两　甘草半两(炒)　　白术七钱半　黄芪一两一分(去芦)

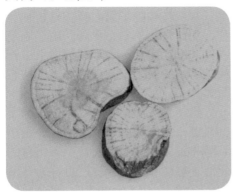

　　上锉麻豆大，每抄五钱匕，生姜四片，大枣一枚，水盏半，煎八分，去滓，温服，良久再服。喘者加麻黄半两，胃中不和者加芍药三分，气上冲者加桂枝三分，下有陈寒者加细辛三分。服后当如虫行皮中，从腰下如冰，后坐被上，又以一被绕腰以下，温令微汗，瘥。

【功效】

　　益气除湿。

【方药分析】

　　风袭肤表，故令脉浮；湿郁肌腠经络，所以身体沉重，此皆外受风湿之征。风湿在表，法当汗解，然未发汗而汗已出，并伴恶风，显为肌腠疏松，卫阳素虚之象。对此风湿表虚之证，已非一般汗法所宜，而当益气固表除湿，方用防己黄芪汤。

　　方中防己祛风除湿，黄芪补气固表，二者相配，以祛风不伤正，固表不留邪。白术健脾胜湿，既能协防己除湿，又可助黄芪固表。生姜与大枣调和营卫，甘草培土和中，诸药共用，使卫阳振奋，运行周身，风湿外达，故服药后出现"如虫行皮中"的感觉。"从腰下如冰"是湿欲下行而卫阳尚无力振奋，故当"令患者坐被上，又以一被绕腰以下"，意在温暖助阳，使之蒸蒸发越，借微汗以驱除湿邪。方后加减：如果风邪犯肺，致肺气失宣而喘者，加麻黄宣肺平喘；湿困脾胃，血脉不畅致脘腹疼痛者，加芍药以行痹缓痛；苦下焦阳虚，气逆上冲者，加桂枝温阳化气，降逆平冲；下焦素有寒湿痹着者，加细辛以温散陈寒。

## 桂枝、白术附子汤

【原文】

　　伤寒八九日，风湿相搏，身体疼烦，不能自转侧，不呕不渴，脉浮虚而涩者，桂枝附子汤主之；若大便坚，小便自利者。去桂加白术汤主之。

【解析】

　　外感表证已出现八九天，但风与湿仍相互搏结，所以身体疼痛剧烈，转侧不利，不呕也不渴，脉象浮

痉湿病方

虚而涩的，用桂枝附子汤主治；如果大便坚硬，小便通利的，则于上方去桂枝加白术汤主治。

## 【药物组成】

桂枝附子汤：桂枝四两(去皮) 生姜三两(切) 附子三枚(炮去皮，破八片) 甘草二两(炙) 大枣十二枚(擘)

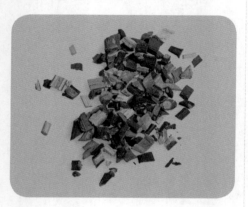

上五味，以水六升，煮取二升，去滓，分温三服。

白术附子汤方：白术二两 附子一枚半(炮去皮) 甘草一两(炙) 生姜一两半(切) 大枣六枚

上五味，以水三升，煮取一升，去滓，分温三服。一服觉身痹，半日许再服，三服都尽，其人如冒状，勿怪，即是术、附并走皮中，逐水气，未得除故耳。

## 【功效】

温经散寒，祛风胜湿，健脾利湿。

## 【方药分析】

本条宜分作两部分理解，第一部分自"伤寒八九日"至"桂枝附子汤主之"，论述表阳虚风湿在表且风偏胜的证治。"伤寒八九日"是指病人出现恶寒、发热等表证已八九天，仍见身痛者，表明邪尚未离表，此由卫虚无力祛邪外出所致。风邪与湿邪相互搏结，滞留于肌表经络，痹阻阳气，故身体疼痛剧烈，转侧不利。然表虽不足，里气尚充，故邪未入里，既无邪传少阳之呕，亦无邪传阳明之渴。邪尚在表，故脉浮；表阳不足，所以脉虚；风湿痹阻，营卫不利，故脉涩。此属表阳已虚，风湿在表的证候，故当温经助阳，祛风除湿，方用桂枝附子汤。方中桂枝祛风邪，并与甘草辛甘助卫阳；附子温经以逐寒湿，生姜、大枣调营助卫。诸药合用，使卫阳振奋，风湿之邪从表而解。

第二部分即"若大便坚，小便自利者，去桂加白术汤主之"，是指风湿在表，表阳已虚，且湿胜伤脾的证治。对这部分内容，后世注家有争议，一种认为"大便坚"是正常现象，该句与前第十四条"湿痹之候，小便不利，大便反快"正相对照，说明"表里无病，病在躯壳"，如徐忠可；一种认为"大便坚"指大便坚硬，该句为脾土已虚，健运不行，而膀胱气化正常的反应，如柯韵伯、黄树曾，陶葆荪等。根据仲景的写作手法，后说较为符合原意。如《五脏风寒积聚病》篇第十五条脾约证中"大便坚"与《消渴病》篇第八条"大便必坚"皆指大便坚硬。不过本条大便坚硬并非胃热津伤，乃因湿胜伤脾，以致脾土虚，健运不行；因膀胱气化正常，故小便畅利。本证仍属风湿在表，表阳不足，但其湿气偏胜，脾土已虚，故用温经助阳，健脾胜湿的白术附子汤。方中白术既培土胜湿，又可与附子并驱表湿；附子温经驱逐寒湿，炙甘草健脾益气，生姜、大枣调营助卫。因本证较桂枝附子汤湿气偏胜，阴湿之邪难以骤除，故小制其方。除白术外，其余药量均较上方少一半，服药量亦小，意在缓除其湿。至于方后注云"一服觉身痹"及"其人如冒状"，皆为服药后阳气鼓动，欲逐湿外出的反应，不必惊慌。

## 甘草附子汤

【原文】

风湿相搏，骨节疼烦掣痛①，不得屈伸，近之则痛剧，汗出短气，小便不利，恶风不欲去衣，或身微肿者，甘草附子汤主之。

【解析】

风邪与湿邪相互搏结，所以骨节牵引作痛，屈伸不便，触按患处则疼痛加剧。小便不利，怕风，不敢脱减衣服，有的还可见肢体轻度浮肿，出现上述证候者可用甘草附子汤主治。

【注释】

①掣痛，掣(chè)牵拉之意。掣痛，即牵引作痛。

【药物组成】

甘草二两(炙)　白术二两　附子二枚(炮，去皮)　桂枝四两(去皮)

上四味，以水六升，煮取三升，去滓。温服一升。日三服，初服得微汗则解，能食，出汗复烦者，服五合。恐一升多者，服六七合为妙。

【功效】

温经散寒，祛风除湿，通痹止痛。

【方药分析】

风与湿相互搏结，由肌腠深入经络关节，经脉不利，气血不畅，所以骨节牵引作痛，屈伸不利，触按则痛甚。表阳虚，失于卫外，故出汗恶风，不愿脱减衣服；里阳虚，气化失常，故小便不利；气虚不足，所以短气。湿邪郁滞于肌肤，则可出现肢体轻度浮肿。病属风湿两盛，表里阳气俱虚之证，故当温经助阳，祛风胜湿，方用甘草附子汤。

方中甘草缓急、补中；桂枝既走表祛风，又通阳化气，且二药相合，辛甘助卫阳；附子温经助阳除湿；白术健脾益气燥湿，二者为伍，能温助脾肾之阳。且桂、附之辛散得白术，炙甘草之配而不致太过。诸药共用，使表里阳气振奋，风湿之邪从微汗而解。因本证表里阳气皆虚，故服药时要注意因人、随证而变化剂量。所以方后注云"恐一升多者，服六七合为妙"，此句宜置于"温服一升，日三服"后理解，于理尤通。即一般情况，一日服三次，每次服一升；如果情况特殊，恐前剂量偏大者，亦可每次服六七合。若服药后出现出汗、心烦的，其量则应减至五合。

## 白虎加人参汤

【原文】

太阳中热者，暍是也。汗出恶

痉湿病方

寒，身热而渴，白虎加人参汤主之。

【解析】

太阳中热就是病，证见出汗，恶寒，发热而口渴者，用白虎加人参汤主治。

【药物组成】

知母六两　　石膏一斤(碎)　　甘草二两　　粳米六合　　人参三两

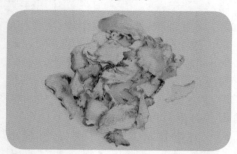

上五味，以水一斗，煮米熟汤成，去滓，温服一升，日三服。

【功效】

清热祛暑，生津益气。

【方药分析】

中暍即中热，乃外感冒暑热而病。暑热为六淫之邪，其伤人致病，始于肌表，先见外感表证，故称"太阳中热"。暑为阳邪，暑热熏蒸，迫津外泄，必致出汗；出汗腠理空疏，故恶寒，此与外寒束表，卫阳被郁，或里阳不足，失于温煦而致恶寒(或畏寒)均不同。暑热炽盛，耗伤阴津，所以身热而口渴。证属暑热伤津之证，治当清热解暑，益气生津，方选白虎加人参汤。

方中石膏辛寒以清泻暑热，知母凉润以清热生津，人参益气生津，

甘草、粳米益胃和中，诸药共用，使暑热解，气阴复，则暍病自愈。

## 一物瓜蒂汤

【原文】

太阳中暍，身热疼重，而脉微弱，此以夏月伤冷水，水行皮中所致也。一物瓜蒂汤主之。

【解析】

太阳中暍，出现发热而身体疼痛沉重，脉微弱者，此由夏季过度贪凉，或饮冷或沐冷水浴，以致水湿侵淫于肌肤，用一物瓜蒂汤主之。

【药物组成】

瓜蒂二十个

上，以水一升，煮取五合，去滓，顿服。

【功效】

清热解暑，行水散湿。

【方药分析】

暑邪伤人，自表而入，故称"太阳中暍"。暑热郁蒸肌表，所以身热；伤暑挟湿，湿郁肌腠，阻遏卫阳，所以身体疼痛且沉重；湿盛遏阳，故脉微弱。以上脉证，是由于夏日炎热之际贪凉饮冷，或出汗沐浴冷水，感受了暑湿之邪，湿邪郁遏，表气不宣，暑热不得外泻所致。治当祛湿清热，方用一物瓜蒂汤。

瓜蒂性苦寒，《本经》载其"主大水，身面四肢浮肿，下水。"可见，瓜蒂既能宣发上焦，又可行水化湿，此用之，意在开泄腠理，宣通阳气，使湿邪得除，暑热自解。

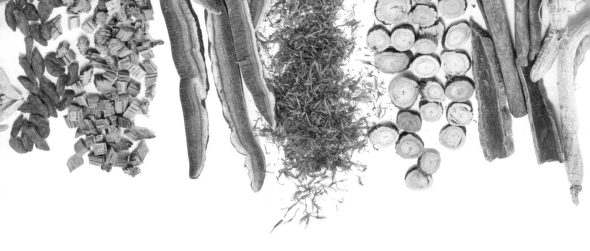

# 百合狐蟊阴阳毒方

## 百合知母汤

【原文】

百合病发汗后者，百合知母汤主之。

【解析】

百合病误用汗法重伤津液的，用百合知母汤主治。

【药物组成】

百合七枚(擘)　知母三两(切)

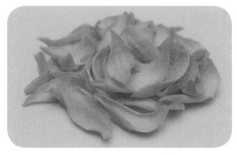

上先以水洗百合，渍①一宿，当白沫出，去其水，更以泉水二升，煎取一升，去滓；别以泉水二升煎知母，取一升，去滓；后合和，煎取一升五合，分温再服。

【注释】

①渍(zī)：药物炮制方法之一，即将药物浸泡于水中。

【功效】

养阴清热，润燥除烦。

【方药分析】

百合病以心肺阴虚内热，邪少虚多为病机特点，故不能使用攻邪的方法。如果医者误将百合病"如寒无寒，如热无热"当作表实证，妄施辛温发汗，一方面出汗更伤阴液，加重心肺阴虚；另一方面辛温助热，则燥热尤甚，故本证除具备第一条所述百合病的基本症状外，尚可出现津伤燥热的心烦、少寐、口干或渴、午后潮热、小便短少等证候。治宜养阴清热，润燥除烦，用百合知母汤主治。

方中百合甘平，润肺清热，养心安神，为主药；知母虽性味苦寒，但滋阴清热两擅长，并能除烦止渴，用为辅药；以甘凉之泉水助其养阴清热之功，用于煎药，能引虚热下行。全方共奏清热养阴，生津润燥之功。

## 百合滑石代赭石汤

【原文】

百合病下之后者，滑石代赭汤主之。

【解析】

百合病误用攻下法后，应该用滑石代赭汤主治。

【药物组成】

百合七枚(擘)　滑石三两(碎，绵裹)代赭石如弹丸大一枚(碎，绵裹)

上先以水洗百合，渍一宿，当白沫出，去其水，更以泉水二升，煎取一升，去滓；别以泉水二升煎滑石、代赭，取一升，去滓，后合和重煎，取一升五合，分温服。

【功效】

养阴清热，利尿降逆。

【方药分析】

百合病本为阴虚内热，治宜清润，不可妄施攻下。如果将其"意欲食，复不能食"误作邪热在里的实证，予以攻下，势必徒伤正气，导致如下后果：一是因阴液下夺，加重阴虚内热，出现小便短赤不利；一是因攻下损伤胃气，致胃失和降而上逆，出现呕吐、呃逆。此外，心肺阴虚内热诸证仍在，故当以养阴泻热、和胃降逆为法，选用滑石代赭汤主治。

方中用百合润养心肺顾其本；滑石清热利尿，导虚热下出；又予重镇的赭石降逆和胃，二药协同救误下之标；仍取泉水煎药，协滑石清热利小便。诸药合用，使阴液复，虚热

退，胃气和，标本同治。

## 百合鸡子黄汤

【原文】

百合病，吐之后者，用后方主之。

【解析】

百合病误用吐法后，用百合鸡子黄汤主治。

【药物组成】

百合七枚(擘)　鸡子黄一枚

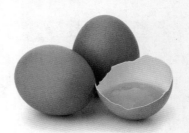

上先以水洗百合，渍一宿，当白沫出，去其水，更以泉水二升，煎取一升，去滓，内鸡子黄，搅匀，煎五分，温服。

【功效】

养肺胃阴，以安脏气。

【方药分析】

百合病本不可使用吐法，因其阴虚内热，邪少虚多。如果误将其"或有不用闻食臭时"当作宿食在上脘而妄施吐法，以实治虚，必然重亡津液，心阴愈亏，心神不宁，可见心悸、虚烦难寐。吐逆之后，胃气失和，亦可出现胃脘嘈杂、干呕等症。治当滋养阴液，安神和胃，方用百合鸡子黄汤。

方中仍用百合益阴清热，润养心肺，并配以血肉有情之鸡子黄，既能滋阴养血宁神，又可补中以安胃。共奏养阴清热，宁神安胃之功。

## ● 百合地黄汤 ●

【原文】

三方虽各有兼变，但其立方的主旨相同，故根据兼证的特点，亦可三方合用。百合病，不经吐、下、发汗，病形如初者，百合地黄汤主之。

【解析】

百合病没有经过涌吐、攻下、发汗诸法误治，其病状仍与发病当初相同者，用百合地黄汤治疗。

【药物组成】

百合七枚(擘)　生地黄汁一升

右以水洗百合，渍一宿，当白沫出，去其水，更以泉水二升，煎取一升，去滓，内地黄汁，煎取一升五合，分温再服。中病，勿更服。大便当如漆。

【功效】

润养心肺，凉血清热。

【方药分析】

"百合病未经吐、下、发汗"，说明本证没有误用吐、下、发汗法治疗。"病形如初"表示发病后虽已经过一段时间，但脉证仍与发病当初(即原文第一条所述证候)相同，故病机亦同心肺阴虚内热。当益阴清热，润养心肺，此为百合病正治之法，而百合地黄汤则为其治疗的主方。

方中用百合润养心肺，清气分之虚热；生地黄滋养心阴，清血分之虚热；取泉水煎药，以清热助阴，引热从小便下行。二药合用，心肺得养，气血同治，阴复热清，百脉和调，诸症自除。

以上百合病诸方，皆采取先分后合的煎法，陶葆荪认为意在协调阴阳，以防偏颇，对方后注"中病，勿更服"，有两种看法：一种认为服本方获效后，不要更换方药，宜守方续服。一种认为服该方获效后，则剩下之药不必再服。前者是从本病多呈慢性，其势缠绵难愈的角度提出的，后说是从生地黄汁甘寒而润，久服可致泄泻立论的。似乎二者各有所据，但若结合《金匮》中"更"字的习惯用法，如大建中汤方后注"后更服"与治黄汗的桂枝加黄芪汤方后注"不汗，更服"均为继续服之意，此处"勿更服"以后说更符合仲景原意。"大便当如漆"是中病后的反应，为热除之征，并非大便下血。

## ● 百合洗方 ●

【原文】

百合病一月不解，变成渴者，百合洗方主之。

【解析】

百合病经过一月，仍然没有痊愈，并出现口渴的，用百合洗方外治。

【药物组成】

百合一升，水一斗，渍之一宿，洗身。洗已，食煮饼①，勿以盐豉②也。

【注释】

①煮饼：饼，古代面食的通称。煮饼，《伤寒总病论》谓："煮饼是切面条，汤煮，水淘过，热汤渍食之。"

②盐豉：即豆豉，以盐和豆制成，古时用作调味品。

【功效】

清热养阴，润燥止渴。

【方药分析】

本条仅举洗方，未详内服药，实属省文法，此为百合病经久变渴之证。既曰百合病，必有第一条所述脉证。同时，由于病情迁延时日，经久不愈，阴虚内热加重，伤及胃津，则出现口渴。此时已非百合地黄汤单独能奏效，故辅以百合洗方，内外兼治。原文虽未明言结合内服药，但观前诸误治证均以百合为主药，此则决无病增反药减之理。所以内仍以百合地黄汤养阴清热，外则用百合洗方，渍水洗身。因皮毛与肺气相通，百合浸水洗其皮毛，可达到通其内，润养肺阴的目的。同时，注意饮食调理，"洗已，食煮饼"，意在借小麦益胃生津之助。咸味能伤津助渴，故"勿以盐豉"。

## 栝楼牡蛎散

【原文】

百合病，渴不差者，用后方主之。

【解析】

百合病出现口渴，经内服外洗均未获愈的，用栝楼牡蛎散主治。

【药物组成】

栝楼根　牡蛎熬等分

上为细末，饮服方寸匕①，日三服。

【注释】

①方寸匕：匕，曲柄浅斗，状如今之羹匙。方寸匕，古代量取药末之器具，犹今之药匙。一方寸匕的量，为体积正方一寸之容量，其重量因药品的质量而异。

【功效】

益阴潜阳，润燥止渴。

【方药分析】

"百合病渴不差"，且继之于"百合病一月不解"之后，经内服外洗均无缓解，说明本证口渴既突出又顽固，显然，其热盛津伤较重。虚热不降，阴津不生，则口渴不愈，此际单用百合地黄汤已难奏效，故当于原内服方基础上再用清热生津之品治之。

方中栝楼根长于生津止渴，并能清肺胃之热；牡蛎质重，能敛降上浮之虚热，使之下行而不上灼阴津。全方合用，使虚热敛降，津液渐回，口渴自愈。

## 百合滑石散

【原文】

百合病变发热者，一作发寒热。百合滑石散主之。

【解析】

百合病出现明显发热的(或出现明显寒热的)，用百合滑石散主治。

【药物组成】

百合一两(炙)① 滑石三两

上为散。饮服方寸匕，日三服。当微利者，止服，热则除。

【注释】

①炙：不似今之蜜炙，而是炒、烘、晒，使其干燥易于研末用。

【功效】

滋养肺阴，清热利尿。

【方药分析】

百合病"变发热"，说明本证已在原有病情的基础上发生了变化，即由"如寒无寒，如热无热"发展为出现明显的热征，诸如手足心热、午后身热、小便赤涩短少不利等。这是由于百合病经久不解，虚热久郁内盛，遂显露于外。故应养阴泻热，用百合滑石散治疗。

方中仍以百合为主药，润肺清热，并用滑石利尿清热为辅，以导虚热从下而泻。然而阴虚不可过用分消，以免重伤津液，故小便畅利，虚热外达，即当停药。

## 甘草泻心汤

【原文】

狐惑之为病，状如伤寒，默默欲眠，目不得闭，卧起不安，蚀①于喉为惑，蚀于阴②为狐，不欲饮食，恶闻食臭，其面目乍赤、乍黑、乍白。蚀于上部③则声喝④作嗄，甘草泻心汤主之。

【解析】

狐惑病的证候，某些与伤寒病相类似，沉默欲睡却又不能闭目安寐，常坐卧不宁。如果咽喉部溃烂的名为惑，前后二阴溃烂的称作狐。患狐惑病者，不思饮食，甚至连饮食物的气味都不愿闻。其面部与眼睛的色泽忽而发红、忽而变黑、忽而变白。咽喉部溃烂的就会出现声音嘶哑，当用甘草泻心汤主治。

【注释】

①蚀：即腐蚀。

②阴：指肛门、生殖器前后二阴。

③上部：指喉部。

④声喝：喝(yè 叶)指说话声音嘶哑或噎塞不利。

【药物组成】

甘草四两 黄芩三两 人参三两 干姜三两 黄连一两 大枣十二枚 半夏半升

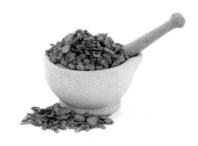

上七味，水一斗，煮取六升，去滓再煎，温服一升，日三服。

【功效】

清热利湿，安中解毒。

【方药分析】

狐惑病是由于湿热内蕴，导致气机壅滞，血肉腐败，以咽喉部及前后二阴溃烂为特征的一种疾病。因湿

百合狐惑阴阳毒方

013

热郁蒸，正邪相争，故发热恶寒，虽与伤寒病类似，但实非伤寒。湿热蕴郁，扰及心神，虽病人沉默思睡，但又不能闭目安寐，故表现为坐卧不宁。湿热阻遏脾胃气机，所以不思饮食，甚至连饮食物的气味都不愿闻。湿热久郁，伤及营血，邪正相争，故面目颜色忽而发红，忽而发黑，忽而发白。湿热蕴郁于上，导致血肉腐败的，则见咽喉部溃烂，名为蜮；湿热流注于下，引起前后二阴溃烂的，称为狐。由于咽喉部溃烂引起声音嘶哑的，当用清热燥湿，解毒扶正的甘草泻心汤主治。

方中用生甘草清热解毒，并配以黄芩、黄连苦降清热燥湿解毒；干姜、半夏辛开，既能燥湿，又可调畅气机；湿热久郁，必伤正气，故用人参、大枣益气养血，以扶正气。如此配伍，以达到湿化热清，气机调畅，邪去正复的目的。

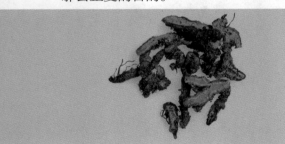

## 苦参汤

【原文】

蚀于下部则咽干，苦参汤洗之。

【解析】

狐蜮病表现为前阴溃烂，咽喉干燥的，用苦参汤熏洗。

【药物组成】

苦参一升，以水一斗，煎取七升，去滓，熏洗，日三。

【方药分析】

前阴乃足厥阴肝经所过之处，其经脉上循喉咙。湿热之邪浸淫肝经，流注于下，导致血肉腐败，则前阴溃烂；湿热邪气循经上冲，阻遏津液，则咽喉干燥。因前阴部溃烂较明显，故在内服清热解毒药物的同时，配以外治法，以清热燥湿解毒。用苦参煎汤，熏洗前阴，以祛除湿热，解毒敛疮。

【功效】

清热燥湿，祛风杀虫。

## 雄黄熏

【原文】

蚀于肛者，雄黄熏之。

【解析】

狐蜮病如果同时兼见肛门溃烂的，应当用雄黄外熏。

【药物组成】

雄黄

上一味为末，筒瓦二枚合之，烧，向肛熏之。

【功效】

清热解毒，燥湿杀虫。

【方药分析】

本条"蚀于肛者"，是指在上两条的基础上，又兼见肛门溃烂者，这是由于湿热毒邪流注于下，郁腐肛门所致。故在内服清热燥湿解毒药物的同时，又用雄黄散外熏局部，以解毒燥湿。

## ● 赤豆当归散 ●

【原文】

病者脉数，无热①，微烦，默默但欲卧，汗出，初得之三四日，目赤如鸠眼②；七八日，目四眦③——本此有黄字黑。若能食者，脓已成也，赤豆当归散主之。

【解析】

病人脉数，但无恶寒发热的表证，心中微微发烦，神情沉默，欲睡，出汗。病初的三四天，病人目珠发红，就像斑鸠的眼睛一样。至七八天时，两眼的内外眦呈现黑色，如果此时病人能够饮食的，表明热毒蕴结血分，痈脓已成，故当用赤小豆当归散治疗。

【药物组成】

赤小豆三升(浸，令芽出，曝干) 当归

上二味，杵为散，浆水④服方寸匕，日三服。

【注释】

①无热：指无寒热。

②鸠眼：鸠，鸟名，《说文》"鸠，鹘鸠也"，俗称斑鸠，其目珠色赤。

③四眦：眦(zì)眼角。四眦，指两眼内外眦。

④浆水：浆，酢也。《本草纲目》称之为酸浆，并引嘉谟云"炊粟米熟，投冷水中，浸五六日，味酸，生白花，色类浆，故名。"此法现已

少用。

【功效】

清热解毒，排脓活血，祛瘀生新。

【方药分析】

狐蟚病本有恶寒发热之证，故前条云"状如伤寒"。但本证湿热已蕴结成毒，侵及血分，故曰"无热"，表明肌表无发热恶寒之象。热毒入里，内扰心神，故见"脉数""微烦""默默但欲卧"。肝主藏血，开窍于目，热毒内扰血分，循肝经上炎，故目赤，状如鸠眼。热毒蕴结血分，壅遏不解，以致热瘀血腐，渐则成脓，所以至七八日时，目四眦皆黑。因此时热毒蕴结于血分，对脾胃气机的影响相对减轻，所以病人此时"能食"。应该用清热渗湿、化瘀排脓的赤小豆当归散治疗。

方中赤小豆利湿清热，解毒排脓；当归行血化瘀。更用浆水送服，以助清热解毒之功。

## ● 升麻鳖甲汤 ●

【原文】

阳毒之为病，面赤斑斑如锦纹①，咽喉痛，唾脓血。五日可治，七日不可治，升麻鳖甲汤主之。

阴毒之为病，面目青，身痛如被杖②，咽喉痛。五日可治，七日不可治，升麻鳖甲汤去雄黄、蜀椒主之。

【解析】

阳毒表现为患者面部有赤色斑

百合狐蟚阴阳毒方

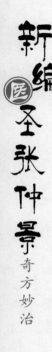

块，就像华丽的花纹一样，咽喉痛，并唾出脓血。这种病症在发病五日之内，病情尚轻浅，故易治疗；若超过七天以后，病情深重，就难以治疗了。阳毒病当用升麻鳖甲汤主治。

阴毒表现为面目发青，身体如同被拷打过一样疼痛难忍，咽喉痛。阴毒也是在五天之内较易治疗，如果超过七天，病情发展，就不易治疗了。阴毒病应该用升麻鳖甲汤去雄黄、蜀椒治疗。

【药物组成】

升麻二两　　当归一两　　蜀椒(炒去汗)③一两　　甘草二两　　雄黄半两(研)　鳖甲手指大一片(炙)

上六味，以水四升，煮取一升，顿服，老小再服，取汗。

【注释】

①锦纹：本指华丽的花纹。此处形容面部有彩色的斑块，如同锦纹一样。

②身痛如被杖：杖，拷打之意。全句形容身体疼痛如同受过拷打一样难忍。

③去汗：即去水、去油。

【功效】

清热解毒，活血利咽。

【方药分析】

阴阳毒的成因，后世多认为与感受疫疠之气有关。陈修园谓："仲师所论阴毒阳毒，言天地之疠气，中人之阳气阴气……"（《金匮要略浅注》）。结合阴阳毒皆以升麻为治疗主药，《本经》谓升麻"解百毒，辟

温疾、障邪(一作瘴气邪气)"，故上述看法是可取的。

阴阳毒的辨证，是以病邪的深浅及面部颜色的鲜明与隐晦来划分的。阳毒以"面赤斑斑如锦纹，咽喉痛，唾脓血"为特征。这是因为疫毒之邪伤及营分，病偏于里中之表，热迫营血外达，所以面部出现赤色斑块，犹如华丽的花纹。疫毒结聚咽喉，局部气血瘀滞，所以咽喉痛。疫热毒盛，导致血肉腐败成脓，所以唾脓血。阴毒以"面目青，身痛如被杖，咽喉痛"为特征。由于疫毒之邪侵及血分，导致血行瘀滞不畅，病偏血分之里，所以局部出现面目青（面目青，实谓面部出现青黯色的斑块），全身出现疼痛剧烈难忍。疫毒结聚咽喉，局部气血瘀滞，所以咽喉痛。因疫毒致病，变化较快，且病涉营血，病情较重，所以早期治疗，疫毒之邪尚有外达之机，故曰"五日可治"，即易于治愈之意；若迁延失治，病邪深入，则难以驱邪外出，故曰"七日不可治"，表明难以治愈。对于具体的日数不必拘泥，着重应领会其强调早期治疗的精神实质。

因为本病由感染疫毒所致，故当清热解毒，疫毒伤及营血，可致血行瘀滞，故应滋阴行血，方用升麻鳖甲汤化裁。方中升麻配生甘草清热解毒，以祛疫毒之邪；鳖甲与当归滋阴行血，以散血中之瘀；因阳毒病位在里中之表，故用味辛的蜀椒、雄黄，借其辛散之性，以引疫毒之邪外透。阴毒病位在里中之里，疫毒之邪已非辛散所能透达，故去之不用，以免辛散耗血，伤及阴血。

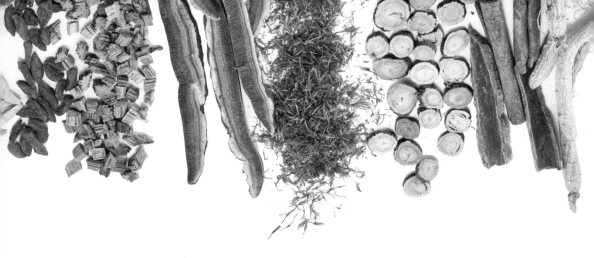

# 疟病方

## 鳖甲煎丸

### 【原文】

病疟以月一日发，当以十五日愈，设不瘥，当月尽解；如其不瘥，当云何？师曰：此结为癥瘕[①]，名曰疟母，急治之，宜鳖甲煎丸。

### 【解析】

疟病如果是阴历初一发病的，经过治疗，一般在十五天时就应瘥愈。如果经过十五天还未愈，那么，到一个月亦应该瘥愈了。假如经过三十天，疟病仍然未愈的，又称作什么病呢？老师回答说：这是由于病久正衰，疟邪与痰瘀互结于胁下，形成了痞块，称为疟母。应当抓紧时间治疗，可选用鳖甲煎丸。

### 【注释】

①癥瘕：概指腹中的痞块。癥指腹中积块，坚硬不移；瘕指腹中痞块，时聚时散。此处实着眼于癥。

### 【药物组成】

鳖甲十二分(炙)　乌扇三分(烧)　黄芩三分　柴胡六分　鼠妇三分(熬)　干姜三分　大黄三分　芍药五分　桂枝三分　葶苈一分(熬)　石韦三分(去毛)　厚朴三分　牡丹五分(去心)　瞿麦二分　紫葳三分　半夏一分　人参一分　䗪虫五分(熬)　阿胶三分(炙)　蜂窝四分(炙)　赤硝十二分　蜣螂六分(熬)　桃仁二分

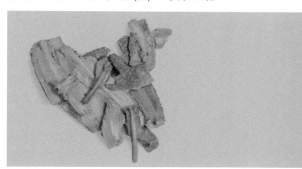

上二十三味，为末，取煅灶下灰一斗，清酒一斛五斗，浸灰，候酒尽一半，着鳖甲于中，煮令泛烂如胶漆，绞取汁，内诸药，煎为丸，如梧子大，每服七丸，日三服。《千金方》用鳖甲十二片，又有海藻三分，大戟一分，䗪虫五分，无鼠妇、赤硝二味，以鳖甲煎和诸药为丸。

疟病方

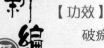

**【功效】**

破瘀消癥，杀虫止疟。

**【方药分析】**

本条讨论了三个问题，第一，关于疟病的预后，认为主要与人体正气的强弱有关。原文通过列举时气的变更影响人体正气的盛衰变化，来判断疟病的预后。假如在某月的初一患疟病，那么经过十五天之后，应当获愈。如果不愈，到月底(经过三十天)也应该痊愈了。这是因为古人认为五日为一候，三候为一节气。自然气候的变化与人息息相关，随着节气的更移，人身的营卫气血亦随之不断地更新、充沛。正气旺盛，则可祛邪外出，故病当愈。对原文的"十五日""当月"等具体的数字，我们不必拘泥，着重领会其重视正气的思想，及早治疗。第二，疟母的形成，与病久正衰，疟邪不解有关。由于误治或失治，疟病经久不愈，反复发作，导致正气渐虚；疟邪不去，影响气血的运行，日久可形成痰瘀，疟邪与痰瘀互结，聚于胁下，便形成癥块，这称为疟母。第三，疟母的治疗：从其形成过程可以看出，疟母是正虚邪实之证，若不及时治疗，则疟邪与痰瘀锢结难解，正气日损，恐有他变，所以应当"急治之"。根据《素问·至真要大论》"坚者削之"及首篇"随其所得而攻之"的宗旨，予鳖甲煎丸扶正祛邪，软坚化痰，活血化瘀。方中鳖甲软坚散结，并除寒热；灶下灰消癥化积，二药配合，可软坚消癥。桃仁、丹皮、芍药、紫葳(即凌霄)、赤硝、大黄、䗪虫、蜣螂、鼠妇，蜂窠破血逐瘀。乌扇(即射干)、葶苈、半夏、厚朴、柴胡消痰理气。瞿麦、石韦通利水道。干姜、桂枝、黄芩调解寒热。人参、阿胶补益气血。清酒能通血脉，诸药合用，使痰瘀消散，正气渐复，疟邪自无留恋之所，故其病可愈。

## ● 白虎加桂枝汤 ●

**【原文】**

温疟者，其脉如平，身无寒但热，骨节疼烦，时呕，白虎加桂枝汤主之。

**【解析】**

温疟患者，其脉象与正常人的平脉差不多，全身发热而恶寒较轻，关节疼痛剧烈，时时呕吐，用白虎加桂枝汤治疗。

**【药物组成】**

知母六两　　甘草二两(炙)　　石膏一斤　　粳米二合　　桂枝(去皮)三两

上判，每五钱，水一盏半，煎至八分，去滓，温服，汗出愈。

**【功效】**

清热生津，解表散邪。

**【方药分析】**

对温疟病人"其脉如平"，后世有几种不同的看法：一种认为指脉不弦，但亦非常人的平脉，如《金匮要略指难》；一种认为指如平常疟病患者的脉象，即弦脉，如《金匮要略本义》；一种认为指脉和平常人一样，如《金匮要略心典》等。根据临床上温疟发作时脉多见弦数，而未发及发病之后，脉多和缓如平人，故对"其脉如平"宜活看。原文"无寒"实指无明显里寒，从"骨节疼烦"一症及用本方"温服""汗出愈"的方后注可以证明，本证是表证兼微寒。本证以白虎加桂枝汤为主治方剂，可见温疟是里热炽盛，表兼寒邪之证。故其寒热的特点是发热重而微恶寒。寒束肌表，故骨节疼痛剧烈；邪热犯胃，则时时呕吐。当用清热解表法治疗，方选白虎加桂枝汤。

其中白虎汤清热生津，以泻里热；桂枝解肌发表，以散表寒。里热清，表寒解，则温疟自愈。

## 蜀漆散

【原文】

疟多寒者，名曰牝疟①，蜀漆散主之。

【解析】

*疟病发作时寒多热少者，称为牝疟，用蜀漆散主治。*

【注释】

①牝疟：牝(pìn)本指雌性鸟兽。此处指以寒为主的一种疟病。《医方考》云"牝，阴也，无阳之名，故多寒名牝疟。"

【药物组成】

蜀漆(洗去腥)　云母(烧二日夜)　龙骨等分

上三味，杵为散，未发前以浆水服半钱。温疟加蜀漆半分，临发时服一钱匕。一方云母作云实。

【功效】

祛痰截疟，助阳安神。

【方药分析】

疟病虽然以寒热往来为特点，但由于体质因素，故疟病寒热轻重可有不同。素体阴虚、热盛之人，感邪后易从阳化热化燥，所以其热偏重，如温疟、瘅疟即属此类；素体阳虚、偏寒之人，感邪后易从阴化寒，故其寒偏重，牝疟即为此类。原文称本证"多寒"，既包括了病机上以寒为主，亦指症状上寒多热少。寒属阴，牝，本指雌性鸟兽，亦属阴，故本证以牝疟名之。究其所成，乃因素体阳虚，兼痰饮阻遏，致阳气不能外达，留于阴分者多，而并于阳分者少。故以祛痰通阳截疟为法，选用蜀漆散治疗。

方中蜀漆能祛痰截疟，云母、龙骨能助阳扶正、镇惊安神。本方疗效与服药时间密切相关，故方后注云"未发前以浆水服半钱。"早在《素问·刺疟篇》就有"及治疟，先发如食顷乃可以治，过之则失治"的告诫。可见，掌握服药时间对于疟病的治疗是很重要的。

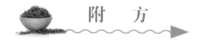

附　方

## 牡蛎汤

【原文】

治牝疟。

【药物组成】

牡蛎四两(熬)　麻黄四两(去节)　甘草二两　蜀漆三两

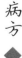

疟病方

上四味，以水八升，先煮蜀漆、麻黄，去上沫，得六升，内诸药，煮取二升，温服一升。若吐，则勿更服。

【功效】

通阳散结，软坚截疟。

【方药分析】

本方主治寒偏盛的牝疟，故用蜀漆祛痰截疟，牡蛎消痰散结，麻黄发越阳气，宣散外寒，甘草调和诸药。全方共奏化痰截疟，宣阳散寒之功，适宜于寒痰内结，兼挟外寒之疟病。

## 柴胡去半夏加栝楼根汤

【原文】

治疟病发渴者，亦治劳疟①。

【注释】

①劳疟：指久疟不愈，反复发作，以致气血虚弱之疟病。

【药物组成】

柴胡八两　　人参、黄芩、甘草各三两　栝楼根四两　生姜二两　大枣十二枚

上七味，以水一斗二升，煮取六升，去滓，再煎，取三升，温服一升，日二服。

【功效】

截疟生津，和解少阳。

【方药分析】

因疟病邪涉少阳，故可用和解少阳的小柴胡汤化裁治疗疟病。由于热盛津伤出现口渴，故将方中辛燥的半夏去之，而易以生津润燥的栝楼根。全方具有和解少阳，清热生津之效，适宜于邪在少阳，热盛津伤的疟病。因方中有参、草、枣益气补中，栝楼根生津润燥，寓扶正祛邪之功，所以也可治疗疟久不愈，邪实正虚的劳疟。

## 柴胡桂姜汤

【原文】

治疟寒多微有热，或但寒不热。服一剂如神。

【药物组成】

柴胡半斤　桂枝三两(去皮)　干姜二两　栝楼根四两　黄芩三两　牡蛎三两(熬)　甘草二两(炙)

上七味，以水一斗二升，煮取六升，去滓，再煎，取三升，温服一升，日三服。初服微烦，复服出汗便愈。

【功效】

和解截疟，化饮散结。

【方药分析】

原文指出本证的特点是"寒多微热"，甚或"但寒不热"，说明本证属于寒偏重之疟病。故方用柴胡配黄芩和解表里，桂枝辛散表寒，干姜温散里寒，并合炙甘草辛甘化阳，振奋阳气，栝楼根生津润燥，牡蛎散少阳之结邪。全方共奏和解少阳，散寒通阳之效。方后注云："初服微烦"，是服药后，寒邪将去，阳气欲通之象。此时应当一鼓作气，乘其势再服药，以达到"汗出"获愈的目的。

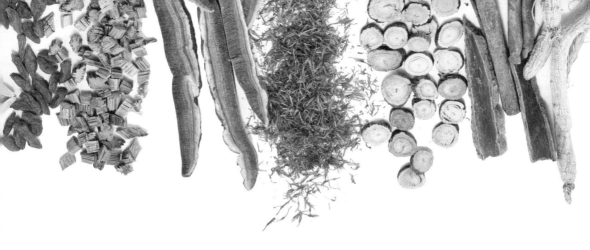

# 中风历节方

## 侯氏黑散

【原文】

治大风①四肢烦重②，心中恶寒不足者。《外台》治风癫。

【解析】

侯氏黑散主治四肢沉重，中阳不足，胸脘感觉怕冷的大风病证。

【注释】

①大风：古代证候名。

②烦重：烦，甚也，《周礼·秋官·司隶》"邦有祭祀宾客丧纪之事，则役其烦辱之事"，郑玄注"烦，犹剧也。"烦重，形容四肢极其沉重。

【药物组成】

菊花四十分　白术十分　细辛三分　茯苓三分　牡蛎三分　桔梗八分　防风十分　人参三分　矾石三分　黄芩五分　当归三分　干姜三分　芎劳三分　桂枝三分

上十四味，杵为散，酒服方寸匕，日一服，初服二十日，温酒调服，禁一切鱼肉大蒜，常宜冷食，六十日止，即药积在腹中不下也。热食即下矣，冷食自能助药力。

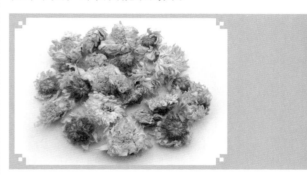

【功效】

清肝化痰，养血祛风。

【方药分析】

此条文法与仲景惯用体例有别，故后世注家对此条有歧义：如尤怡认为此乃宋代孙奇所附；而《直解》《金鉴》等书则干脆删节不载；但丹波元简却认为此条实为隋唐医家作为仲景方而附录的。根据隋唐时期有关医书，如《诸病源候论》《外台

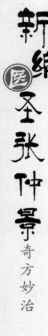

秘要》的记载，丹波元简的见解有一定道理。尽管该方的原始出处尚有争议。但根据前面条文对中风病因病机的阐释，以及本方在临床确有治中风的案例(如《古方新用》)，所以还是有必要对其进行讨论。

对于"大风"，有的认为指风邪直中脏腑，如沈明宗；有的认为是风邪侵入四肢，渐欲波及于心，如徐忠可。结合上条对邪在经络、入脏腑的辨证，以及本方的药物组成和功效，似以徐氏之说较妥。正气亏虚，气血不足，风寒外邪则易于乘虚侵袭。邪阻经络，气血循行受阻，筋骨、肌肉失于温养，所以感觉四肢特别重滞；脾胃阳虚，所以胸脘部感觉畏冷。故用侯氏黑散治疗。

方中用防风、菊花、桂枝、桔梗、细辛疏风解表，以祛外邪；人参、白术、茯苓、干姜温中益气，以补中阳之虚；川芎、当归养血活络；虽未见明显热象，但风为阳邪，

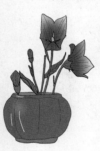

易从阳化热，故用黄芩泻热；牡蛎、矾石以消痰。诸药共奏解表祛风，补养气血，兼能消痰活络。故适宜于气血不足，外受风邪，兼中阳不足，挟有痰浊之中风轻症。

## 风引¹汤

【原文】

除热瘫痫²。

【解析】

风引汤主治热性的风瘫及癫痫出现抽搐者。

【药物组成】

大黄　干姜　龙骨各四两　桂枝三两　甘草、牡蛎各二两　寒水石　滑石　赤石脂　白石脂　紫石英　石膏各六两

上十二味，杵，粗筛，以韦囊³盛之，取三指撮，井花水⁴三升，煮三沸，温服一升。

治大人风引、少小惊痫⁵，日数十发，医所不疗，除热方。巢氏云：脚气宜风引汤。

【注释】

①风引：即风痫掣引，俗称抽搐。

②瘫痫：瘫即俗称风瘫，指半身不遂；痫指癫痫。

③韦囊：古时用皮革制成的药袋。

④井花水：清晨最先汲取的井泉水。

⑤惊痫瘛疭：瘛为筋脉拘急，疭为筋脉弛缓，瘛疭指抽搐。惊痫是小儿痫证的一种，瘛疭是其症状。

【功效】

清热降火，重镇潜阳，息风定惊。

【方药分析】

本方以主治症状名方，并明确其适应范围是热性的瘫证与痫证，从而揭示本方所主治的瘫及痫的病机为阳热亢盛，风邪内动。故用清热息风

之法治之，方选风引汤。

方中牡蛎、龙骨潜阳息风，赤白石脂、紫石英镇惊安神，石膏、滑石、寒水石清热散火，大黄导热下行。因处方中诸多寒凉重坠之品克伐脾胃，故配伍干姜、桂枝辛温运脾，甘草调和诸药，使脾胃免受戕伤。只要属于热盛动风，无论是大人中风表现为半身不遂的瘫证，还是小儿惊痫而见四肢抽搐者，皆可选用本方。

## 防己地黄汤

【原文】

治病如狂状，妄行①，独语不休②，无寒热，其脉浮。

【解析】

防己地黄汤用于治疗狂躁不宁，行为反常，自言自语不休，脉浮，但不恶寒发热的病症。

【注释】

①妄行：指行为反常。

②独语不休：不停地自言自语。

【药物组成】

防己一钱　桂枝三钱　防风三钱
甘草二钱

上四味，以酒一杯，浸之一宿，绞取汁，生地黄二斤，吹咀，蒸之如斗米饭久，以铜器盛其汁，更绞地黄汁，和，分再服。

【功效】

滋阴降火，养血息风，透表通络。

【方药分析】

本方药仅五味，但轻重、主次分明。其中防己、防风能祛风胜湿；桂枝配甘草，并经酒浸，意在温通血脉。然前四药量皆少，唯地黄一味量独重，取其蒸制后入药，则滋补力强，长于滋阴养血。诸药合用，具有滋养阴血，祛风湿，通血脉之效。适用于心血不足，外邪乘虚侵袭，导致脉络闭郁，心失所主，而见行为反常，自言自语不休，神志狂躁不宁等症。其脉虽浮，但无恶寒发热的表证，说明病不在表，乃血虚脉络空虚之象，故必浮而无力。其病始于正虚不足，外邪入中，故以养血扶正为主，祛风胜湿，温行血脉为辅。

选注：

尤怡："狂走谵语，身热脉大者，属阳明也。此无寒热，其脉浮者，乃血虚生热，邪并于阳而然。桂枝、防风、防己、甘草酒浸取汁，用是轻清，归之于阳，以散其邪。用生地黄之甘寒，熟蒸使归于阴，以养血除热。盖药生则散表，熟则补衰，此煎煮法，亦表里法也。"（《金匮要略心典》）

陈修园："此亦风迸入心之治法也。徐灵胎云：此方他药轻而生地独重，乃治血中之风也，此等方最宜细玩。愚按：《金匮》书寥寥数语，读者疑其未备，然而所包者广也。中风以少阴为主，此节言风迸少阴之证出其方治。"（《金匮要略浅注》

## 头风¹摩²散

【原文】

大附子一枚(炮)　盐等分

中风历节方

上二味为散，沐了③，以方寸匕，已摩疾上，令药力行。

【注释】

①头风：指日久不愈，时发时止的头痛头眩病症。

②摩：是涂搽外敷的意思。

③沐了：即洗头完毕。

【功效】

散风寒，止疼痛。

【方药分析】

头风多由风寒外袭，经络痹阻所致。以发作性的头痛、头眩，遇风寒加剧为特点。故用头风摩散祛风散寒止痛。

方中附子辛热，能祛风散寒止痛；因病情反复发作，邪多入络，故用盐之咸寒，以引药入血分。取外治之法，其效尤捷，且无辛热升火助风之弊。

## 桂枝芍药知母汤

【原文】

诸肢节疼痛，身体魁羸①，脚肿如脱②，头眩短气，温温③欲吐，桂枝芍药知母汤主之。

【解析】

证见多处关节疼痛，身体消瘦，唯两脚肿大，头眩，短气，心中郁郁不舒，时或想呕吐的，应该用桂枝芍药知母汤治疗。

【注释】

①身体魁羸：魁，《博雅》"大也"，魁羸，《说文》"瘦

也。"此处魁羸连用，作为偏义复词，只偏用"羸"的意义，指身体瘦弱。沈氏、尤氏、《金鉴》本俱作"尪羸"，尪(wāng汪)亦即身体瘦弱之意。

②脚肿如脱：形容两小腿肿胀，且又麻木不仁，似乎和身体要脱离一样。

③温温：恶心之意。

【药物组成】

桂枝四两　　芍药三两　　甘草二两　麻黄二两　　生姜五两　　白术五两　　知母四两　　防风四两　　附子二枚(炮)

上九味，以水七升，煮取二升，温服七合，日三服。

【功效】

祛风除湿，温经散寒，滋阴清热。

【方药分析】

风湿侵袭，留滞于筋骨关节之间，导致气血循行不畅，所以全身多处关节疼痛；风湿郁久化热，耗气伤阴，肌肉不充，故身体日渐瘦弱；湿浊下注，不得外出，故两脚肿大；湿邪内蕴，阻碍气机升则短气；清阳不升，故头眩；湿邪扰胃，胃失和降，故泛恶欲吐。既然风湿化热伤阴，阴虚则内热，故本证尚可见发热。此属风湿留滞不去，郁久化热伤阴，筋脉痹阻之历节病。治当邪正兼顾，祛风除湿，通阳宣痹。佐以清热养阴。

方用桂枝芍药知母汤，桂枝与附子通阳宣痹，温经散寒；桂枝配麻黄、防风，祛风散表湿，白术健脾燥里湿；知母、芍药益阴清热，生姜降逆止呕，甘草和胃调中。本方妙在邪

正兼顾，寒温并行，既有温热之麻、桂、附子祛风散寒，防风、白术并除表里之湿，又用寒凉之知母、芍药扶正养阴，使辛温诸品无化燥伤阴之虑，寒凉之药无助寒伤阳之虞。

## 乌头汤

【原文】

病历节不可屈伸，疼痛，乌头汤主之。

治脚气疼痛，不可屈伸。

【解析】

历节病，关节疼痛剧烈，屈伸不便的，用乌头汤主治。

【药物组成】

麻黄、芍药、黄芪各三两　甘草二两(炙)　川乌五枚咬咀，以蜜二升，煎取一升，即出乌头

上五味，咬咀四味，以水三升，煮取一升，去滓，内蜜煎中，更煎之，服七合。不知，尽服之。

【功效】

温经祛寒，除湿止痛。

【方药分析】

由于寒湿流注筋骨关节，导致阳气痹阻，气血凝滞，则关节疼痛剧烈，屈伸不便。治当温经散寒，除湿宣痹，方用乌头汤。

方中乌头温经散寒止痛，麻黄宣散透表，以祛除寒湿。芍药行血宣痹，并配甘草以缓急舒筋；黄芪益气并助麻黄以通阳；蜜煎乌头，既能缓解其毒性，又协甘草调和诸药。如此配合，使寒湿邪去而阳气宣通，则关

节疼痛可除，屈伸自如。

乌头为峻猛有毒之品，运用时应掌握适当的剂量与煎服法。如服乌头汤后，唇舌肢体麻木，甚至昏眩吐泻，此时应加注意，若脉搏、呼吸、神志等方面无大的变化，则为"瞑眩"反应，是有效之征。如服后见到呼吸急促、心跳加快，脉搏有间歇等现象，甚至神志昏迷的，则为中毒反应，应当采取措施，立即抢救。

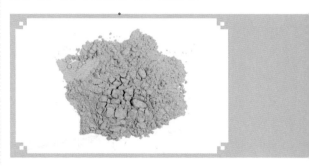

## 矾石汤

【原文】

治脚气冲心[①]。

【注释】

①脚气冲心：是指脚气病而见心悸、气喘、呕吐诸症者。

【药物组成】

矾石二两

上一味，以浆水一斗五升，煎三五沸，浸脚良。

【功效】

收湿解毒。

【方药分析】

脚气病以腿脚肿胀痛重，或软

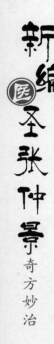

弱无力，麻木不仁为特点，严重时可发展为脚气冲心，出现心悸、气急、胸中胀闷、呕吐等症。乃由心阳不振，脾肾两虚所致，脾虚水湿不运，肾虚气化失常，以致湿浊内盛，并乘心阳之虚上冲于心，故见上述诸症。用矾石汤外洗，以燥湿降浊，清热解毒。

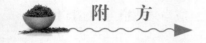

附 方

## 《古今录验》[1]续命汤

【原文】

治中风痱[2]，身体不能自收持，口不能言，冒昧不知痛处，或拘急不得转侧。姚云：与大续命同，兼治妇人产后出血者，及老人小儿。

【解析】

《古今录验》续命汤主治因外受风邪导致的痱病，证见身体弛缓不能自如活动(或拘急不能自转侧)，口不能言语，昏冒不知痛痒者。

【药物组成】

麻黄　桂枝　当归　人参　石膏　干姜　甘草各三两　川芎一两　杏仁四十枚

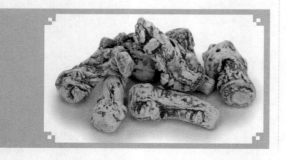

上九味，以水一斗，煮取四升，温服一升，当小汗，薄覆脊[3]，凭几坐，汗出则愈；不汗，更服。无所禁，勿当风。并治但伏不得卧，咳逆上气，面目浮肿。

【注释】

①《古今录验》：书名，佚。

②痱(féi 肥)：病名，又称风痱、中风痱。以身体活动不自如及不知痛痒为主症。

③薄覆脊：以薄衣、被覆盖脊背。

【功效】

发表祛风，养血清热。

【方药分析】

本条痱病证候与《灵枢》所论痱相同，《灵枢·热病》云："痱之为病也，身无痛者，四肢不收，智乱不甚，其言微知，可治；甚则不能言，不可治也。"其发病与正虚邪中有关。气血亏虚，风邪入中脏腑，心神无所主，所以冒昧不知痛处，口不能言；风邪痹阻经脉，故身体不能自收持或拘急不得转侧。治宜祛风散寒，益气养血为主，用《古今录验》续命汤。

方中麻黄、桂枝发散风寒，杏仁、石膏助其宣散外邪；人参、甘草、干姜益气温中，当归、川芎养血通络，俾外邪去，气血足，则风痱自愈。

## 《千金》三黄汤

【原文】

治中风手足拘急，百节疼痛，烦热心乱，恶寒，经日不欲饮食。

【解析】

《千金》三黄汤主治外受风邪，手足紧固，周身肢节疼痛，心中烦热，恶寒，数日不欲饮食者。

【药物组成】

麻黄五分　独活四分　细辛二分　黄芪二分　黄芩三分

上五味，以水六升，煮取二升，分温三服，一服小汗，二服大汗。心热①加大黄二分，腹满加枳实一枚，气逆加人参三分，悸加牡蛎三分，渴加栝楼根三分，先有寒加附子一枚。

【注释】

①心热，实指胃肠实热积滞。

【功效】

益气固卫，解表清热。

【方药分析】

卫虚不固，外受风邪，经脉痹阻，故恶寒、手足拘挛、肢节疼痛。风邪化热内扰，心神不宁，故烦热心乱、不欲饮食。治宜疏散外邪为主，兼以清热益气，用《千金》三黄汤。

方中麻黄疏风透表，独活、细辛祛经络骨节间风邪，黄芪益卫固表，使麻黄、独活、细辛等发散不伤正，黄芩清里热。

## 《近效方》术附汤

【原文】

治风虚头重眩，苦极，不知食味，暖肌补中，益精气。

【解析】

本方治正虚外受风寒，感觉头重，眩晕不已，饮食乏味者。法宜温阳补中，益精气。

【药物组成】

白术二两　甘草一两(炙)　附子一枚半(炮去皮)

上三味，锉，每五钱匕，姜五片，枣一枚。水盏半，煎七成，去滓，温服。

【功效】

温肾补脾，燥湿行水。

【方药分析】

脾肾阳虚，水湿不化，清阳不升，浊阴不降，故头重、眩晕；寒湿内盛，脾阳被困，故饮食乏味。治宜温肾健脾化湿，方选《近效方》术附汤。

方中附子温壮脾肾之阳，白术、甘草健脾益气，白术并能燥湿化浊，姜、枣调中和胃。

## 崔氏八味丸

【原文】

治脚气上入，少腹不仁。

【解析】

崔氏八味丸主治脚气病，肾虚寒湿上逆，少腹不仁，拘急不舒者。

【药物组成】

干地黄八两　山茱萸四两　薯蓣四两　泽泻　茯苓　牡丹皮各三两　桂枝一两　附子一两(炮)

上八味，末之，炼蜜和丸，梧子大。酒下十五丸，日再服。

【功效】

温补肾阳。

中风历节方

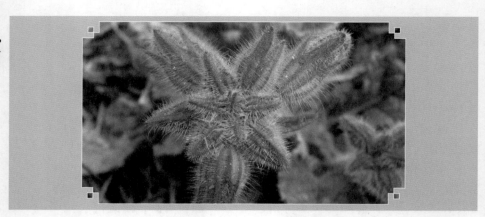

【方药分析】

肾主化气行水，其经脉起于足而入腹，属肾络膀胱。肾阳不足，气化失职，湿浊不去，必有小便不利；湿浊下注，则腿足肿胀，发为脚气；循经上逆，故少腹不仁，拘急不舒。病虽寒湿作祟，实由肾阳虚惫，气化无权所致。故用温阳化气之八味丸主治。

方中附子、桂枝温肾阳，以助气化，地黄、山萸、薯蓣补肾之阴精，以阴中求阳；丹皮行血，茯苓、泽泻渗湿泄浊，使前药滋而不腻。

## 《千金方》越婢加术汤

【原文】

治肉极①，热则身体津脱，腠理开，汗大泄，厉风气②，下焦脚弱。

【解析】

《千金方》越婢加术汤主治肉极，由于腠理开泄，多汗伤津，形成厉风气，下肢软弱者。

【注释】

①肉极：病名，指四肢肌肉消瘦，疲困乏力。

②厉风气：古病名，与疠风不同。

【药物组成】

麻黄六两　　石膏半斤　　生姜三两　甘草二两　　白术四两　　大枣十五枚

上六味，以水六升，先煮麻黄去沫，内诸药，煮取三升，分温三服。恶风加附子一枚，炮。

【功效】

清宣郁热，运中行水。

【方药分析】

脾虚不运，水谷不能化为精微，反致湿由内生，外湿也易侵之。湿郁化热，迫津外出，津伤液脱，故肌肉消瘦，身体疲乏，下肢软弱。出汗不止，腠理开泄，又易招致风邪。故用本方疏风除湿，兼清郁热。

方中麻黄宣散风湿，白术健脾燥湿，二药同用，并祛表里之湿，且无过汗伤卫之虞。生姜、大枣调和营卫，甘草培土，石膏清郁热。

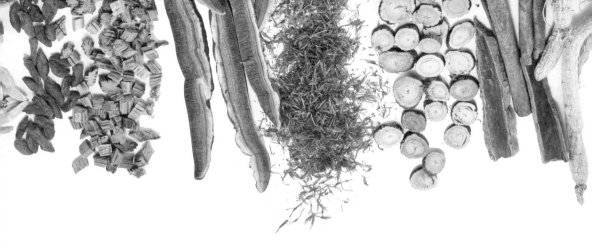

# 血痹虚劳方

## ● 黄芪桂枝五物汤 ●

【原文】

血痹阴阳俱微①，寸口关上微，尺中小紧，外证身体不仁，如风痹状②，黄芪桂枝五物汤主之。

【解析】

血痹病由于营卫气血俱虚，所以寸、关部浮，沉取脉皆微，尺部稍现紧象。证见身体麻木不仁，就像风痹一样的，当用黄芪桂枝五物汤治疗。

【注释】

①阴阳俱微：包括两层含义，既代表脉象，指寸、关部浮取、沉取脉皆微，亦表示病机，指营卫气血俱虚。

②风痹：以肌肉麻木和疼痛为主症的疾病。丹波元简谓："风痹乃顽麻疼痛兼有。"

【药物组成】

黄芪三两　　芍药三两　　桂枝三两

生姜六两　　大枣十二枚

上五味，以水六升，煮取二升，温服七合，日三服。

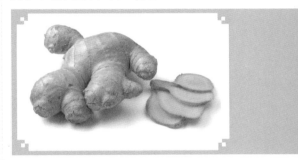

【功效】

补气行血，温阳行痹。

【方药分析】

本证营卫气血俱虚，寸、关脉浮、沉取皆微，尺脉稍见紧象，显属血痹重症。由于阳气痹阻，血行不畅，肌肤失于温养，所以感觉局部肌肤麻木不仁，或兼有轻微的疼痛感。与风痹病身体麻木相似，但后者以疼痛为主，所以说"如风痹状"，表明二者实有不同。治宜益气通阳行痹，方用黄芪桂枝五物汤，此寓

血痹虚劳方

《灵枢·邪气脏腑病形》篇"阴阳形气俱不足，勿取以针，而调以甘药"之意。

本方实由桂枝汤去甘草、倍生姜，加黄芪而组成。方中黄芪，桂枝益气通阳，重用生姜，协同桂枝宣散表邪，大枣协黄芪甘温益气，芍药行血宣痹。且桂枝与芍药、生姜与大枣又能调补营卫。

## 桂枝加龙骨牡蛎汤

【原文】

夫失精家①，少腹弦急②，阴头寒③，目眩—作目眶痛，发落，脉极虚芤迟，为清谷④亡血，失精。脉得诸芤动微紧，男子失精，女子梦交⑤，桂枝加龙骨牡蛎汤主之。

【解析】

经常梦遗或滑精的人，少腹拘急不舒，前阴寒冷，两目昏花，头发脱落，其脉可见极虚而中空，且往来迟缓，失血及下利清谷之人亦可出现这种脉象。失精病人还可出现芤动或微紧的脉象，如果男子梦遗、女子梦交的，可用桂枝加龙骨牡蛎汤主治。

【注释】

①失精家：指经常梦遗、滑精之人。

②少腹弦急：少腹部有拘急不舒感。

③阴头寒：指前阴寒冷。

④清谷：即下利清谷，指泻下清冷，完谷不化。

⑤梦交：夜梦性交。

【药物组成】

桂枝　芍药　生姜各三两　甘草二两　大枣十二枚　龙骨、牡蛎各三两

上七味，以水七升，煮取三升，分温三服。

【功效】

调和阴阳，交通心肾。

【方药分析】

"失精家"揭示本证属于阴虚及阳，阴阳两虚的虚劳遗精证。由于阴虚内热，相火扰动，所以经常遗精，即有梦而精出；阴精亏耗日久，势必损及阳，便出现滑精，即无梦而精自出。肾阳亏虚，失于温煦，所以少腹弦急、阴头寒。精血损耗，所以目眩、发落。脉极虚，指脉虚软无力，为精气不足之象；脉芤迟，是浮大中空无力而迟，亦为阴血虚而及阳，阴阳两虚之征。极虚脉与芤迟脉虽形态有别，但都揭示了阴阳两虚，所以不仅失精家，而且亡血、下利清谷者皆可出现此种脉象。因为失血严重的可致气随血脱，下利清谷日久，可致阴津损耗，从而导致阴阳两虚。

脉芤动，即脉浮大中空无力，而部位主要在关上，主阴血亏虚，心神不敛；脉微紧，指脉虚弦，主阳虚里寒。仲景将这两种脉象并举，意在阐发阴阳两虚是男子失精、女子梦交的病机。由于阴失阳固，走而不守，所以失精；阳失阴涵，浮而不敛，则梦交。故用调和阴阳，潜镇摄纳的桂枝加龙骨牡蛎汤治疗。

方中用桂枝汤调和阴阳，加龙骨、牡蛎能潜阳入阴，固摄止遗。阴

阳和调，则阳能固摄，阴能内守，遗精、梦交可愈。

## 天雄散

【解析】

《方药考》："此为补阳摄阴之方，治男子失精，腰膝冷痛。"

【药物组成】

天雄三两(炮)　白术八两　桂枝六两　龙骨三两

上四味，杵为散，酒服半钱匕，日三服，不知，稍增之。

【功效】

补阳摄阴，开源节流。

【方药分析】

本方中天雄为大热纯阳之品，能壮命门之阳；配桂枝以助其补阳之虚，并能鼓舞肾阳之气；白术健脾以培精气化生之源；龙骨固阴精，敛浮阳。诸药共用以补阳益气，固精止遗。主治男子肾阳虚衰而见阳痿、失精，腰膝冷痛者。

## 小建中汤

【原文】

虚劳里急①，悸，衄，腹中痛，梦失精，四肢酸疼，手足烦热，咽干口燥，小建中汤主之。

【解析】

虚劳病出现腹中拘挛不舒，但按之不硬，心悸，衄血，腹中痛，梦遗，四肢酸疼，手足心烦热，咽干口燥等症者，用小建中汤主治。

【注释】

①里急：指腹部有挛急感，但按之不硬。

【药物组成】

桂枝三两(去皮)　甘草三两(炙)　大枣十二枚　芍药六两　生姜三两　胶饴一升

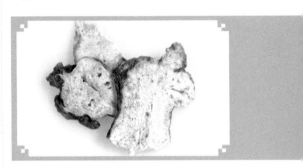

上六味，以水七升，煮取三升，去滓，内胶饴，更上微火消解，温服一升，日三服。

【功效】

建立中气，调和阴阳。

【方药分析】

人体的阴阳是互根的，在生理上相互依存，病理上必相互影响。所以虚劳病多见阴虚及阳，或阳虚及阴，乃至阴阳两虚的病理过程。阴虚生内热，阳虚生内寒，阴阳两虚则可出现寒热错杂之象。本证即属阴阳两虚之证，所以既有阴虚内热之象，如手足烦热，咽干口燥等；又有阳虚内寒之证，如里急、腹中痛等。四肢失于阳气阴血的充养，故酸疼不适；阴虚火扰，心神不宁，故心悸、梦遗。对此阴阳两虚、寒热错杂之证，只温

血痹虚劳方

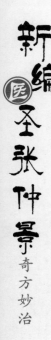

阳则阴愈亏，纯滋阴则阳无助。正如《灵枢·终始篇》指出的"阴阳俱不足，补阳则阴竭，泻阴则阳脱，如是者可将以甘药。"故用小建中汤甘温建中，调补脾胃。因为脾胃乃营卫气血生化之源，如果脾胃虚弱，势必造成气血不足，进而可发展为阴阳两虚。根据本条原文首先举出"里急"一症，以及方中重用芍药缓急，胶饴补中，可知本证偏重中阳不足，是由阳虚累及阴的阴阳两虚。所以用小建中汤建运中气，使脾胃之阳气恢复，则气血生化有源，阴阳两虚亦能得以补充和协调，寒热错杂之象自可消除。

小建中汤实由桂枝汤倍芍药加胶饴所组成。方中饴糖、大枣、甘草皆甘温之品，能补脾建中，且诸药配以生姜、桂枝，能辛甘化阳调卫气，而协以芍药可酸甘化阴和营气，饴糖配芍药又能缓急。诸药配伍，共奏建中缓急，平调阴阳之功。

## 黄芪建中汤

【原文】

虚劳里急，诸不足，黄芪建中汤主之。

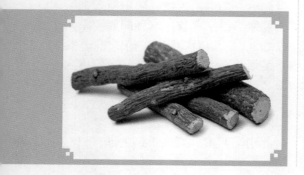

【解析】

虚劳病，腹中拘急不适，气血阴阳都不足者，用黄芪建中汤主治。

【药物组成】

于小建中汤内加黄芪一两半，余依上法。气短胸满者加生姜；腹满者去枣，加茯苓一两半；及疗肺虚损不足，补气加半夏三两。

【功效】

补气建中。

【方药分析】

原文用"虚劳里急"一句概括本证，亦具有上条"里急，悸，衄，腹中痛，梦失精，四肢酸疼，手足烦热，咽干口燥"诸证。但本证既用小建中汤加黄芪就必有其特点，"诸不足"概括了本证的病机为阴阳气血皆不足，加用补中益气的黄芪，体现了本证以气虚为甚的特点，所以本证必具有少气，自汗，身倦体乏，恶风，脉虚等气虚偏重的表现。故于甘温建中、调补阴阳的小建中汤再加黄芪，以增强其补益脾胃，甘温缓急之功。

## 薯蓣丸

【原文】

虚劳诸不足，风气①百疾，薯蓣丸主之。

【解析】

虚劳病气血阴阳俱不足，又兼外邪为患而致的多种疾病，用薯蓣丸主治。

【注释】

①风气：泛指外邪。

【药物组成】

薯蓣三十分　当归　桂枝　神曲
干地黄　豆黄卷各十分　甘草二十八分
人参七分　芎劳　芍药　白术　麦
门冬　杏仁各六分　柴胡　桔梗　茯
苓各五分　阿胶七分　干姜三分　白敛
二分　防风六分　大枣百枚为膏

上二十一味，末之，炼蜜和
丸，如弹子大，空腹酒服一丸，一百
丸为剂。

【功效】

健脾调中，滋阴养血，祛风散
邪，理气开郁。

【方药分析】

"虚劳诸不足"，是指气血阴
阳俱不足，"风气百疾"是指兼挟
外邪。因为气血阴阳俱虚，则抵御
外邪的能力减弱，容易遭受外邪的
侵袭而发病。本证既属正气虚损，
复感外邪，故可兼见感冒或痹痛等
证。对此正虚挟邪者，既不能独补
其虚，亦不能单纯祛邪，因为纯补
则反滞其邪，于正气无补；单祛邪
则更伤其正，邪亦不能去。所以应
当采取扶正祛邪，以扶正为主，祛
邪为辅，方用薯蓣丸。

本方扶正的特点是以调补脾胃
为主，因营卫气血的化生有赖于脾胃
的健运，欲使气血营卫生化有源，就
必须调补脾胃。所以方中使用薯蓣、
甘草、大枣、白术、茯苓补益脾胃，
其中薯蓣、甘草、大枣均重用，意在
培补后天之本，以化生气血。又用神
曲、豆黄卷宣通运化，使前药补中而
不壅。地黄、芍药、当归、阿胶、麦
冬滋阴养血，干姜温阳暖中，芎劳、
白敛调畅气血，柴胡、桂枝、杏仁、
桔梗、防风辛散疏风。如此配伍，使
正气渐复，外邪自去。

## 酸枣仁汤

【原文】

虚劳虚烦不得眠，酸枣仁汤主之。

【解析】

虚劳病出现虚烦不能安眠的，
用酸枣仁汤主治。

【药物组成】

酸枣仁二升　甘草一两　知母二两
茯苓二两　芎劳二两　生姜二两

上五味，以水八升，煮酸枣
仁，得六升，内诸药，煮取三升，分
温三服。

【功效】

养阴清热，安神宁心。

【方药分析】

既属虚劳，又表现为"虚
烦"，显然为阴虚内热。"阴虚则目
不瞑"，所以不得眠。"虚烦不得
眠"的特点是心中郁郁而烦扰不宁，
虽卧却不能安然入睡。究其所成，乃
因肝阴不足，虚热内扰心神所致。因
肝阴充足，则魂藏于肝而能寐，若肝
阴虚则不能藏魂，故失眠；阴虚则生
热，虚热内扰于心神，故心中郁郁而
烦扰不宁。心神被扰，神不守舍，也
不能寐。所以本证失眠的主因在肝，
亦涉及心，皆由阴虚所致。故治当养
阴补虚，清热除烦，方用酸枣仁汤。

方中酸枣仁能养肝阴，安心

血痹虚劳方

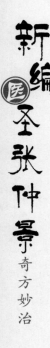

神，知母养阴清热除烦，茯苓安神宁心，川芎疏理肝之气血，甘草调和诸药。全方具有养肝宁心，清热除烦之效。

## 大黄䗪虫丸

【原文】

五劳虚极羸瘦，腹满不能饮食，食伤、忧伤、饮伤、房室伤、饥伤、劳伤、经络营卫气伤，内有干血，肌肤甲错①，两目黯黑②。缓中补虚，大黄䗪虫丸主之。

【解析】

五劳过度则导致人体正气亏损，日渐发展到严重程度，可出现身体瘦弱，腹满，不能饮食。这是由于饮食不节，忧愁思虑，饮酒过量，房室无度，饥饱不匀，劳倦太过，损伤了经络营卫气血，以致瘀血内停，所以皮肤粗糙干枯，如鳞甲状，两眼白珠呈青黯色，治宜缓中补虚，用大黄䗪虫丸主治。

【注释】

①肌肤甲错：形容皮肤粗糙干枯，如鳞甲形状。

②两目黯黑：指两眼白珠呈青黯色。

【药物组成】

大黄十分(蒸)　黄芩二两　甘草三两　桃仁一升　杏仁一升　芍药四两　干地黄十两　干漆一两　虻虫一升　水蛭百枚　蛴螬一升　䗪虫半升

上十二味，末之，炼蜜和丸小豆大，酒饮服五丸，日三服。

【功效】

缓中补虚。

【方药分析】

"五劳"，即《素问·宣明五气篇》"久视伤血，久卧伤气，久坐伤肉，久立伤骨，久行伤筋"，最终可导致五脏气血亏损。"七伤"，其中食伤、忧伤、饮伤、房室伤、饥伤、劳伤属因，而经络营卫气伤属果。即由于五劳过度，饮食失节，七情失度，房事不节，劳倦太过，饥饱不匀等诸因，使脏腑亏损，久虚未复，便发展到严重程度，表现为形体消瘦，所以原文指出"虚极羸瘦"。脏腑虚损，功能必然失调，以致营卫气血，运行障碍，气机不畅，血行瘀滞，渐则形成瘀血。气机不畅，脾胃运化失常，所以病人自觉腹满，不能饮食。瘀停日久，则新血不生；瘀久又可化热伤阴。因其瘀血内阻，阴血亏乏，所以称为"干血"。瘀阻血虚，皮肤失濡，两目失养，故肌肤甲错，两目黯黑。此为虚劳兼有瘀血之征，治宜缓中补虚，方用大黄䗪虫丸治疗。

方中大黄、䗪虫、水蛭、虻虫、蛴螬、干漆、桃仁活血化瘀以攻邪；芍药、干地黄养阴益血，白蜜、甘草健脾益气，共奏扶正之功；黄芩清热，杏仁理气。本方为久病血瘀的缓方。

本方虽有大队攻逐瘀血之品，但以蜜为丸，意在缓攻。且方中配伍了益气滋阴血之品，兼有补虚之功，服用本方能达到祛瘀不伤正，

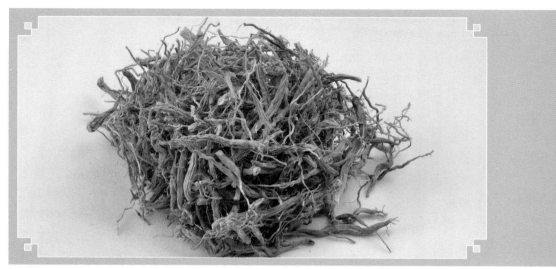

扶正不留瘀的作用，所以称为"缓中补虚"。

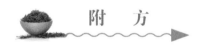

## ●《千金翼方》炙甘草汤●

【原文】

治虚劳不足，汗出而闷，脉结悸，行动如常，不出百日，危急者十一日死。

【解析】

炙甘草汤主治虚劳不足，出汗、胸闷、脉结、心悸。虽行动如常，但阴阳气血俱虚，所以不出百天将会死亡；若症情危急者，则十一天就会死亡。

【药物组成】

甘草四两(炙)　桂枝　生姜各三两
麦门冬半升　麻仁半升　人参　阿胶
各二两　大枣三十枚　生地黄一斤

上九味，以酒七升，水八升，先煮八味，取三升，去滓，内胶消尽，温服一升，日三服。

【功效】

通阳复脉，滋阴养血。

【方药分析】

本方载于《千金翼方》第十五卷五脏气虚门，名复脉汤，"悸"上有"心"字，"十一日"作"二十一日"，注云"仲景名炙甘草汤"。方中药味与此相同，唯药量及服法略有出入，可见此原为仲景方。虚劳不足，即指气血阴阳俱虚之证，阳虚不能固卫，阴津失于内守，故易出汗。心气虚而不振，故胸闷。气虚血少，心失所养，故心悸不适。气虚失运，血虚不充，故脉结。上述诸证，表明气血阴阳皆已虚损，其虽行动尚能维持，但毕竟正气已衰，日久必至危殆。故当急予治疗，法宜益心气养心血，方用炙甘草汤。

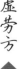

血痹虚劳方

方中重用炙甘草配以人参，以益气养心；桂枝振心阳，通血脉；生地黄、麦冬、阿胶、麻仁养阴补血；大枣、生姜中和营卫。诸药配伍，共奏养血补气，通阳复脉之功。

## 《肘后方》獭肝散

【原文】

治冷劳[1]，又主鬼疰[2]一门相染。

【解析】

獭肝散可治疗寒性虚劳证，亦主治鬼疰。

【注释】

①冷劳：属寒性虚劳证。

②鬼疰：疰，同注。指一种传染性较强的慢性病，表现为一人死，一人复得，交相移易、灌注。因其病邪隐僻难见，似有鬼邪作祟，故名鬼疰。

【药物组成】

獭肝一具

炙干末之，水服方寸匕，日三服。

【功效】

滋阴清热，止嗽除蒸。

【方药分析】

獭肝，甘、咸、平，《别录》谓"止久嗽"，《药性论》载治上气咳嗽，劳损疾。可见，獭肝具有补养、宁嗽之功，故可治冷劳。鬼疰属于慢性传染病，与虚劳病有别。有的注家认为与肺结核类似，《纲目》亦云獭肝"杀虫"，故亦治鬼疰。至于该方是否确有抗痨杀虫作用，尚有待进一步研究。

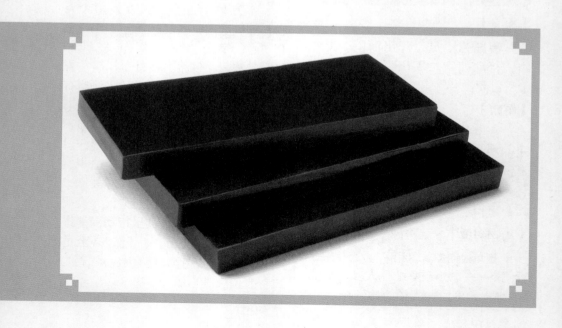

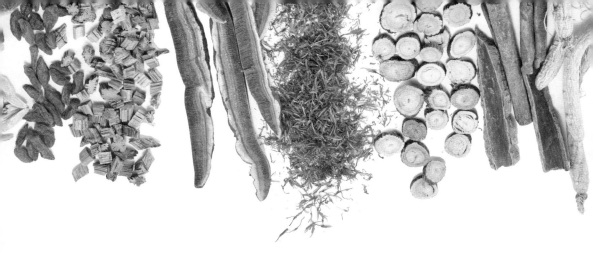

# 肺痿肺痈咳嗽上气方

## ● 甘草干姜汤 ●

**【原文】**

肺痿吐涎沫而不咳者，其人不渴，必遗尿，小便数，所以然者，以上虚不能制下故也。此为肺中冷，必眩，多涎唾，甘草干姜汤以温之。若服汤已渴者，属消渴。

**【解析】**

肺痿患者吐涎沫，不咳嗽，口不渴，必见遗尿，小便频数。这是由于上虚而不能制下的缘故。是因为肺中虚寒，必见头眩，多唾涎沫，治用甘草干姜汤温补。如果服药后出现口渴，则属消渴。

**【药物组成】**

甘草四两(炙)　干姜二两(炮)

上咀，以水三升，煮取一升五合，去滓，分温再服。

**【功效】**

温肺复气。

**【方药分析】**

本篇首条论述了虚热肺痿的成

因。本条虚寒肺痿则因上焦阳虚，肺中虚冷而得，其病机可由素体阳虚，病从寒化，或虚热肺痿迁延不愈，阴损及阳演变而来。由于上焦阳虚，阳虚不能化气，气虚即不能摄津，又不能布津，津液停滞于肺，化为涎沫，故频吐涎沫，口不渴；此与本书《水气篇》"上焦有寒，其口多涎"之理相同。肺气虚寒，无力上逆，故不咳。

由于肺冷气沮，治节不用，水液直趋下焦，故遗尿或小便频数，此即原文"上虚不能制下故也"之意。这与肺气闭塞，不能通调下输而小便不通的病机恰好相反。其小便频数与消渴病的小便数亦不同，消渴病的小便多必兼有口渴多饮，此口不渴，是其鉴别要点。

肺气虚冷，萎弱不振，清阳不升，故头眩。治以甘草干姜汤温复肺气。炙甘草甘温补虚，干姜辛温散寒，辛甘合用，可以温复阳气，肺气得温，治节有权，气化功能正常，诸证可愈。二药尚能补脾温中，土为肺金之母，本方也可理解为是补土生金，虚则补其母的治法。丹波元简说："此证虽云肺中冷，其源未尝不由胃阳虚乏。"（《金匮要略辑义》）

"若服汤已渴者，属消渴"九字，历代医家认识颇不一致，现列举部分观点，以供参考。

①喻嘉言："若始先不渴，服温药即转渴者，明是消渴饮一溲二之证，更当消息之矣。"（《医门法律》）

②尤怡："甘草干姜，甘辛合用，为温肺复气之剂，服后病不多去，而反加渴者，则属消渴。"（《金匮要略心典》）

③吴谦："如服汤已渴者，属消渴，谓始先不渴，服温药即转渴者，不但非肺中热，亦非肺中冷，乃胃中热也。则不当以属肺中冷寒饮治之，当以属胃中热消渴治之也。"（《医宗金鉴》）

④唐容川："或服汤渴者，又为饮一溲二之下消证，亦非肺痿也，层层激转，以辨其非肺痿，而仲师辨肺痿之真面尽见矣。"（《金匮要略浅注补正》）

以上诸说可归纳为两点：①服温药后出现口渴，当按消渴治疗；②服温药后出现口渴，表明病属消渴而非肺痿。意在指出不要把虚寒肺痿的小便频数误作消渴的小便频数。

## 射干麻黄汤

【原文】

咳而上气，喉中水鸡①声，射干麻黄汤主之。

【解析】

咳嗽气喘的患者，喉中痰鸣如同水鸡的叫声，用射干麻黄汤主治。

【注释】

①水鸡：有田鸡(青蛙)与蜗鸡两说。水鸡声，形容喉间痰鸣声不绝于耳，好像水鸡的叫声。

【药物组成】

射干十三枚，一法三两　麻黄四两　生姜四两　细辛、紫菀、款冬花各三两　五味子半升　大枣七枚　半夏(大者洗)八枚，一法半升

上九味，以水一斗二升，先煮麻黄两沸，去上沫，内诸药，煮取三升，分温三服。

【功效】

散寒宣肺，降逆化痰。

【方药分析】

咳嗽、喘急，伴喉中痰鸣声，即是临床所见的哮喘病。本证由于寒饮郁肺，致肺气逆而不降发为喘咳。寒痰水饮随逆气上壅喉间，呼吸出入之气与之相搏，由于痰阻其气，气触其痰，痰气相击，故喉间痰鸣如水鸡声。

病属寒饮郁肺，治以射干麻黄汤散寒宣肺，降逆化痰。方中射干麻黄用作主药，并冠为方名，因麻黄散寒宣肺力强，又是平喘的要药。射干祛痰利咽，尤其善开痰结，而且，以射干之苦寒配麻黄之辛温，共收辛开苦降，宣降肺气之功。细辛散寒饮助气机升发；半夏、紫菀、款冬花降逆

气止咳化痰湿；五味子兼制麻、姜、辛之散，有祛邪不伤正之功以为辅。生姜既助麻黄散寒，又助细辛化饮，与大枣相伍，尚可和胃安中。全方宣肺散寒，祛痰平喘，为治寒痰哮喘常用有效之方。

## 皂荚丸

【原文】

咳逆上气，时时吐浊，但坐不得眠，皂荚丸主之。

【解析】

咳嗽、喘逆，气急，不时地吐出稠痰，不能平卧，坐着也无法入睡的，用皂荚丸主治。

【药物组成】

皂荚八两(刮去皮，用酥炙)

上一味，末之，蜜丸梧子大，以枣膏和汤服三丸，日三夜一服。

【方药分析】

根据条文所述，可知本证有两个特点：一是气逆壅盛很突出。从原文"咳逆上气""但坐不得眠"可知，本证患者，不能平卧，只能坐着呼吸，无法平卧。其气逆之甚更足以见矣。二是痰多量大，不易咳出。"时时吐浊"，指持续性、频频吐出黏稠的浊痰，这不仅说明痰量多，也表明病者吐痰不利。由于痰浊壅滞于肺部，虽然频频吐痰，但咳逆喘满依然不减，卧则气逆更甚，令患者但坐不得眠。本证病势较急，若不迅速清除其痰浊，可能出现痰壅气闭的危险。正如徐忠可所说："非唯壅，且

加闭矣。"(《金匮要略论注》)。所以仲景用了祛痰最猛的皂荚丸主治。

皂荚宣壅利窍，其性悍而专攻浊痰。因其药力峻猛，故酥制蜜丸，和枣膏调服，一缓药力峻猛，二固护脏腑正气。每服梧子大三丸，取其峻药缓攻之意。

## 厚朴麻黄汤

【原文】

咳而脉浮者，厚朴麻黄汤主之。

【解析】

咳嗽而脉浮的，用厚朴麻黄汤主治。

【药物组成】

厚朴五两　　麻黄四两　　石膏如鸡子大　　杏仁半升　　半夏半升　　干姜二两　　细辛二两　　小麦一升　　五味子半升

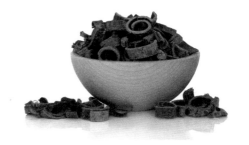

上九味，以水一斗二升，先煮小麦熟，去滓，内诸药，煮取三升，温服一升，日三服。

【功效】

散饮降逆，止咳平喘。

【方药分析】

饮邪挟热上迫，病势倾向于表的咳喘证治。"咳而脉浮"，

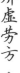

血痹虚劳方

"咳"，指症状为咳嗽气逆，也表明本条所论属咳嗽上气病的范畴。"脉浮"，有两种含义，一指脉象浮；二指出本证的病机是病近于表而邪盛于上。因邪从外入，风寒束表，脉见浮，邪由内出，病邪向上而盛于上时，脉也见浮。

本条叙证简略，《千金》咳嗽门："咳而大逆上气，胸满，喉中不利，如水鸡声，其脉浮者，厚朴麻黄汤方。"可补本条之不足。

厚朴麻黄汤是小青龙加石膏汤的变方。方中以厚朴、麻黄为主药，因厚朴宽胸利气善消满，麻黄宣肺降逆善平喘，以此二药作为方名，更突出了本证的两个特点，一是喘甚，二是满甚。干姜、细辛温化寒饮，半夏降逆化痰，杏仁降气止咳，五味子酸收，与麻黄相伍，一散一敛，其目的在于宣肺平喘而非发汗。石膏辛凉宣泻肺中郁热以除烦，小麦安中养正。因无表证，故去桂枝白芍解表和营卫；里有饮邪，证见胸满，去甘草以避甘而满中。全方旨在散饮降逆，止咳平喘。

## 泽漆汤

【原文】

脉沉者，泽漆汤主之。

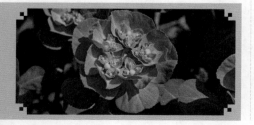

【解析】

脉沉的，用泽漆汤主治。

【药物组成】

半夏半升　　紫参五两，一作紫菀
泽漆三斤(以东流水五斗，煮取一斗五升)
生姜五两　　白前五两　　甘草　黄芩
人参　桂枝各三两

上九味，㕮咀，内泽漆汁中，煮取五升，温服五合，至夜尽。

【功效】

逐水通阳，止咳平喘。

【方药分析】

"脉沉者"论述了水饮犯肺，饮邪偏于里的咳嗽证治。本条是承上条而来。因此，当具上条的咳嗽，喘逆等证。本条"脉沉"，结合《金匮·水气病篇》："脉得诸沉，当责有水，身体肿重"的论述，可知本条的病机是水饮内停，外溢肌肤犯肺。症状以咳、喘、身肿为特点。本条叙证较上条更略，以下两说可补本条之缺佚：《脉经·卷二》："寸口脉沉，胸中引胁痛，胸中有水气，宜服泽漆汤。"《千金要方·卷十八》："夫上气，其脉沉者，泽漆汤主之。"

泽漆汤方功在逐水通阳，止咳平喘。方中泽漆，《本经》谓："味苦微寒，主皮肤热，大腹水气，四肢面目浮肿，丈夫阳气不足，利大小肠。"《本草纲目》谓："即猫儿眼睛草"，其功能主治与《本经》同；方中用泽漆逐水消肿。紫参，《本草纲目》谓："入足厥阴之经，肝藏血分药也，故治诸血病"。有活血止血通利作用，二药为主有活血逐水消肿之功，桂枝、生姜通阳化水；半夏、白前降逆化饮止咳，四药合用，温化饮邪，降逆止咳，人参补虚扶正；黄芩清泻饮中之郁热，甘草调和诸药并缓泽漆之峻。合为逐水饮，止咳喘之方。

## 麦门冬汤

【原文】

大逆上气，咽喉不利，止逆下气者，麦门冬汤主之。

【解析】

虚火上逆，咳嗽气喘，咽喉干燥不利，用止逆下气的麦门冬汤主治。

【药物组成】

麦门冬七升　半夏一升　人参三两　甘草二两　粳米三合　大枣十二枚

上六味，以水一斗二升，煮取六升，温服一升，日三夜一服。

【功效】

清养肺胃，止逆下气。

【方药分析】

本证由津液枯燥，虚火上炎所致。津枯则阴虚，阴虚则火旺，火旺必上炎。虚火灼肺，肺失清肃则喘咳；虚火灼津，咽喉失润故见咽喉干燥不利，痰液黏稠吐之不爽。根据本证的病机和麦门冬汤的方药，本条当有口干欲得凉润，舌红少苔，脉象虚数等症。本病虽证见于肺，而其源实本于胃，胃液不足则肺津不继，故治以麦门冬汤，清养肺胃，止逆下气。

方中重用麦门冬，润肺养胃，滋阴液清虚火，半夏降逆气，化痰浊，用虽很轻，与大量清润药物配伍，其燥性得到监制。人参、甘草、大枣、粳米养胃益气，胃得养而能生津，津液生则阴液足，阴液足则虚火敛，诸证皆失。如果火逆厉害的，可加竹叶、石膏，增强清热之力。

## 葶苈大枣泻肺汤

【原文】

肺痈，喘不得卧，葶苈大枣泻肺汤主之。

【解析】

患肺痈气喘不能平卧，用葶苈大枣泻肺汤主治。

【药物组成】

葶苈(熬令黄色，捣丸如弹子大)　大枣十二枚

上先以水三升，煮枣取二升，去枣，内葶苈，煮取一升，顿服。

【功效】

开肺逐邪。

【方药分析】

本条首冠"肺痈"，当有"口中辟辟燥，咳即胸中隐隐痛，脉反滑数"等肺痈主证。邪热入肺，灼津为痰，痰浊壅遏，肺气壅滞，故证见喘息，卧则壅滞更甚，故不得平卧，治以葶苈大枣泻肺汤急泻肺中实邪。

方中葶苈味苦性寒，善开肺气之壅闭而止喘，恐其作用峻猛有伤正气，佐以大枣甘温安中缓和药性，使泻不伤正。这种用法与皂荚丸用枣

血痹虚劳方

041

膏、十枣汤用大枣的意义是相同的。

## 桔梗汤

【原文】

咳而胸满，振寒脉数，咽干不渴，时出溺唾腥臭①，久久吐脓如米粥者，为肺痈，桔梗汤主之。

【解析】

咳嗽胸满，寒战脉数，咽喉干燥但口中不渴，不时吐出腥臭浊痰，较长时间吐出形如米粥的脓血痰，这就是肺痈，用桔梗汤主治。

【注释】

①溺唾腥臭：吐出脓痰有腥臭气味。

【药物组成】

桔梗一两　甘草二两

上二味，以水三升，煮取一升，分温再服，则吐脓血也。

【功效】

排脓解毒。

【方药分析】

本条与前第二条内容相呼应。前者从病机着手，分析肺痈发生发展变化的过程；本条重申其证，并补充成脓溃脓期的治疗。

风热毒邪舍肺，肺气不利，故咳而胸满；邪热内盛则脉数；热入营血，邪正相争于里，卫阳不宣达于表，则振寒；热伤津液则咽干，热灼营血则不渴；邪热蕴郁成毒，气血腐败，痈脓已成，证见"时出浊唾腥臭，久久吐脓如米粥"。条文"久

久"二字，一示本期病程较长，缠绵不愈，二示病势可能逐渐转虚。治疗用桔梗汤。

桔梗汤由开提肺气并排脓的桔梗和解毒扶正的甘草两味药组成，全方清热解毒，祛痰排脓，属甘缓轻剂。方后注："分温再服，则吐脓血"。服药后吐出脓血，腐去新生，这是有效之征。同时也提示两点：①桔梗汤有排脓的作用；②化脓性病变应注意排脓。此处的"吐"字，指吐出脓血，前第二条"吐之则死"的"吐"字，指使用吐法，二者意义完全不同，当注意区别。

## 越婢加半夏汤

【原文】

咳而上气，此为肺胀，其人喘，目如脱状①，脉浮大者，越婢加半夏汤主之。

【解析】

咳嗽气逆，为肺胀病，患者气喘、两目外突，好像要脱出的样子，脉象浮大有力的，用越婢加半夏汤主治。

【注释】

①目如脱状：形容两目胀突，有如脱出之状。

【药物组成】

麻黄六两　石膏半斤　生姜三两
大枣十五枚　甘草二两　半夏半升

上六味，以水六升，先煮麻黄，去上沫，内诸药，煮取三升，分温三服。

【功效】

宣肺泻热，降逆止喘。

【方药分析】

本条为内素有停饮，又复加外感，内外合邪致肺气胀满而为病。由于外感风热之邪，入里化热，水饮内作与热相合，饮热交阻壅塞肺气，致肺气胀满，逆而不降，证见咳嗽，喘急，肺气壅塞胀满，内不得降，外不得泄，壅逆于上致目如脱状。脉浮大，进一步说明本证的病机：饮热交阻，肺气胀满。脉浮，主病在表，邪在上；脉大，主有热，邪气实。饮热盛于上，故脉象浮大。本条病势较急，急予越婢加半夏汤治疗。

越婢加半夏汤宣肺泻热，降逆平喘。方中麻黄宣降肺气以平喘，石膏辛散郁热，半夏降逆化饮除痰，生姜既助麻黄宣散，又助半夏降逆。甘草、大枣安中以调和诸药。

## 🔵 小青龙加石膏汤 🔵

【原文】

肺胀，咳而上气，烦躁而喘，脉浮者，心下有水，小青龙加石膏汤主之。

【解析】

肺胀病，咳嗽气逆，烦躁而喘，脉象见浮的，是心下有水饮，用小青龙加石膏汤主治。

【药物组成】

麻黄　芍药　桂枝　细辛　甘草　干姜各三两　五味子　半夏各半升　石膏二两

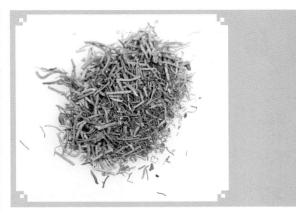

上九味，以水一斗，先煮麻黄，去上沫，内诸药，煮取三升，强人服一升，羸者减之，日三服，小儿服四合。

【功效】

解表化饮，清热除烦。

【方药分析】

本条为心下素有水饮宿疾，由于外感风寒而诱发。风寒束表，脉见浮，心下水饮上溃于肺，肺失宣降，证见咳嗽、气喘，饮邪郁久化热故烦躁。可知，"心下有水"是本条病变的重点，也是理解本证病机的关键。它是引起咳喘，烦躁的直接原因。故文中特别点出"心下有水"，以示强调。

小青龙加石膏汤是解表化饮，降逆平喘，清热除烦之剂。方中麻黄桂枝解表散寒，宣肺平喘；芍药、桂枝，调和营卫；细辛、干姜温肺化饮；半夏降逆化痰，五味子收敛，防肺气耗散太过；石膏清散郁热以除烦，与麻黄相伍，尚可发越水气。甘草调和诸药。

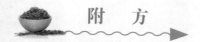

## 附 方

### 《千金》甘草汤

【药物组成】

甘草二两，生用

上一味，以水三升，煮减半，分温三服。

【功效】

清热泻火，解毒缓痛。

【方药分析】

此方原出于《肘后》，药虽甘草一味，但能清热、解毒、止咳、止渴、下气、祛痰，并能滋养，与肺痿治疗原则相合。可用于治疗肺痿的轻症。

### 《千金》生姜甘草汤

【原文】

治肺痿，咳唾涎沫不止，咽燥而渴。

【药物组成】

生姜五两　　人参三两　　甘草四两

大枣十五枚

上四味，以水七升，煮取三升，分温三服。

【功效】

补脾益气，化痰止咳。

【方药分析】

虚寒肺痿得之于"肺中冷"。由于肺气虚寒既不能敷布津液，又不能摄纳津液，故致咳唾涎沫不止，咽喉干燥但不口渴引饮。治以生姜甘草汤温复肺气，培土生金。

方中人参、甘草、大枣补脾益气，化生津液，生姜温化寒饮。

### 《千金》桂枝去芍药加皂角汤

【原文】

治肺痿吐涎沫。

【药物组成】

桂枝三两　　生姜三两　　甘草二两
大枣十枚　　皂荚一枚(去皮子，炙焦)

上五味，以水七升，微微火煮取三升，分温三服。

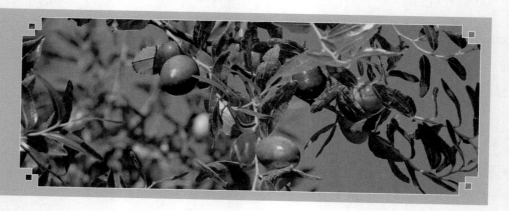

【功效】

温阳行气，消除顽痰。

【方药分析】

本方药性偏温，适宜于虚寒肺痿。由于胸阳不布，肺气虚寒，既不能布津，又不能摄津，津液聚而为涎沫，故令吐涎沫不止。本方用桂枝，甘草辛甘化阳，振奋阳气；生姜温肺化饮，大枣补脾，以上三药治本。加皂荚峻祛痰涎治标。

有医家认为本方作用较峻猛，只宜施于实证。肺痿病性属虚，治疗忌攻伐。当从《千金衍义》作"肺痈"为是。此种说法，有一定的参考价值。

### ●《外台》桔梗白散●

【原文】

治咳而胸满，振寒脉数，咽干不渴，时出浊唾腥臭，久久吐脓如米粥者，为肺痈。

【药物组成】

桔梗、贝母各三分　巴豆一分(去皮，熬，研如脂)

上三味，为散，强人饮服半钱匕，羸者减之。病在膈上者吐脓血，膈下者泻出，若下多不止，饮冷水一杯则定。

【功效】

温寒逐水，除痰破结。

【方药分析】

本条主治证候与前十二条相同。一证出示两方。病势较轻的，用桔梗汤开肺排脓，已能取效。若病势较重，且又形体壮实的，则宜用本方。方中桔梗开肺气，祛痰排脓；贝母清热化痰；巴豆峻猛通下，泻肺排脓。全方药性峻猛，治肺痈有捷效。但须注意，非正气实者，不可轻用。

### ●《千金》苇茎汤●

【原文】

治咳有微热，烦满、胸中甲错，是为肺痈。

【解析】

《千金》苇茎汤，治肺痈咳嗽，微微发热，烦躁、满闷，胸中皮肤粗糙如鳞甲。

【药物组成】

苇茎二升　薏苡仁半升　桃仁五十枚　瓜瓣半升

上四味，以水一斗，先煮苇茎，得五升，去滓，内诸药，煮取二升，服一升，再服，当吐如脓。

【功效】

清热化痰，逐瘀排脓。

【方药分析】

肺痈痰热阻肺，证见咳嗽，微热，胸中满闷；瘀血内结，肌肤失养，令胸中皮肤粗糙如鳞甲。治以苇茎汤清肺化痰，活血排脓。方中苇茎，清肺降火，是治肺痈的要药。冬瓜仁祛痰排脓，薏苡仁清热渗湿，桃仁活血化瘀，是治肺痈常用而有效的方剂。

肺痿肺痈咳嗽上气方

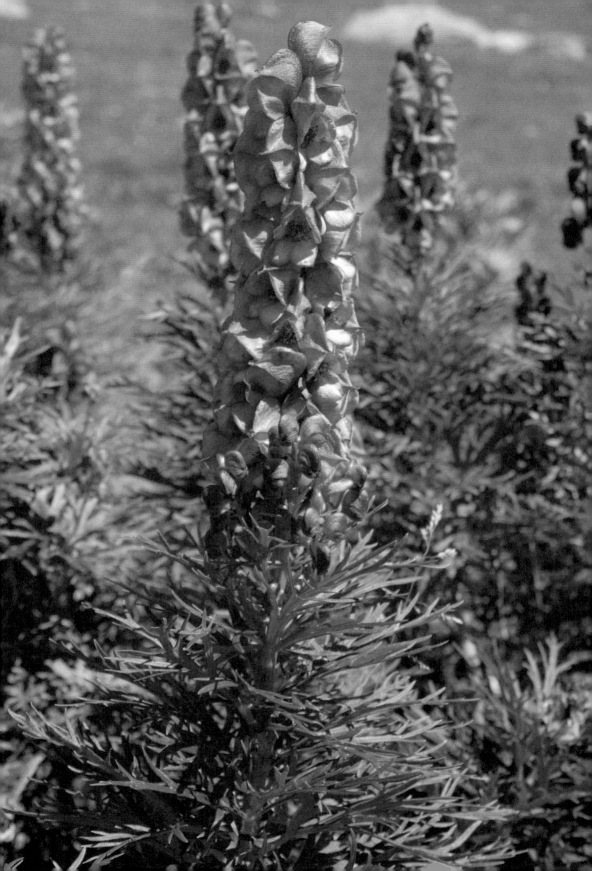

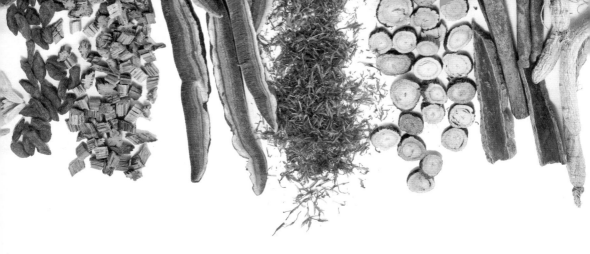

# 奔豚气病方

## ● 奔豚汤

**【原文】**

奔豚气上冲胸，腹痛，往来寒热，奔豚汤主之。

**【解析】**

奔豚气病发作时，气从少腹上冲胸，腹部疼痛，往来寒热，用奔豚汤主治。

**【药物组成】**

甘草　芎䓖　当归各二两　半夏四两　黄芩二两　生葛五两　芍药二两生姜四两　甘李根白皮一升

上九味，以水二斗，煮取五升，温服一升，日三夜一服。

**【功效】**

养血平肝，和胃降逆。

**【方药分析】**

本证由情志刺激致肝气郁结化热，随冲气上逆而发。脘腹部是脾胃所居之处，肝郁气滞，肝木侮土致脘腹痛疼。肝与胆互为表里，其气相通，肝受邪累及少阳，少阳之气不和，证见往来寒热。此证是肝郁奔豚的必见症状。奔豚气病属内伤疾病，其往来寒热一证仅随病发而作止，与伤寒少阳病之寒热往来不同，当注意鉴别。

针对本证肝郁化热，气逆上冲的病机，治以疏肝清热，降逆平冲的奔豚汤。方中甘李根白皮即李子树根的白皮，味苦性寒，功专降奔豚逆气，方中用作主药。当归、川芎、芍药养血柔肝，行血止痛；当归白芍配川芎补中寓有行散，使血气运行而无滞；半夏、生姜降浊止逆；黄芩清肝胆之热，黄芩与半夏、生姜同用寓有泻心汤之意，可调寒热，散痞结，降冲逆；葛根生津清热。甘草缓急止痛，与白芍同用其力更强。唯全方药性偏寒，适用于热性奔豚气病。

## ● 桂枝加桂汤

**【原文】**

发汗后，烧针令其汗，针处被

寒，核起而赤者，必发奔豚，气从少腹上至心，灸其核上各一壮，与桂枝加桂汤主之。

【解析】

使用汗法以后(病仍不解)，又用烧针再发其汗，导致寒邪从烧针处侵入，引起针刺处周围红肿像果核，必然会引发下腹气上冲至心胸部，治疗时在红肿的针刺处灸一壮，再用桂枝加桂汤内服。

【药物组成】

桂枝五两　　芍药三两　　甘草二两(炙)　生姜三两　大枣十二枚

上五味，以水七升，微火煮取三升，去滓，温服一升。

【功效】

调和营卫，平冲降逆。

【方药分析】

本证首次发汗，外邪不解，又用温针再逼汗出，重发其汗，必致阴液外泄而阳气受损。表阳虚不能卫外，复感寒邪；邪因虚而滞于针处，导致局部血行瘀滞，形成硬结，色红，状如果核。里阳虚不能下制阴寒，阴寒之气上逆凌心，故病人自觉有气从少腹上冲至心下。本证发病与心肾两经有关，病机特点为外寒引动内寒，寒气引动冲气。治疗外用灸法，温散其局部寒邪以通血脉；内服桂枝加桂汤，助阳气，止冲逆以制奔豚。

桂枝汤外调和营卫，内调脏腑气血；既能温通血脉，又可温阳助气化；加桂更增其辛温助阳，通脉止冲

逆的作用。

## 茯苓桂枝甘草大枣汤

【原文】

发汗后，脐下悸者，欲作奔豚，茯苓桂枝甘草大枣汤主之。

【解析】

使用汗法后，脐下出现跳动，这是奔豚将要发生之兆。用茯苓桂枝甘草大枣汤主治。

【药物组成】

茯苓半斤　　甘草二两(炙)　　大枣十五枚　桂枝四两

上四味，以甘澜水一斗，先煮茯苓，减二升，内诸药，煮取三升，去滓，温服一升，日三服。甘澜水法：取水二斗，置大盆内，以勺扬之，水上有珠子五六千颗相逐，取用之。

【功效】

通阳降逆，培中制水。

【方药分析】

本证患者下焦素有水饮内停，气化不利，加之发汗不当，致心阳受损；心阳虚不足以下制肾水，下焦水寒之气乘虚而动，故病人自觉脐下筑筑而动，有欲作奔豚之势。治以茯苓桂枝甘草大枣汤通阳降逆，培土制水以防冲逆。

方中茯苓、桂枝温阳化气行水，降冲止逆；甘草、大枣培土制水，制其上冲逆气。甘澜水动则其性属阳，扬则其势下走，以此煎药可助平冲降逆之力，防奔豚气发于未然。

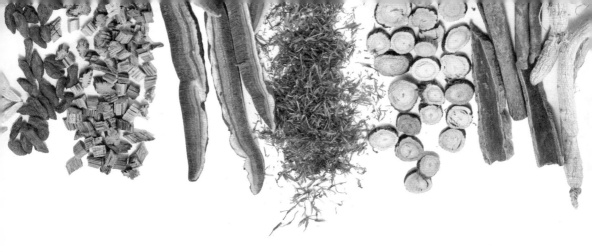

# 胸痹心痛短气方

## ● 栝楼薤白白酒汤 ●

【原文】

胸痹之病，喘息咳唾，胸背痛，短气，寸口脉沉而迟，关上小紧①数，栝楼薤白白酒汤主之。

【解析】

胸痹病，呼吸迫促，咳嗽吐痰，胸背部疼痛，气喘不相接续，寸口脉沉而迟滞不前，关上脉细小紧急而躁动不宁的，用栝楼薤白白酒汤主治。

【注释】

①小紧：指脉体细小紧急。

【药物组成】

栝楼实一枚(捣)　薤白半斤　白酒七升

上三味，同煮，取二升，分温再服。

【功效】

通阳散结，豁痰下气。

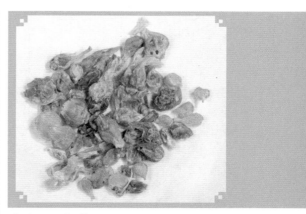

【方药分析】

胸痹病，由于胸阳不振，中下焦阴气上逆，脾升肺降气机受阻，痰饮上乘阳位，肺失清肃，则见"喘息咳唾"；阴浊滞塞于胸，致胸背气血不得交相贯通，出现"胸背痛"，气机闭阻，呼吸不利而见"短气"。原文"喘息咳唾、胸背痛、短气"是胸痹病发作时的主症，"寸口脉沉而迟，关上小紧数"则为胸痹病的主脉。

历代注家对本条脉象的描述，有四种不同看法。(1)认为是分辨胸

胸痹心痛短气方

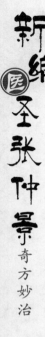

痹病虚实证治的两种脉象，沈明宗云："以寸口脉沉而迟，为虚寒之证；关上小紧数，栝楼薤白白酒汤为寒实之证，另作一节解，否则，岂有迟数二脉同见之理哉？"(《金匮要略编注》)(2)对数字有不同理解：程云来认为"数"字误，为衍文，当删(《金匮直解》)，张璐亦从之。徐彬云"数者，阴中挟燥火也"(《金匮要略论注》)，目前国内有学者据此认为指下多数，是躁动不宁之象，有短促感觉，为胸痹脉象的特点；有的将原文断句为"……关上小紧，数栝楼薤白白酒汤主之。"把"数"字当作屡次，"多次使用"理解，提示胸痹病有易于复发的特点，当用本方守方治疗(邓家刚：'关上小紧数'之我见，《广西中医药》6：60，1984)。吴谦则云："紧疾寒痛，是中焦气急寒痛也"(《医宗金鉴》)，把"数"作"疾""急"解，用以形容紧脉的。(3)陶葆荪认为年老气虚、顽痰闭郁胸膈者，亦可形成寸关两部相反的脉象。(4)李克光认为紧数相合，是形容脉象紧急躁动之形态，亦即弦脉之象，则知本条主脉与首条"阳微阴弦"的脉象在实质上并不矛盾。

由上述可知，本条证情的主要病机是胸阳痹阻，痰留气逆。治法宜通阳散结、豁痰下气，方用栝楼薤白白酒汤。

本方以栝楼实为君药，苦寒滑润，开胸中痰结，清·王朴庄认为"栝楼能使人心气内洞"(即洞心：心中感觉空洞无物)；薤白为臣药，辛温通阳，豁痰下气，《灵枢·五味篇》曾谓"心病者，宜食……薤。"以白酒为佐使，辛能开痹，温能行阳，轻浮而散，善于上行。三药合用，胸阳畅通，阴浊消散，胸痹自愈。

## ● 栝楼薤白半夏汤 ●

**【原文】**

胸痹不得卧，心痛彻背[①]者，栝楼薤白半夏汤主之。

**【解析】**

胸痹病不能平卧，心胸部位疼痛牵引到背脊的，用栝楼薤白半夏汤主治。

**【注释】**

① 心痛彻背：《说文》："彻，通也"，《广韵》"彻，达也"。心痛彻背，即心痛放射至后背，牵引背脊亦痛。

**【药物组成】**

栝楼实一枚(捣)　薤白三两　半夏半升　白酒一斗

上四味，同煮，取四升，温服一升，日三服。

**【功效】**

通阳散结，逐饮降逆。

**【方药分析】**

本条首冠"胸痹"二字，必然具备上条"喘息咳唾、胸背痛、短气"等主症和"寸口脉沉而迟，关上小紧数"的主脉。在此基础上，由"喘息咳唾"，发展到"不得卧"，是因痰浊壅塞胸中，肺气上逆，坐立时，肺气尚能肃降，平卧时，痰气上壅更甚，卫气不能入阴，神气失守所致。由"胸背痛"发展到"心痛彻背"，因背为胸之府，心之俞在背，痰涎壅塞于胸，阻痹心阳不能布达于背部，脉络不通，故见心痛，且牵引背部亦痛。因胸痹与心痛并见，较上条病重，故于通阳散结、豁痰下气的栝楼薤白白酒汤中加半夏一味，祛痰开结、逐饮降逆。

历代医家对本条原文并无歧义，唯沈明宗认为此条乃痹邪偏犯心包为病；曹颖甫提出与皂荚丸证、小青龙证相区别；黄树曾详析胸痹、支饮、肺痈病症之异同。均有启发，可供参考。

## ●枳实栝楼薤白桂枝汤●

【原文】

胸痹心中痞①，留气结在胸②，胸满，胁下逆抢心③，枳实薤白桂枝汤主之；人参汤亦主之。

【解析】

胸痹病，胃脘部位感到痞塞不舒，有饮气留结于胸中，胸部满闷，胁下有一股气上冲心胸，用枳实薤白桂枝汤主治；人参汤也可主治。

【注释】

①心中痞："痞"，《说文》："痞，痛也。"又指气隔不通，《医宗金鉴》谓"心中即心下也。"故心中痞，是指胃脘部满闷不舒，有痞塞不通而痛的感觉。

②留气结在胸：此言"心中

痞"的病机，是胸中寒饮羁留，阻滞气机，留结成痞。

③抢（qiāng枪）心：《经籍纂诂》："抢，突也，犹刺也"。抢，冲突，冲刺。"抢心"犹"撞心"，指胁下逆气向上冲撞心胸。

【药物组成】

枳实四枚　　厚朴四两　　薤白半斤
桂枝一两　栝楼一枚(捣)

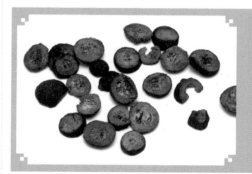

上五味，以水五升，先煮枳实、厚朴，取二升，去滓，内诸药，煮数沸，分温三服。

【功效】

通阳开结，泄满降逆。

【方药分析】

"胸痹，心中痞"，即具备前第三条的脉症，又有胃脘痞塞不通之感，且有"胸满"之症状，究其病因病机，与"留气结在胸"有关，胸阳痹塞，阴邪(水饮痰浊)由胸至心，留结成痞。"胁下逆抢心"者，说明饮气不仅由心胸干及于胃，甚至波及两胁少阳经脉，阴寒饮邪乘势上逆抢心，说明胸胃阳气被迫，难以支持之机已露，与首条所言胸痹"阳微阴弦"之义暗合。故气滞饮停、阴寒内

胸痹心痛短气方

结、上冲、横逆为其病机特点。

若上述证情属寒湿痰饮之实证，治当通阳开结、泄满降逆，此即尤怡"去邪之实，即以安正"（《金匮要略心典》）之法也。方用枳实薤白桂枝汤主治。

枳实薤白桂枝汤即栝楼薤白白酒汤去白酒加枳实、厚朴、桂枝所组成。具通阳开结之效者，栝楼、薤白、桂枝。其中桂枝一味，上以宣通心胸之阳，下以温化中下二焦之阴气，既通阳又降逆，使阴寒邪气不致上逆，阳通而阴寒不得内结。具泄满降逆之功者，枳实、厚朴、桂枝。以枳实泄胸中之气滞，凡气实胸满者加之，以厚朴泄胁下之气滞，凡胁腹满胀者加之。不用行气通阳之白酒者，以其酒性上升，不利于本条中下二焦气逆上攻之证。先煮枳实、厚朴者，取其味厚气胜，降逆气而泄满。微煮栝楼、薤白、桂枝者，取其辛散轻扬，布阳气而散阴邪。以上五味合用，既能宣上焦之阳，又能导中焦之滞，且能化下焦之阴，令三焦气机通畅，气行结散阳通，胸痹诸证自愈。

## 人参汤

【药物组成】

人参 甘草 干姜 白术各三两

上四味，以水八升，煮取三升，温服一升，日三服。

【功效】

补中助阳。

【方药分析】

若证属阳虚寒滞者，治当温理中阳，此即尤怡"养阳之虚，即以逐阴"（《金匮要略心典》）之法也。方用人参汤主治。方中白术、干姜温理中阳以散寒化阴，人参甘草守补中阳，益气补虚。使中阳复位，脾胃气足，升降自如，痞满自消，阴霾得散，胸痹即愈。

历代注家对本条分虚实二端证治，并无歧义。唯吴谦认为心下痞气是虚，气逆撞心是实；张璐认为实为痰气外溢，虚者痰气内结；魏念庭阐释本条病机，吴鞠通分析本条通补治法，唐容川举胸痹用药规律，均可供学者玩味。

## 茯苓杏仁甘草汤

【原文】

胸痹，胸中气塞，短气，茯苓杏仁甘草汤主之；橘枳姜汤亦主之。

【解析】

胸痹病，感觉胸闷气塞，呼吸气短的，用茯苓杏仁甘草汤主治；也可用橘枳姜汤主治。

【药物组成】

茯苓三两　杏仁五十个　甘草一两

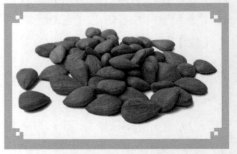

上三味，以水一斗，煮取五

升，温服一升，日三服。不瘥，
更服。

【功效】

宣肺利水。

【方药分析】

本条首冠"胸痹"，说明仍可
出现"喘息咳唾、胸背痛"的症状，
但以"胸中气塞、短气"证较为明显
而已。

胸为气海，肺主气而为清虚之
脏，乃呼吸出入之道路，若阳气宣
发，则不痛痹；胸阳不宣，则阴邪上
干，变生水饮，饮停而气机阻滞，则
见"胸中气塞短气"，故饮阻气滞为
其主要病机。

若以"胸中气塞"为主，兼有
短气者，说明胸胃先有积气，不能通
调水道，水津不得下行，为气滞甚于
饮阻，治当疏利肺胃之气以散饮，气
行则水行，用橘枳姜汤主治。

## ● 橘皮枳实生姜汤 ●

【药物组成】

橘皮一斤　枳实三两　生姜半斤

上三味，以水五升，煮取二
升，分温再服。

【功效】

行气化饮，和胃降逆。

【方药分析】

橘枳姜汤以橘皮、枳实宣通气
机，行气以散饮，用辛温生姜，宣通
胸胃阳气，降逆散饮，三药合用，使
中上二焦气机宣行，则痹通塞解。方
乃心(肺)胃同治、辛温苦泄治法。

若以"短气"为主，兼有气塞
者，说明胸中先有积水，水道不通，
则阻碍呼吸出入而短气，为饮阻甚于
气滞，治当利水宣肺，使水行则气
通，用茯苓杏仁甘草汤主治。

茯苓杏仁甘草汤，以茯苓为
君，利水化饮，臣以杏仁，宣利肺
气，俾气行而饮化，甘草为使，调中
和脾。此方服后，小便当多，乃水饮
下行，邪有出路，短气即愈。方乃行
水淡渗治法。

历代注家多主张本条是论胸痹
病的轻症，周扬俊指出病位"一属手
太阴肺……一属足阳明胃"，张璐则
与本篇第二条短气之实证相联系，陆
渊雷则避开胸痹病这一基本前提，谓
"茯苓方所主，病变在呼吸器，橘
皮汤所主，病变在消化器。"(《金
匮要略今释》)，今人周吾圣力斥
陆氏之谬，重申"仲景设此二方，
乃是据其兼有肺胃之证而实为胸痹
病。"(参《金匮要略注评》)

## ● 薏苡附子散 ●

【原文】

胸痹缓急①者，薏苡附子散
主之。

【解析】

胸痹病发作，情势急迫的，用
薏苡附子散主治。

【注释】

①缓急：古汉语作偏义复词，
偏在"急"字，作困危、情势急迫
理解。《史记·游侠列传序》曰：

胸痹心痛短气方

"且缓急人之所时有也"，又《后汉书·窦融传》曰："一旦缓急，杜绝河津，足以自守。"

**【药物组成】**

薏苡仁十五两　大附子十枚(炮)

上二味，杵为散，服方寸匕，日三服。

**【功效】**

散寒除湿，通阳止痛。

**【方药分析】**

本条既云"胸痹"，则必见喘息咳唾、胸背痛、短气之证，又言"缓急"，是指胸痹病突然发作，情势危急之状，乃因患者心肾阳虚，寒湿痹阻胸阳，则胸痛或心痛彻背诸证急剧，当用强心温肾、宣痹除湿、祛寒止痛之剂，用薏苡附子散主治。

薏苡附子散为救急止痛而设，故重用炮附子十枚(是仲景附子剂中用量最大者)，强心而温肾阳，祛散寒湿浊阴，俾阳气伸则痛止，寒邪散则痛减；用薏苡仁十五两之多，渗湿宣痹，缓解筋脉拘挛，二药合用，行阳宣痹，使寒湿下行，胸痹急痛自解。本方做散剂，每次药量虽仅为方寸匕，但其功专力厚以求速效，仍有缓急止痛之功。

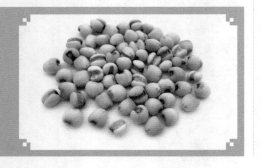

历代注家对本条"缓急"之义，以不同角度阐释，归纳之，约有四种看法。

(1)指胸痹疼痛症状的时缓时急，如《金匮直解》《医宗金鉴》《金匮悬解》等认为，缓急者，或缓而痛暂止，或急而痛复作。盖心肾阳虚，寒湿客于上焦则胸痛急剧，痛急则正气聚，阳气复振而寒湿散，阴寒散则痛缓，故见胸痹时缓时急，亦心痛之时来时去，表示胸痹疼痛呈发作性，在病势缓解时，仍可服用薏苡附子散。观本篇所治胸痹诸方，均可列入时缓时急的治标方剂(人参汤除外)，忽略了本方的证候特征，故此说仅供参考。

(2)指胸痹病波及筋脉拘挛的或缓或急。如徐彬云"缓急是肢节之筋有缓有急，乃胸痹之邪，淫及于筋也。"(《金匮要略论注》)，尤怡云："阳气者，精则养神，柔则养筋，阳痹不用，则筋失养而或缓或急"(《金匮心典》)，盖上焦阳虚、下焦阴邪(寒湿)上干胸膈，外及四肢筋脉收引疼痛，所见心痛彻背、背痛彻心、寒疝腹痛、胁痛里急、转筋等，均与筋脉受邪有关，今人李今庸亦从此说，谓"缓急，指筋脉拘急不伸或缓纵不收。"(《金匮要略讲解》)此说扩大了原方的使用价值，可资启发。

(3)指口目有急处有缓处，且偏痛一侧。此说出自邹润安《本经疏证》，认为缓急是邪气上冲胸膈，偏着一处，着于左则左急右缓，着于右则右急左缓，以左右之疼痛缓急交作而谓。征之临床，心脏病心脑缺氧综合征患者，往往兼有全身筋脉抽搐者，亦有助于认识"胸痹缓急"的具体病情。

（4）指胸痹的危急症。如周扬俊（《金匮玉函经二注》）、丹波元坚（《金匮玉函要略述义》）等认为此条乃胸痹之急证，乃因寒饮上聚心膈，阳气不达，病情至危至急，故取薏苡仁逐湿，附子辛热祛寒，席卷寒湿而下，"奏功于燃眉之际"（《述义》），证之临床，却有因此方治胸痛剧烈而获显效者。故今人邓明仲谓"胸痹缓急之证，是胸痹病中的一种危急证候，薏苡仁附子散是仲景为其所出方治，乃胸痹病的急救措施"（《金匮要略讲稿》）言之可信。

除上述看法而外，亦有将"缓"字作动词，指缓解治法，"急"字乃宾语，指病情急剧的，如刘渡舟等对"缓急"的〔词解〕称"指治法，是要缓解胸痹急剧疼痛。"（《金匮要略诠解》），其理虽通，但难合"缓急"一词的古义。

## 桂枝生姜枳实汤

【原文】

心中痞，诸逆①心悬痛②，桂枝生姜枳实汤主之。

【解析】

心中痞满，各种停留于心下的水饮或寒邪向上冲逆，以致心胸憋闷窒痛的，用桂枝生姜枳实汤主治。

【注释】

①诸逆：指阴寒水饮自心下胁肋上逆心胸之谓。

②心悬痛：悬，《说文》释为"系也"，又曰"系"，一曰"维"。故"悬"之本义，指用线绳维系以束缚之。故心悬痛，即形容心中如有物维系束缚过甚之窒痛感，现代所谓"压榨性""窒息状"心痛的感觉。

【药物组成】

桂枝　生姜各三两　枳实五枚

上三味，以水六升，煮取三升，分温三服。

【功效】

温化水饮，下气降逆。

【方药分析】

本条"心中痞"，乃阴寒水饮痞结膈间，上逆心胸所致，与心胃阳气不振有关。胃阳不振，则饮停不化，阴寒水饮乘心阳不足，逆客心脉，经脉拘急，心阳不宣，则见心胸憋闷，甚则经脉凝闭，则心系弦急而见窒痛欲死。故阳气不宣，膈间水饮逆客心脉为本条的主要病机，治当宣通心阳、和胃化饮、泄痞止痛，方用桂枝生姜枳实汤。桂枝生姜枳实汤，用辛温桂枝宣复心阳，温通血脉而平饮气之上逆，重在下逆；生姜温胃化饮，降逆通滞，主在散气，用苦泄之枳实，开降气结，功在泄痞。三药合用，痞结开，诸逆平，心痛自止。

关于本条归类，历代医家略有分歧，多数医家将本条归属胸痹，如

胸痹心痛短气方

程云来云"心中痞,即胸痹也",唐容川认为本条是胸痹的轻症,谓"痹与痞轻重之间耳,痞言其塞,痹言其闭也。"(《金匮要略浅注补正》);陈修圆将此条当胸痹类证看待,称"此下不言胸痹,是不必有胸痹的证矣。若胸痹之外,病有同类者,不可不知。"(《金匮要略浅注》)。黄树曾则称本条"病在心而不在胸",今人梁运通在《金匮释按》中明确将本条归入心痛证治之中。而《金匮要略注评》一书则将本条归入"胸痹心痛"证治,但有所侧重,其称本条"论述邪客心脉之胸痹心痛证治"。

关于原文"心悬痛",历代注家有三种解释:①指"如空中悬物动摇而痛",以尤怡为代表,陈修园、吴谦均从其说。②指心窝部牵引痛,以陆渊雷为代表。陆氏以为"悬"与"弦""牵",音同义近,古来通用,且引《肘后方》本条悬痛作"心下牵急懊痛",《诸病源候论》有"心悬急懊痛候"为证,认为"悬为空虚悬挂之义,非也。"(《金匮要略今释》)《金匮要略教学参考资料》亦从其说。《金匮诠释》则指"胸部牵引作痛",大同小异。③指心中如有物相系约束,气息欲窒而疼痛之症,与现代医学所谓的"压榨性""窒息性"疼痛类似,并详加考证,谓仲景时代"悬"字,未有"悬空作痛"之义,亦非"牵引痛"。

此外,历代注家对原文"诸逆"的看法也各有侧重。如胡毓秀云"诸逆,指气塞、胸满、短气、胸背痛等证而言。"(《金匮要略集注折衷》)程云来指"诸逆,如胁下逆抢心之类。"(《金匮直解》)是从症状而释;尤怡则称"诸逆,该痰饮、客气而言。"(《金匮要略心典》)是从病因而释;吴谦则称"诸逆,诸气上逆也",是从病机而释。诸说均可参考。

## 乌头赤石脂丸

【原文】

心痛彻背,背痛彻心,乌头赤石脂丸主之。

【解析】

心窝部疼痛,牵引到背部,背部疼痛,牵引到心窝处的,用乌头赤石脂丸主治。

【药物组成】

蜀椒一两,一法二分　　乌头一分(炮)　附子半两(炮),一法一分　　干姜一两,一法一分　　赤石脂一两,一法二分

上五味,末之,蜜丸如桐子大,先食服一丸,日三服,不知,稍加服。

【功效】

温阳散寒,峻逐阴邪。

【方药分析】

关于心背相引作痛的机理,《素问·举痛论》曾云:"寒气客于背俞之脉,则血脉泣,脉泣则血虚,血虚则痛,其俞注于心,则相引而痛。"王冰注曰:"背俞谓心俞……夫俞者,皆内通于脏……"本条"心痛彻背,背痛彻心"的机理亦然,分言之;①邪感心包,气应外俞:阴

寒邪气厥逆上干，客于心脉，闭塞脉络，心失所养，形成《内经》所谓"心痹者，脉不通"之重症，若攻及胸背经脉，扰乱气血循行之常道，阴寒邪气既内干心包，而寒邪又通于背之外俞，故形成"心痛彻背"之证。②寒袭背俞，气从内走；阴寒袭入背之心俞，随心俞通于心，邪气内攻，则致"背痛彻心"。总之，因俞脏相通，内外邪气牵引，必然疼痛彻背彻心，其证情之急剧，与"真心痛"似相类，若不即时救治，手足冷过节则死。可知，阴寒痼结攻冲心背，阳气衰微，为形成本证的主要病机，治当峻逐阴邪，温阳散寒，固护心阳，方用乌头赤石脂丸。

本方以乌头、附子、川椒、干姜一派大辛大热之品，峻逐阴寒而定痛，乌头附子同用者，因乌头长于起沉寒痼冷，温经去风；附子则长于治在脏寒湿，使之温化。由于阴寒邪气侵袭心背内外脏腑经络，故同用之以振奋衰微之阳气，驱散寒邪。然恐胸背既乱之气难以各行其道，辛散太过，反耗正气，故仲景又于温热药中，伍以一味赤石脂，实寓深义：一则可固涩心阳、收敛阳气。盖《神农本草经》谓能"补髓益气"，《本草纲目》谓能"补心血"。二则填塞胃肠，镇纳中气，使大剂量辛温药液留恋胃中，气血疆界之乱得正，寒去而正不伤。如此则阴寒逐而心阳复，前后牵引疼痛自止。以蜜为丸，一可缓药力之峻猛，延长药效，再则解乌头、附子之毒。又方后嘱"先食服一丸"(现今服用量约为9克)，

"不知，稍加服"，正是《素问·至真要大论》中所谓"补上治上，治以缓""适至其所"之义，缓治之则阳气能渐得复，俾药力停留病所，尽其逐邪散结之能事而不伤正气，深得《内经》之旨。

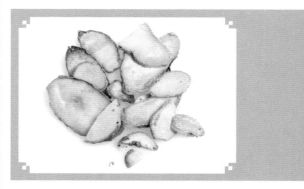

历代注家对本条病机的阐释，各有侧重：①尤氏引沈明宗注，阐其机制为"邪感心包，气应外俞""俞脏相通，内外气相引"(《金匮心典》)；②张璐认为是阴邪厥逆于胸背经脉之证(《张氏医通》)；③吴谦认为"阴寒邪甚，浸浸乎阳光欲熄"，乃阳虚阴盛的心背彻痛证(《医宗金鉴》)；④陶葆荪认为此症不单由上焦阳气痹塞，而下焦肝肾寒邪，逆袭上冲，尤为主要(《金匮要略易解》)；⑤唐容川认为是"两面夹攻之病"，与肺、胃、肝、太阳、督脉等脏腑经脉有关(《金匮要略浅注补正》)；⑥朱邦贤等认为本条是"论述阴寒痼结之胸痹心痛重症"(《金匮要略注评》)；以上诸说均可供参考。

此外，今人郑艺文引陈逊斋治验，认为原方乌头当为乌梅，主治肠

胸痹心痛短气方

新编圣医张仲景奇方妙治

胃虚寒下利之虫病，"原文错简"，其说有研究价值。(详见《金匮要略浅释》

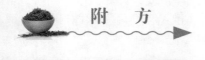

## 九痛丸

【原文】

治九种心痛。

【解析】

九痛丸治疗虫心痛、注心痛、风心痛、悸心痛、食心痛、饮心痛、冷心痛、热心痛、去来心痛等九种心痛。兼能治疗突然感受秽浊毒气所致的腹满胀痛，不能说话；又治多年积冷，心胸疼痛走注不定者，以及冷气上冲，落马坠车、瘀血阻滞等病。服药期间忌口如常法。

【药物组成】

附子三两(炮)　生狼牙一两(炙香)　巴豆一两(去皮心，熬，研如脂)　人参　干姜　吴茱萸各一两

上六味，末之，炼蜜丸如桐子大，酒下。强人初服三丸，日三服，弱者二丸。兼治卒中恶①，腹胀痛，口不能言；又治连年积冷，流注心胸痛②，并冷冲上气，落马坠车血疾等皆主之。忌口如常法。

【注释】

①卒中恶：指突然感受外来邪气，见心腹刺痛，闷乱欲死的疾病。

②流注心胸痛：流者流散移动，注者专注集中。此指心胸部疼痛，或较散漫面积大，或集中一点而痛。

【功效】

温阳散寒，杀虫治痛。

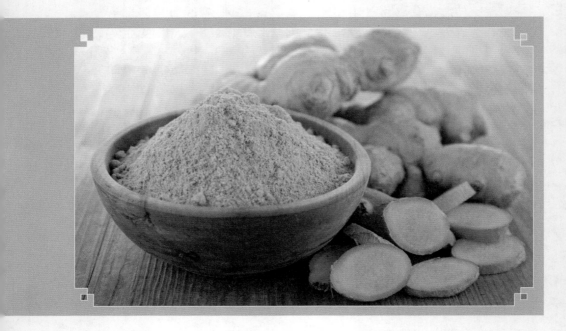

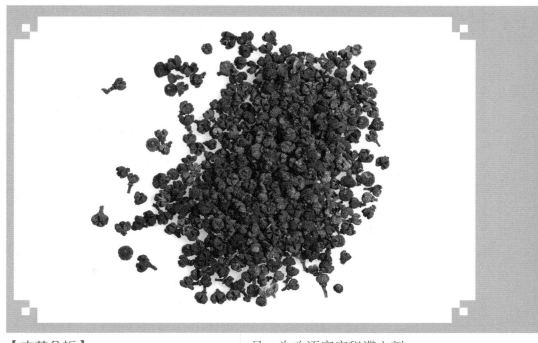

## 【方药分析】

所谓九种心痛，是泛指心胸胃脘由多种原因引起的疼痛病症而言。

胸痹心痛证型各异，九痛丸当是针对阳虚阴盛的病机特点，所制治疗心胸、胃腹疼痛的验方，源出孙思邈。其疼痛之因，不外寒冷、痰饮、虫注、血结、积聚而成，治当破阴逐寒、温通杀虫、扶正祛邪以定痛。虽方名九痛丸，然对心脾虚弱之悸心痛，邪热内闭之热心痛，恐不甚宜。

九痛丸中之附子、干姜、吴茱萸温中开郁，通阳止痛，善祛沉寒积冷，生狼牙，《千金方》用狼毒，重在杀虫破积聚，除寒热水气；巴豆温通，以攻破食、饮、痰、水、寒邪之结聚；人参补脾胃、扶正气，寓祛邪而不伤正之意，全方重用大辛大热之品，为攻逐寒实积滞之剂。

历代注家对本方之用狼牙或狼毒有不同看法。①邹润安认为狼牙能通中，专治阴中之疾，清热化湿杀虫，九痛丸杂狼牙于附子、吴茱萸、巴豆、人参中以攻其积冷，是"诸辛热者必借兹苦寒为之导"，即佐此一味苦寒之品，有开通闭结之效。(《本经疏证》)。②陆渊雷认为狼毒与狼牙，俱能杀虫，"而狼毒独主咳逆上气，胸下积癖"，提出九痛丸所用，"当是狼毒，非狼牙也"。盖狼牙一物，今已少用，孙思邈用生狼毒，可从。

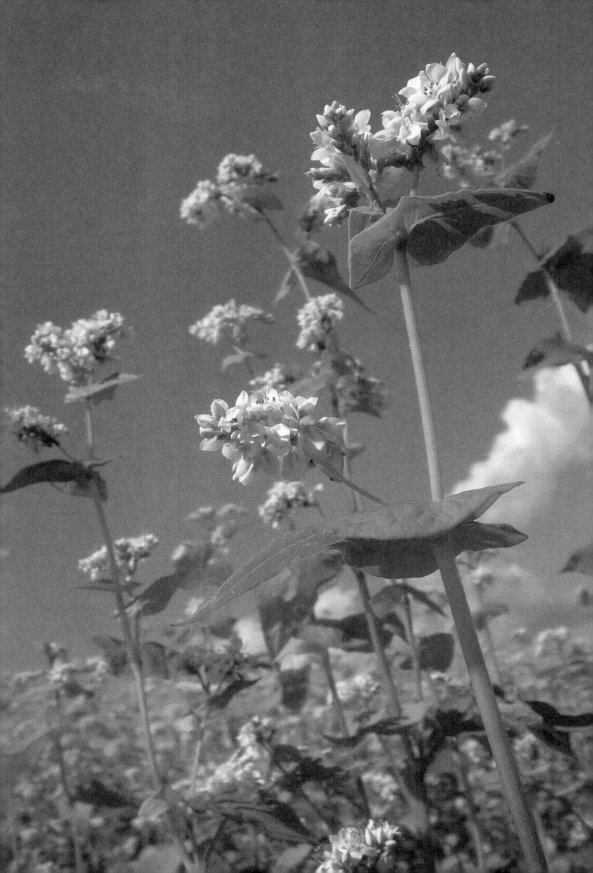

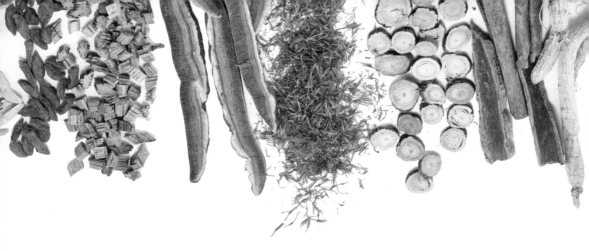

# 腹满寒疝宿食方

## 厚朴七物汤

【原文】

病腹满，发热十日，脉浮而数，饮食如故，厚朴七物汤主之。

【解析】

病人腹部胀满，发热已十余日，脉象浮且数，饮食如常，应用厚朴七物汤主治。

【药物组成】

厚朴半斤　甘草三两　大黄三两
大枣十枚　枳实五枚　桂枝二两　生姜
五两

上七味，以水一斗，煮取四升，温服八合，日三服。呕者加半夏五合，下利去大黄，寒多者加生姜至半斤。

【功效】

行气除满，泻热去积，疏散表邪。

【方药分析】

病人腹部胀满，乃气滞热壅所

致，从方中用厚朴三物汤可知。原文言发热十日，可见发热已久，必在腹满之前，指出外感风寒化热，十余日不解，邪热在表，所以脉浮而数。热邪入里，伤及津液，热迫于肠，肠中实热内结，故见腹满。发热，腹满必兼见便燥，口干口苦等症状，由于病变重点在肠，未影响脾胃，故尚能饮食。形成太阳表邪未解，又见阳明腑实之证。如果发热，解其表，里实已成，解表徒然；只通里，表热未解，病根未除，所以发热与里实俱重，应采用表里双解之法，用厚朴七物汤治疗。

方用厚朴三物汤以行气除满，泻里实热，桂枝汤以解表邪和营卫，因腹满不痛，故去芍药之酸敛，此表里兼治之法。若呕是胃气上逆，加半夏降逆止呕。下利是脾气已伤，去大黄以防止泻下重伤脾气。寒多者是指寒凝气滞而病腹满，本不发热，复因外感发热十日，脉浮而数，应在去大黄的基础上，加生姜以温胃散表寒。

本条虽为表里同病，历代见解

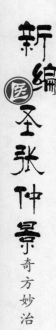

相同，但对表里孰轻孰重看法不一：程云来认为里证重，并指出"今表邪微而里邪盛"；（《直解》）周扬俊认为表证重，如他说："发热脉浮数，此表邪正炽之时"。（《二注》）近代人均崇程氏之说，句中脉浮是表证，腹满是里证，脉数与发热十日的脉象和病史，是说明病邪传变已倾向于里，故本证是里重于表的表里同病。

对"饮食如故"有三种看法：程云来认为数为在里，热能消谷。徐忠可认为胃气素强。尤在泾认为胃气未病。从以上所论，我们同意尤氏所言，由于病变重点在肠，而胃气未病，故尚能饮食，也不忽视胃气素强的一面。

## ◀ 附子粳米汤 ▶

【原文】

腹中寒气，雷鸣切痛，胸胁逆满，呕吐，附子粳米汤主之。

【解析】

病人腹内有寒气，就会产生肠鸣音响声大，如刀切样地腹中剧痛，并且逆气上攻，还可引起胸胁胀满，呕吐，可用附子粳米汤主治。

【药物组成】

附子一枚(炮)　半夏半升　甘草一两　大枣十枚　粳米半升

上五味，以水八升，煮米熟，汤成，去滓，温服一升，日三服。

【功效】

散寒降逆，温中止痛。

【方药分析】

"腹中寒气"是脾胃阳气虚衰而阴寒之气内盛，意指本条的病因是脾胃虚寒，水湿内停。寒气水湿，流于胃肠，故肠鸣切痛，如曹颖甫所说："切痛者，沉著而不浮也"。（《金匮发微》）形容疼痛危重触之深在肠间，故曰切痛。寒气横逆，上犯胸胁则胸胁逆满；影响于胃，胃失和降，故呕吐。可见，本条的病机是脾胃阳虚，阴寒水气，内肆上逆。故其痛当喜温喜按，呕吐多为清稀水饮，或挟有不化食物。此外尚有四肢厥冷，舌淡苔白滑，脉沉迟等症状。

对本条病机的认识，还有以下几种：一是寒邪搏击于肠间，漉漉有声，如《灵枢·五邪篇》云："邪在脾胃，阳气不足，阴气有余，则中寒肠鸣腹痛"。二是尤在泾认为，中土虚衰，下焦浊气上逆阳位。三是曹颖甫认为，中阳虚，肾寒上僭。四是寒气乃外寒诱发为病。学习本条还要注意肾阳虚衰的一面，因为脾胃虚寒，后天不足，先天失养，必影响于肾阳，也不可忽视外寒的致病因素。

既然病机是脾胃阳虚，阴寒水气上逆，故治当温中祛寒，降逆止痛，用附子粳米汤。附子大辛大热温中散寒止痛，半夏降逆化湿以止呕吐，粳米甘草大枣补益脾胃以缓急，是对症治疗的有效方剂。根据病情可酌加蜀椒、干姜以逐寒降逆。

## ◀ 厚朴三物汤 ▶

【原文】

痛而闭者，厚朴三物汤主之。

【解析】

病人腹部胀满疼痛，大便闭结

不通，可用厚朴三物汤主治。

【药物组成】

厚朴八两　　大黄四两　　枳实五枚

上三味，以水一斗二升，先煮二味，取五升，内大黄，煮取三升，温服一升。以利为度。

【功效】

行气除满。

【方药分析】

腹痛而大便不通是里热壅滞，气机不畅，且气滞重于积滞，所以腹痛并见有腹胀满，脉沉实有力等证，故用厚朴三物汤。

对此条注家有三种认识，尤在泾认为是六腑之气不行；黄树曾认为："因痛而闭，显系内实气滞。"（《金匮要略释义》）高学山认为应结合上条，指出"风寒入腹而化热"。（《高注金匮要略》）由于本条叙证简单，我们认为把三者结合起来看比较合理。风寒入腹化热成实，内实气滞，六腑之气不通，胀重于积。

本方重用厚朴、枳实且先煎，取其行气止痛以除胀满，大黄后下取其通大便，泻热除滞，合为行气导滞，通便泻热之方。

## 大柴胡汤

【原文】

按之心下满痛者，此为实也，当下之，宜大柴胡汤。

【解析】

用手按压病人心下胃脘两胁部，病人感到胀满而疼痛，此属于实

证，应用下法，用大柴胡汤治疗。

【药物组成】

柴胡半斤　　黄芩三两　　芍药三两
半夏半升（洗）　枳实四枚（炙）　　大黄二两
大枣十二枚　　生姜五两

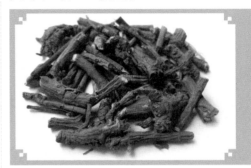

上八味，以水一斗二升，煮取六升，去滓，温服一升，日三服。

【功效】

和解少阳，清泻热结。

【方药分析】

按之心下满痛是本条辨证的关键，第二条指出："腹满，按之不痛为虚，痛者为实"。可知此两条虽均为实证，但实邪停聚的部位不同。本条邪在心下，病位较高，而第二条是邪在于腹部，病位较低。结合《伤寒论》一百三十六条："伤寒十余日，热结在里，复往来寒热者，与大柴胡汤"。可见本条心下，当为胃脘部连及少阳两胁之处，为少阳阳明合病。主要是实热之邪壅郁肝、胆、胃所致。此正如黄坤载说："心下满痛者，少阳之经，郁迫阳明之府也"，又说："少阳之经由胃口而引两胁，胆胃上逆，经府郁塞，故心下满痛"。（《金匮悬解》）结合临床还

腹满寒疝宿食方

应具备以下见症：郁郁微烦，往来寒热，胸胁逆滞，舌苔黄，脉弦有力。

由于本条为内有实热，阳邪在少阳阳明，病位较高，故不用大承气而用大柴胡汤以和解少阳，攻下阳明。本方为小柴胡汤去参、草增生姜之量加芍药、大黄、枳实而成。方中以柴胡为主，配半夏、生姜以解少阳之邪，配芍药、大黄、枳实以泻下阳明热结之实，用大枣以安中，则少阳阳明之邪可解，"按之心下满痛"之证可除。

后世医家对本方的认识，已不限于少阳阳明合病，并发展了它的适用范围。如连日不大便，热盛烦躁，舌焦口渴，渴欲饮水，面赤，脉洪实，可加芒硝以泻热通便；若心下实痛，连于左胁难以转侧，大便实者，加栝楼、青皮以清热下气，若发黄者加茵陈、黄柏。若呕不止加左金丸，生姜、竹茹以清热止呕。实热下利加大黄。治疗肝火上攻的狂证，本力加青黛、栀子、牡丹皮，芒硝等清热泻下之品，《类聚方广义》谓本方："治狂证，胸胁苦满，心下痞塞，膻中动甚者加铁粉奇效"。《证治汇补》用本方治疗地道不通之呃逆。

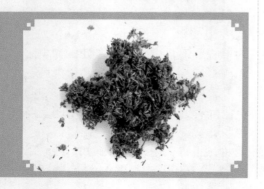

## 大建中汤

【原文】

心胸中大寒痛，呕不能饮食，腹中寒，上冲皮起①，出见有头足，上下痛而不可触近，大建中汤主之。

【解析】

病人心胸部寒邪极盛，发生剧烈疼痛，呕吐不能进饮食。腹中寒气攻冲，将腹壁冲起，出现有头足样的块状物，在腹壁内往来鼓动，上下移动疼痛，不能用手触近，可用大建中汤主治。

【药物组成】

蜀椒二合(去汗)　干姜四两　人参二两

上三味，以水四升，煮取二升，去滓，内胶饴一升，微火煎取一升半，分温再服，如一炊顷②，可饮粥二升，后更服，当一日食糜③，温覆之。

【注释】

①上冲皮起，出见有头足：是形容腹中寒气攻冲，腹皮突起如头足样的块状物上下冲动。

②如一炊顷：大致相当于烧一餐饭的时间。

③食糜：指吃粥。

【功效】

温中补虚，降逆止痛。

【方药分析】

本条的病因为"腹中寒"，主要病机是脾胃阳衰，中焦寒甚，阴寒之气横行腹中，向上影响心胸胃。所以病变部位相当广泛，从下而上，由腹部到心胸，由脏腑到经络，可见寒邪之甚。

从症状而言：疼痛比较剧烈，在腹部上下痛不可触近，上下痛是言腹部胀满时有起伏，这主要是腹内寒气冲逆所致；不可触近，是言病人腹诊拒按，说明阳气大衰，阴寒极盛，寒气充斥于腹腔之内，脏腑经络亦为之阻塞，按之影响脏腑经络而疼痛，则拒按。

对"上冲皮起，出见有头足"历代医家有两种认识：一种以吴谦为代表，认为是："寒盛拒坚于外。"（《医宗金鉴》）另一种以尤在泾为代表，认为是："阴凝成象，腹中虫物乘之而动。"（《心典》）我们认为：腹中阴寒之邪凝聚，阻碍气机不得通畅，寒邪与腹中滞气相结，壅滞撑胀向外攻冲皮肤，邪聚之处结成不同形状之块，其状高低不平，故形容其状如头足。至于尤氏蛔虫之说，可根据临床实际，对于蛔虫因寒而动者，应采取温脏安蛔和适当的驱虫措施。

心胸中大寒痛，呕不能饮食，主要是寒邪挟胃气上逆所致，寒邪收引，故胸部胀满疼痛，寒邪犯胃，则致呕吐。

本条为阳虚阴寒内盛，横行腹中，上逆胸胃，所以用大建中汤温中建运，祛寒止痛。方中胶饴缓中补虚为主，人参补中气，健运为辅，蜀椒辛热散寒降逆，且能安蛔，蛔得辛而伏，干姜辛温散寒，椒、姜合用能散寒止痛。方取建中之义。正如冉雪峰所说："本方从建中着手，所谓病在上下，治其中也。此际补中而虚未可复，宽中而气未可通，故唯借椒姜之大辛大温者，兴奋鼓舞，建立中气于既败之余，而重加饴糖，又复饮粥，纯在培育中焦生生之气斡转，迥非他项温窜之品，一过无余者可比，妙在人参，可以助饴糖之培养，可以助姜椒之兴奋，大气一转，其结乃散。太阳既出，爝火皆消。人以后天谷气为本，中之阳回，则上下之阳俱回，上下之阳回，而中气安有不建中者乎，所以谓之大也，不治痛而痛自止，不温下而下之阴除，不温上而上之阳宣，立方之妙如此"。（《历代名医良方注释》）

方中蜀椒二合大约10g。炒去汗指蜀椒炮制时须炒至发响，令油出，然后取出放冷，以减轻其毒性。临床常用本方治疗虚寒性腹痛、呕吐及虚寒虫积、疝瘕等。若腹胀满痛加厚朴、砂仁；寒甚或头痛目眩加吴茱萸；恶寒加附子；呕吐加半夏、生姜；脾虚加白术；血虚加当归；口干加白芍；手足麻痹加桂枝。

## ● 大黄附子汤 ●

【原文】

胁下偏痛，发热，其脉紧弦，此寒也，以温药下之，宜大黄附子汤。

【解析】

病人胁下偏于一侧疼痛，发热，脉象紧而弦，是寒邪凝聚腹中，应用温下法治疗，宜大黄附子汤主治。

腹满寒疝宿食方

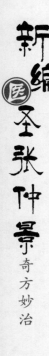

【药物组成】

大黄三两　附子三枚(炮)　细辛二两

上三味，以水五升，煮取二升，分温三服；若强人煮取二升半，分温三服。服后如人行四五里，进一服。

【功效】

温经散寒，通便止痛。

【方药分析】

"此寒也"是言本条的病因。脉紧弦：主寒主痛，可知本条病机为寒实内结。多由病人素有沉寒，阳气不运，积滞内停所致。如吴谦曰："发热若脉数大，胃热实邪也，今脉紧弦，脾寒实也。"(《金鉴》)所以病人应具形寒肢冷，舌苔白而黏腻等证。"胁下"，包括两胁及腹部而言，胁下偏痛为左胁或右胁疼痛，而非两胁俱痛。主要是寒实内结，阻遏气机而腹中胀满疼痛，连及胁肋胀痛。由于阴寒挟实邪偏于一处，郁而不伸，所以两胁偏于一侧疼痛。对于发热，历代医家有两种认识：一是多数医家认为寒实内结，阳气被郁，如尤在泾说："阴寒成聚，偏于一处，虽有发热，亦是阳气被郁所致"。二是少数注家认为是寒热相结之证，如魏念庭曰："乃肝家寒热之邪结不通也"。这种看法与"此寒也""以温药下之"不符，攻下寒热不宜用本方温下，宜用附子泻心汤。所以第一种说法为妥。同时本条发热还应与表证发热、阳明腑实发热相鉴别。这样才能从脉证、病机上加深对本条的认识。表证发热为邪气客于肌表，阻遏卫气不能外达，卫气与邪气相争，营卫不和所致，其脉浮，有表证证候；阳明实热证发热是邪入阳明，阳热亢盛所致，其热为全身发热，脉滑数；有阳明经证或腑证的证候。

从病机与治法"温下"可知，本条应有"大便不通"，由于寒实内结，腑气不行所致。与虚寒性便难有别。如本第一条便难，是脾胃虚寒，运化无权，当用温补，不可滥用苦寒攻下，其症状为满痛时减，喜按，按之濡软，脉象微弦。本证腹满痛不减，拒按，脉象紧弦。所以用大黄附子汤，温阳祛寒以散结，通便行滞以除积。方中附子辛热温通，祛脏腑之沉寒，细辛善于散寒止痛，二药辛热散寒，止痛之力较强；大黄与附子、细辛之辛热同用，制其寒凉之性而存其走泄通便作用，以泻内结之寒实。如果腹痛甚，喜温，加桂枝、白芍以和营止痛，腹胀满甚，加厚朴、木香以行气导滞；体虚或积滞较轻，可用制大黄，以减缓泻下之力；如体虚比较严重，还可加党参、当归益气养血。

## 赤丸

【原文】

寒气厥逆①，赤丸主之。

【解析】

寒气过盛，阴阳之气不相顺接，出现四肢厥冷等症状，应用赤丸主治。

【药物组成】

茯苓四两　乌头二两(炮)　半夏四

两(洗)，一方用桂细辛一两，《千金》作人参

上四味，末之，内真朱<sup>②</sup>为色，炼蜜丸如麻子大，先食酒饮下三丸，日再夜一服；不知，稍增之，以知为度。

【注释】

①厥逆：一言病机，又言症状。《伤寒论·厥阴篇》云："凡厥者，阴阳气不相顺接便为厥。厥者，手足逆冷者是也。"

②真朱：即朱砂。

【功效】

散寒止痛，化饮降逆。

【方药分析】

由于本条叙证简单，历代医家对此分歧很大。对于病机：高学山认为厥为寒战，是"微阳深伏至阴之下，而逆阴自动"。（《高注》）黄元御认为厥为手足厥冷，为寒水侮土所致。陆渊雷认为寒气在肠胃，当为古之痰饮。吴谦则认为必有脱简，难以为后世法。我们认为主要是脾胃阳虚，水饮内盛，寒气挟水饮上逆，阳气不振，不能达于四肢，故手足厥冷。

对于本条有无腹痛，历代注家也有两种认识，一是无腹痛，以徐忠可为代表，如他说："此即《伤寒论》直中之类也，腹无所苦而止厥逆。"二是厥逆重于腹痛，而未言腹痛，从所急而救治也。以黄树曾为代表，如他说："列入本条，必有少腹痛之证。"（《释义》）我们说当有腹痛，主要是寒湿内聚腹中，寒凝拘急所致。还应有：呕吐，心下悸

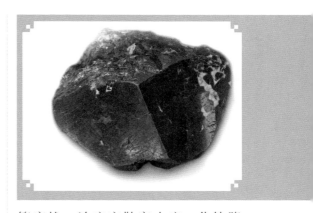

等症状。治疗应散寒止痛，化饮降逆。方用赤丸，以乌头大辛大热助脾肾之阳，并配伍细辛辛温散寒之品，祛散腹中沉寒痼冷，达到止痛救厥之效；用茯苓、半夏化饮降逆，使水饮下行而不上逆，以收降逆止呕之功；用朱砂为衣，取其重镇以降逆，诸药同用，故知本方是散寒止痛，化饮降逆之剂。用作丸剂，是与本证沉寒痼冷，水饮久停有关，意在缓图。与四逆汤、通脉四逆汤阳气暴张，新病寒厥，须速生效不同。此外，应注意服法，乌头为剧毒之品，服用时须经炮制方可入药，否则与酒同服，易于中毒。至于半夏与乌头配伍，是取其相反相成的作用而收奇效。

## 乌头煎

【原文】

腹痛，脉弦而紧，弦则卫气不行，即恶寒，紧则不欲食，邪正相搏，即为寒疝。

寒疝绕脐痛，若发则白汗出，手足厥冷，其脉沉紧者，大乌头煎主之。

腹满寒疝宿食方

【解析】

　　病人腹痛，脉象弦而紧，弦是阳虚，卫气不能运行于外，所以恶寒；紧是寒凝，胃阳被困，所以不欲食，寒邪与正气相搏击，就发为寒疝病。其主要症状为绕脐周围疼痛，如果剧烈发作则伴有出冷汗，手足冰凉发冷，脉象变为沉紧，用大乌头煎治疗。

【药物组成】

　　乌头大者五枚(熬，去皮，不咀)

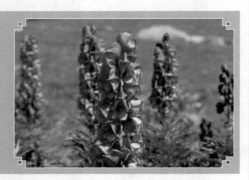

　　上以水三升，煮取一升，去滓，内蜜二升，煎令水气尽，取二升，强人服七合，弱人服五合。不瘥，明日更服，不可一日再服。

【功效】

　　峻逐阴寒，复阳止痛。

【方药分析】

　　病人腹痛而脉弦紧，主寒邪凝结。由于里阳虚，卫气不能行于外，故有恶寒感觉；紧脉表示外感寒邪，脾胃失运，寒不杀谷，故"紧则不欲食"。里阳虚而阳气不行，寒邪凝结三阴经脉所过之脐部，正邪相争，则腹部绕脐剧痛，发为寒疝。可知素体阳虚阴盛是发病的根据，外感寒邪是发病的诱因，其特点为内外皆寒。正如尤在泾所言："弦紧脉皆阴也，而弦之阴从内生，紧之阴从外得。"(《心典》)

　　以上所言，为寒疝在一般情况下的特点，寒疝发作时，病人脉象由弦紧转为沉紧，说明寒邪与正气相搏，里阳大伤，所以腹痛转剧，阴阳之气不相顺接，四肢失去温养则手足厥冷；由于疼痛剧烈，阴寒内闭，虚阳外浮，卫气不能固密，所以发为冷汗。对于出白汗，历代注家有以下几种看法。一是虚汗说，以尤在泾为代表，认为白津汗之淡而不成，为虚汗。二是似汗非汗说，以魏念庭为代表，认为"发则白津出，津，似汗非汗也"(《本义》)。三是难忍痛苦之汗，以丹波元坚为代表。认为："此云白汗交流者，盖不堪痛苦之甚，而汗出也"(《辑义》)。四是冷涩说，以徐忠可为代表，认为由于阴寒盛，疼痛时口流清冷涩液(《论注》)。五是白液说，以黄元御为代表，认为肾不藏精，白浊从小便而出(《悬解》)。六是冷汗，便白痰猪脂，遗精均作白津。以黄树曾为代表，认为："冷汗淡而不咸，大便下如白痰猪脂，或未睡流精，皆谓之白津(《释义》)。七是"白"当作"明显"解，白汗即明显出汗，说明汗出得又多又大"(李孔定《成都中医学院学报》)。我们认为以尤氏和丹波氏所言比较恰当，尤氏言病机，丹波氏言症状。如《素问·经脉别论》

云："真虚(酸痛)心，厥气留薄，发为白汗"。是指因心痛而出白汗，可作为疼痛难忍而出汗的根据。

由于本证为阴寒内结。寒气极盛，所以用大乌头煎破积散寒止痛。用大辛大热的乌头，猛峻善治沉寒痼冷，对于腹痛肢冷，脉象沉紧的发作性寒疝，能祛寒助阳，缓急止痛，蜜煎，既能治乌头毒性，且可延长药效，还可甘缓补虚。合为治沉寒疼痛，缓中益脾之剂。方后云"强人服七合，弱人服五合，不瘥，明日更服，不可一日再服"。是告诫我们，本方药性峻猛，应用时宜根据病人体质的强弱，给予不同的剂量，用时宜慎。

## 🌢 当归生姜羊肉汤 🌢

【原文】

寒疝腹中痛，及胁痛里急者，当归生姜羊肉汤主之。

【解析】

寒疝病人，如果腹中疼痛拘急，且牵引两胁作痛，主用当归生姜羊肉汤治疗。

【药物组成】

当归三两　生姜五两　羊肉一斤

上三味，以水八升，煮取三升，温服七合，日三服。若寒多者，加生姜成一斤；痛多呕者，加橘皮二两、白术一两。加生姜者，亦加水五升，煮取三升二合，服之。

【功效】

养血散寒。

【方药分析】

本条言寒疝，为血虚引起，血为气母，血少气亦少；血虚气亦虚；气不足便是寒。所以本条寒邪为内寒，寒邪凝滞则腹痛拘急，当有喜温喜按，得温则减等特点。血虚不能养肝，肝血亦不足，则肝脉失养，故胁痛，所以本条病机为血虚生寒，经脉失养，病位主要在肝与脾。用当归生姜羊肉汤，养血散寒。当归养血，行血中之滞，生姜宣气，温散寒邪，两药配用，宣行气血，温散寒邪而止痛；羊肉为血肉有情之品，气味浓郁，补益气血，与当归、生姜同用，温肝脾，散寒邪而止痛。若寒邪偏盛者，重用生姜增强温散止痛的效力。呕吐加白术、陈皮以健脾理气止呕。

## 🌢 乌头桂枝汤 🌢

【原文】

寒疝腹中痛，逆冷，手足不仁，若身疼痛，灸刺诸药不能治，抵当①乌头桂枝汤主之。

【药物组成】

乌头

上一味，以蜜二斤，煎减半，去滓，以桂枝汤五合解之②，得一升后，初服二合，不知，即服三合；又不知，复加至五合。其知者，如醉状，得吐者，为中病。

【注释】

①抵当：有四释。一言直击其当攻之地，《广雅·释诂三》："当者，直也。"《汉书杜钦传》："抵

腹满寒疝宿食方

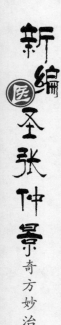

者击也。"二作抵御、抵挡(《辞海》)。三谓犹"至当、极当"(任应秋《金匮要略语译》)。四谓"犹言只宜、只应的意思",抵为"只"之讹。第四说较符原义。

②解之:解,稀释。用纯蜜煎乌头,药汁浓稠,故用桂枝汤稀释。

【功效】

驱寒止痛,散寒解表。

【方药分析】

本条言寒疝,指出其病因为寒邪引起,结合逆冷,手足不仁,可知为阳气大衰,阴寒内盛所致,寒邪凝滞,气机不通而腹痛,阳气虚衰,不能温养四肢,故四肢厥冷,阳气鼓动无力,血行涩滞,阴寒痹于四末,故手足麻木,知觉迟钝。而"若身疼痛",是由于阳气不能与邪抗争以驱散外寒,寒邪痹阻肌表,营卫不和所致。正如《素问·调经论》云:"阳虚则外寒"。所以本证病机为阳气大衰,寒邪凝滞,内外皆寒。如果医者单纯用灸法或刺法以温里寒或祛外寒均不对症,宜用乌头桂枝汤两解表里寒邪。

对于本证病机的认识,历代注家有以下几种认识:阳虚寒盛见解一致,但程云来认为寒邪盛,充斥于内外;张璐玉认为手足不仁是有风邪,肝风内动所致;魏念庭则认为寒邪内犯,阳虚不温。如他说:"手足为脾土之末,末不仁者,寒客中焦,无阳气以温之也"。(《本义》)既强调内因,也不忽视外因的致病因素,进一步说明本条病机为"内外皆寒",可从。

乌头桂枝汤,乌头用蜜,取大乌头煎之意,辛甘缓急,祛痼结之沉寒,缓中止痛,合用桂枝汤调和营卫,散肌表之寒邪,两方合用,表里同治。由于乌头有毒,所以必须注意煎服方法:一是用蜜同煎,可减轻其毒性,并能提高疗效,延长药效。二是用桂枝汤溶化蜜煎的乌头制剂,再煎汤服。三是方中乌头未见用量,现多从校勘为五枚,但服时剂量宜由小到大,以知为度。如方后云:"初服二合,不知,即服三合,又不知,复加至五合"。所谓以知为度,即病人出现如醉,得吐的反应,说明是中病有效的瞑眩反应,药力达到效力,沉寒痼冷,得以温散,阳气突然得以伸展,这时病人出现轻微的中毒反应,药物剂量已达到最大安全量,不可再加大服用剂量,否则会乌头中毒。

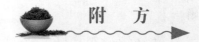
附　方

《外台》柴胡桂枝汤

【原文】

治心腹卒中痛者。

【解析】

《外台》柴胡桂枝汤方:治疗突然感受外邪而致心腹疼痛之症。

【药物组成】

柴胡四两　黄芩　人参　芍药　桂枝　生姜各一两半　甘草一两　半夏

二合半 大枣六枚

上九味，以水六升，煮取三升，温服一升，日三服。

【功效】

和解少阳，发散太阳，表里双解。

【方药分析】

本方原出于仲景，即《伤寒论·太阳病下篇》一百三十六条的柴胡加桂枝汤，治疗表寒未解，邪结少阳的外有发热恶寒，肢节烦痛，内有微呕，心下支结之证。《外台》用本方治寒疝腹中痛。有表邪而挟内寒重的寒疝当用乌头桂枝汤，如果有表邪而里寒不甚的寒疝，或内挟有郁热的心腹卒中痛，则须用柴胡桂枝汤治疗。本证是因外感风寒，内传少阳，气血不畅，故心腹卒痛，并当有气郁化热的表现，如寒热往来，心烦喜呕，胸胁疼痛，脉弦等证。所以用桂枝汤与柴胡汤各半量组成合方，小柴胡汤和解少阳，桂枝汤调和营卫，散太阳表邪，调中止痛，合而治疗外感性胸腹两胁疼痛之症。

## ●《外台》走马汤①●

【原文】

治中恶心痛腹胀，大便不通。

【解析】

《外台》走马汤治疗中恶病，心痛腹胀，大便不通等症。

【注释】

①走马汤：形容病情及药效急速，捷如奔马，故名。

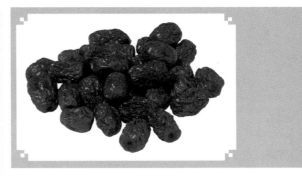

【药物组成】

杏仁二枚　巴豆二枚(去皮心，熬)

上二味，以绵缠捶令碎，热汤二合，捻取白汁，饮之，当下。老小量之。通治飞尸鬼击病。

【功效】

开肺利气，温通泻下。

【方药分析】

本方治疗中恶，通治飞尸，鬼击病。《巢源·中恶候》谓："将摄失宜，精神衰弱，便中鬼毒之气。其状卒然心腹刺痛，闷乱欲死。"《飞尸候》谓："飞尸者，发无由渐，忽然而至，若飞走之急疾，故谓飞尸。其状心腹刺痛，气息喘急胀满，上冲心胸者是也。"《鬼击候》谓："鬼击者，谓鬼厉之气击着于人也，得之无渐，猝然如人以刀矛刺状，胸胁腹内绞急切痛，不可抑按，或吐血，或鼻中出血，或下血。"可见此三病，发作急剧，均有剧烈心胸腹部疼痛症状。文中"心痛腹胀，大便不通"，为其共同症状。主要因臭秽恶毒之气，从口鼻而入于心肺，气血不行，肠胃脏腑被寒浊秽毒壅塞，出现胸胁腹内绞急切痛，为寒实内结，升降受

腹满寒疝宿食方

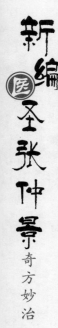

阻之证。所以用走马汤，速攻寒实以开闭结，取峻烈温通的巴豆破积攻坚，开通闭塞为主，佐以苦温之杏仁，宣利肺与大肠之气机，使秽毒从下而泄，二药合用，通行壅塞腑气，泻下胃肠沉寒痼结，可治感受秽浊寒邪，腑气壅闭不通所致脘腹疼痛、胀满、大便不通的证候。

## 瓜蒂散

**【原文】**

宿食在上脘①，当吐之，宜瓜蒂散。

**【解析】**

病人有不消化食物停积在胃的上部，应当用吐法治疗，宜选用瓜蒂散。

**【注释】**

①上脘：胃分上中下三脘，上脘即胃的上部。

**【药物组成】**

瓜蒂一分(熬黄)　赤小豆一分(煮)

上二味，杵为散，以香豉七合煮取汁，和散一钱匕，温服之，不吐者，少加之，以快吐为度而止。亡血及虚者不可与之。

**【功效】**

涌吐实痰。

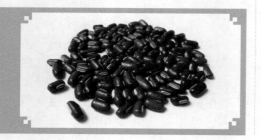

**【方药分析】**

胃分上、中、下三脘，饮食停积于胃，可有不同的临床表现，在上脘主要症状为：嗳腐吞酸，胸脘痞闷，泛泛欲吐，是由于饮食停滞，正气驱邪外出的表现，属暴病新病，治疗应当因势利导，根据《素问·阴阳应象大论》"其高者，因而越之"的精神，当用吐法治疗。至于在中、下脘的表现，可参考吴谦云："胃有三脘，宿食在上脘者，膈间痛而吐，可吐不可下也；在中脘者，心下痛而吐，或痛不吐，可吐可下也；在下脘者，脐上痛而不吐，不可吐可下也。"(《医宗金鉴》)今食在上脘，当用瓜蒂散以吐之。

方中瓜蒂味苦，涌吐实邪，赤小豆味酸性泄，能利小便，与瓜蒂相伍，为酸苦涌泄之治，可以催吐。佐以香豉汁以开郁结，和胃气。本方为实邪郁在上脘而设，然药性悍猛，易伤正气，所以亡血及虚人，不可与之。总之，宿食在上宜吐，在中宜消，在下宜泻，三法已立，因证施治。

本方亦可用于痰涎壅塞，所引起的胸膈胀满之证，故凡病属邪高实证，病势迫近于胸咽，有泛泛欲吐的，均可运用本方，不必限于宿食。假如病人有失血病史，或妇女妊娠期间，以及老弱病人，皆不宜使用本法。此外，如仓促之际，药不及办，可用极咸盐汤一盏顿服，立吐，亦可用鹅毛等应急之法催吐。临床不可拘泥于原文。

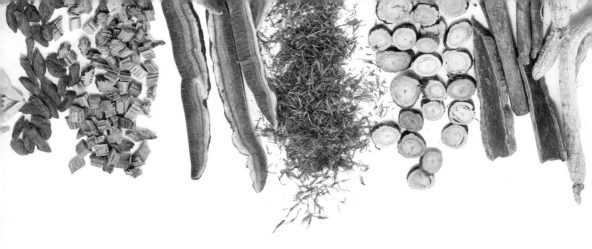

# 五脏风寒积聚方

## 旋覆花汤方

【原文】

肝着，其人常欲蹈①其胸上，先未苦时②，但欲饮热，旋覆花汤主之。臣亿等校诸本旋覆花汤方皆同。

【解析】

肝着病，患者常要按揉其胸部，开始病情不重时，只要饮热汤，用旋覆花汤主治。

【注释】

①蹈：有三说。1.用足践踏；2.系(tāo 掏)字之误，即用手叩击胸部；3.动也。无论按揉、叩击、捶打，甚至足蹈，都可达到振动胸膺之目的，此说甚当。

②先未苦时：指疾苦未发作前的时候。

【药物组成】

旋覆花三两　葱十四茎　新绛少许

上三味，以水三升，煮取一升，顿服。

【功效】

行气活血，通阳散结。

【方药分析】

肝着，是因肝脏条达疏泄功能失职，致邪气凝固气血，形成肝经经脉气血郁滞、着而不行的病症。主证是"其人常欲蹈其胸上，"若肝气有所不足，风寒湿等邪气易痹阻于肝经，影响胸中气机不利，经脉气血不得畅行，常见胸中痞塞满闷，甚至胀满刺痛，喜捶打揉按或用脚蹈踏，均可使胸胁气机舒展，气血暂得通行，肝气条达，留着之邪气得散，故产生"其人常欲蹈其胸上"的症状。

肝着病的初期，"先未苦时"，病在气分，仅见胸中痞结轻症，故只想饮热汤，使气机通利，胸阳暂得宣达，寒凝气滞暂得缓解。但到肝着已成，肝经脉络血凝气滞，病已深入血分，此时虽欲饮热汤，亦不能暂减其痞结，必然要"其人常欲蹈其胸上"了。

历代注家对肝着之病位、病因

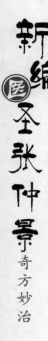

病机有不同看法：有谓肝郁乘脾者；有谓肝乘肺者；有谓阳虚寒凝者；有谓肝脏气血郁滞者；有谓血着膈膜中者；有谓病位在胸，有别于胁痛者；《金匮要略讲义》谓肝经经脉气血郁滞，着而不行者，此说较当。

肝着病机，应以气郁血滞，阳气痹结为主，宜用行气活络、通阳散结法，主用旋覆花汤治疗。盖旋覆花性温，理气舒郁，宽胸开结，善通肝络而行气；葱管辛温，芳香宣浊开痹，温通阳气散结，亦有通络之功；新绛以活血化瘀见长，为治肝经血滞之要药。三药共煮，使肝经气行血畅，阳通瘀化，则肝着可愈。

## 麻子仁丸

【原文】

跗阳脉浮而涩，浮则胃气强，涩则小便数①，浮涩相搏，大便则坚，其脾为约②，麻子仁丸主之。

【解析】

病人跗阳脉浮而且涩，脉浮表示胃气强盛，脉涩说明因小便频数而津液缺乏，浮脉和涩脉同时并见，病人往往会有便秘，这是因为脾为胃热所制约，不能为胃行其津液，是为脾约证。应该用麻子仁丸主治。

【注释】

①数：读"朔"(shuò)时，作"频繁"解；读"醋"(cù)时，作"细密"解。

②脾约：病名。因脾的功能受胃热津伤的约束，既不能为胃行其津液，也不能转输水津上归于肺，由于水津不能四布，胃热盛而脾阴弱所产生的大便燥结、小便频数细长的症状。意乃弱者为强者所约束，故称脾约。

【药物组成】

麻子仁二升　芍药半斤　枳实一斤　大黄一斤　厚朴一尺　杏仁一升

上六味，末之，炼蜜和丸，梧子大，饮服十丸，日三，以知为度。

【功效】

泻热润燥，缓通大便。

【方药分析】

跗阳脉主候脾胃病，跗阳脉浮而涩，浮是举之有余，属阳脉，主胃热气盛；涩是按之滞涩而不流利，属阴脉，主脾脏津液不足，脾阴不足，则不能为胃行其津液而肠道失润；胃热气盛，则胃阴为其所伤，膀胱为其所迫，故见大便干结、小便频数细长之证。此即胃强脾弱的脾约病，盖脾受胃热约束之故也。治宜泻热润燥、缓通大便的麻子仁丸。

历代注家对脾约病症的认识，对"胃气强"和肠燥的看法是基本一致的，但对"其脾为约"的理解却有出入：有谓脾弱者；有谓脾阴虚者；有谓胃肠津液亏耗者；有谓脾土过燥者；有谓脾被湿热所制约者。但从原文精神分析，重在"胃气强"与脾阴弱两方面。

麻子仁丸"泻热润燥"是泻其阳明燥热，乃针对"胃气强"而言，而滋润太阴津液和肠燥，又是针对脾阴弱和"小便数"而言。麻子仁丸中

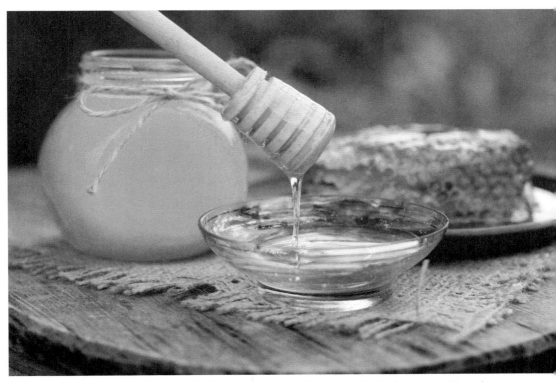

有三组药物：胃气强者，有大黄、厚朴、枳实以抑其胃强；脾阴弱者，有麻仁、芍药、杏仁、蜂蜜以扶其脾弱；水津不能转输四布者，则杏仁、厚朴又能利肺气、助脾气以输转之。

## ●甘草干姜茯苓白术汤●

### 【原文】

肾著①之病，其人身体重，腰中冷，如坐水中，形如水状，反不渴，小便自利，饮食如故，病属下焦，身劳汗出，衣—作表里冷湿，久久得之，腰以下冷痛，腹重如带五千钱，甘姜苓术汤主之。

### 【解析】

肾着这种病症，病人身体沉重，腰部冷，好像坐在水中一样；外形好像水气病，但口反不渴，小便通利，饮食正常，是属于下焦的病。由于身体劳动而出汗，衣服里面又冷又湿，时间久了就会得这种病。腰以下感到寒冷而疼痛，腹部沉重，好像围着五千个铜钱似的，这种病应该用甘草干姜茯苓白术汤主治。

### 【注释】

①著：此处音义同"着"（zhuó），即留滞附着之意。

### 【药物组成】

甘草、白术各二两　干姜、茯苓各四两

上四味，以水五升，煮取三升，分温三服，腰中即温。

五脏风寒积聚方

075

【功效】

温阳散寒，健脾除湿。

【方药分析】

本条宜分两段阐述。

从条首至"病属下焦"为第一段，是叙述肾着病的全身症状及其病位。肾主水，若患者脾肾阳气有所不足，则寒湿之邪易随三阴经脉及冲任督带奇经下注，必然留着于肾之外府的腰部，形成"肾着"病症。由于水湿寒邪留着于肾经和腰部，阳气痹着不行，故见"其人身体重，腰中冷，如坐水中""形如水状"；"反不渴，小便自利，饮食如故，病属下焦"者，因为如果肾之本脏自虚或水湿停蓄膀胱，则不能化气行水，津液不能上潮于口，必有口渴和小便不利；今见上焦无热，中焦胃气尚和，亦无停水，说明并非病在肾之本脏和膀胱，不属水气病，而"病属下焦"肾之外府的腰有寒湿，故曰"反"而不渴，小便自利，饮食正常。

从"身劳汗出"至条末为第二段，重在论述肾着病的成因、特征及治法方剂。

肾着病的形成，由于"身劳汗出"则阳气易虚，"衣里冷湿"则寒湿留着于腰，"久久得之"说明病程较长，多系慢性病。而"腰以下冷痛，腹重如带五千钱"则为肾着病的主要特征。"腰者肾之府……又为冲任督带之要会"（《引临证指南医案·卷五》），而"带脉总束诸脉，使不妄行"（《奇经八脉考》）有调控上下虚实的平衡作用。今寒湿注

着于腰之肌腠，影响督脉通达阳气，带脉约束诸脉的功能减弱，则寒湿更易下注，故见腰以下冷痛，腰腹一周有如带五千串铜钱那样重滞的感觉。前已言"身体重"，故未再明言"腰重"。

归纳肾着病的病机特点为：阳气不行，寒（冷）湿（水）留着，病在腰部。总属经络疾患，与肾经虚、督脉带脉功能减弱、脾气虚有密切关系。

肾着病的治法，不需温肾之本脏，而以祛除腰部经络寒湿为主，故宜温行阳气、散寒除湿、燠土制水，体现了辛甘化阳、甘淡渗水法，甘姜苓术汤主之。

历代注家对肾着的病因病机有不同看法：有谓肾元未病，病在肾之外府，寒湿黏着腰间和带脉者；有谓肾气本衰，湿气外着为病者；有谓冷湿浸渍经络、肾气痹着，水旺侮土为病者；有谓肾阳不振，水湿泛溢为病者；有谓脾阳不运、寒湿停留为病者。各有所据，当合观之。

甘姜苓术汤中干姜辛温，能"去脏腑沉寒痼冷，发诸经之寒气"；茯苓甘淡渗湿而暖腰膝，专导水湿下走；重用干姜、茯苓，具温通阳气、散寒除湿之功；助以白术之苦温，健脾燥湿而利腰脐之气；再和以炙甘草益其脾气，脾气健运则湿邪易除。诸药配用，能使脾肾阳气充足而寒湿得去，肾着可愈。方后云："分温三服，腰中即温"，说明甘姜苓术汤亦非单理中焦，也顾及"病属下焦"肾之外府的腰，实乃审因论治之方。

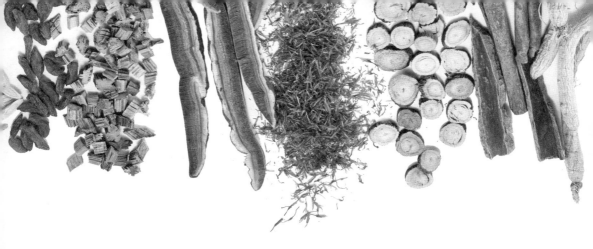

# 痰饮咳嗽方

## 苓桂术甘汤

【原文】

心下有痰饮，胸胁支满，目眩，苓桂术甘汤主之。

【解析】

心下有痰饮停留，胸胁支撑胀满，眼目晕眩，用苓桂术甘汤主治。

【药物组成】

茯苓四两　　桂枝　　白术各三两
甘草二两

上四味，以水六升，煮取三升，分温三服，小便则利。

【功效】

健脾燥湿，温阳化水。

【方药分析】

"心下"包括"胃之上，心之下"(徐忠可)和"膈膜中"(唐容川)。膈膜、胃脘有停饮，则阻碍气机上下循行，饮邪弥漫于胸则胸满，淫溢于胁则胁满，故见"胸胁支满"。

所谓"支"者，正如徐彬所

云："撑定不去，如痞状也"。饮阻于中，则清阳不升，故头目眩晕。

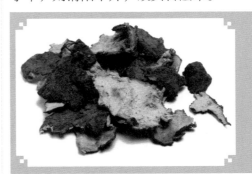

本条为脾胃阳虚所致的狭义痰饮，故用苓桂术甘汤温阳蠲饮、健脾利水。本方的配伍特点是温化三焦水饮：在上焦者，有茯苓利肺通调水道，宁心而镇水气凌心之惊悸，桂枝辛温以通心胸阳气，炙甘草振奋心阳；在中焦者，有茯苓以健脾，白术燥湿运脾，炙甘草补脾护液，共制水饮上泛；在下焦者，有茯苓甘淡渗利水邪，桂枝化气下气，降冲行水，白术利水。故后世称本方为苓桂剂之祖方。

历代注家，对本条病位及饮病

痰饮咳嗽方

分类有歧义。徐彬认为此乃"上焦所主"，曹颖甫认为是"病支饮"；高学山认为"痰饮是其总名"，即属广义痰饮；尤怡言"内属脾胃"则属狭义痰饮了。尤氏说较当。

## 甘遂半夏汤

【原文】

病者脉伏，其人欲自利，利反快，虽利，心下续坚满，此为留饮欲去故也，甘遂半夏汤主之。

【解析】

病人脉象为伏，将要下利，下利后反而感到爽快舒适，虽然下利，但心下仍继续坚硬胀满，这是留饮将去而未去的缘故，用甘遂半夏汤主治。

【药物组成】

甘遂大者三枚　半夏十二枚(以水一升，煮取半升，去滓)　芍药五枚　甘草如指大一枚(炙)一本作无

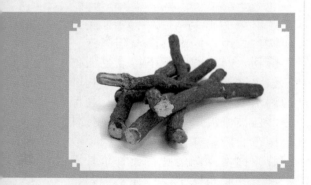

上四味，以水二升，煮取半升，去滓，以蜜半升，和药汁煎取八合。顿服。

【功效】

攻逐水饮。

【方药分析】

本条拟从三个方面进行分析。

(1)本条留饮证候的特点："病者脉伏，其人欲自利，利反快……此为留饮"。其留饮证候的特点有二，一是重在"利反快"，此为留饮下利与寒湿性下利的区别。寒湿脉伏的"欲自利"，下利后必然精神困倦、气短而脉转虚弱，因其湿盛阳微，故所下之物，应为不消化的清稀完谷。但本条并非脾胃虚寒的下利，而是痰饮久留于心下肠胃或膈间经隧隐僻之处，因其水饮深结，闭郁血脉，故不见弦沉脉，而见脉伏，可归属狭义痰饮兼支饮的范围。由于阳气被郁而气血失调，但正气未虚，仍有逐饮外出之力，故有"其人欲自利"之，此"自利"属实证，以其"利反快"也；二是下利物必多涎沫而未尽，且与宿食下利有所区别。若仅根据"利反快"，仍不能说明是留饮去而阳气运行之征。若宿食积结胃肠，所下之物酸腐秽臭，一旦宿食得去，下利后仍反快爽。必见下利物多涎沫而未尽者，方为留饮下出、阳气得通之象。

(2)本条留饮欲去未去的症状、病机、治法、方义。

除前述脉象及症状而外，尚见"虽利，心下续坚满"，一个"续"字，可知在"其人欲自利"之前，早有"心下坚满"症，即使在下利之后，"利反快"爽，但快爽不久，心下继续见坚硬胀满，说明留饮牢结，

未能去尽。"此为留饮欲去故也"一句，《金鉴》提出"当在利反快"之下，方合因势利导之理。原文"欲去"者，徐彬云："虽坚满而去者自去，续者自续，其势已动，故曰欲去"，但新饮仍然日积。则本条病机为：留饮欲去未去而新饮日积。

治法：正如魏念庭曰："盖阴寒之气立其基，水饮之邪成其穴，非开破导利之不可也"(《本义》)此条若不施用攻下逐饮、因势利导的甘遂半夏汤，不但留饮不能尽去，正气亦日渐衰弱，此《内经》"留者行之，结者散之"之义也。

方义：甘遂半夏汤，主用攻逐膈膜心下留饮的甘遂，驱水由胃肠随大便而去，佐以半夏散结除痰、降浊下行，补甘遂之不逮，再加芍药散结和阴，甘草护液调中，蜂蜜缓中解毒，共奏开破利导而不伤正之功。临床不用蜂蜜亦效。

(3)本方煎煮法、用量、甘遂与甘草相反的问题：

本方煮药法，当从《千金》记载，即甘遂与半夏同煮，芍药与甘草同煮，最后将二汁加蜜合煮，顿饮，较为安全。原文甘遂用量"大者三枚"，若用散剂，可取1～3克，面煨冲服，或胶囊装甘遂末服。若用煎剂，当少于6克，可直攻水饮而不致毒人。

甘遂半夏汤为攻逐留饮之猛剂，正是取其甘遂、甘草二药相反，同用之以激荡久留深伏的饮邪，使之下降外出，陈元犀曰："甘遂与甘草相反而同用之者，盖欲其一战而留饮

尽去，因相激而相成也。"(《金匮方歌括》)据实验研究，甘草剂量相等或大于甘遂，则毒性较大(恶心呕吐等)

注家阐析本条，赵以德认为脉伏乃中焦堵塞、胃气不得转输所致；徐忠可分析利后续坚满，在于病根未拔；高学山认为甘遂、甘草相反者，是缓急之性相反，并非增其毒性。均可供参考。

## 十枣汤

【原文】

病悬饮者，十枣汤主之。

【解析】

患悬饮病的，用十枣汤主治。

【药物组成】

芫花(熬)、甘遂、大戟各等分

上三味，捣筛，以水一升五合，先煮肥大枣十枚。取九合，去滓，内药末，强人服一钱匕，羸人服半钱，平旦温服之；不下者，明日更加半钱。得快下后，糜粥自养。

【功效】

攻逐水饮，通便泻热。

【方药分析】

本条宜从两方面阐述。

(1)十枣汤的适应证。

本条当与本篇第二、廿一、三十二、三十三条合参，结合《伤寒论》有关条文，以心下痞，硬满引胁下痛为主证，结合临床，病者主诉心下痞者甚多，而诉心下硬满者较少，医者以手切按病人心下，觉抵抗力较

痰饮咳嗽方

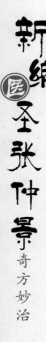
强，若有硬满之状。病者称心下痛者极少，称牵连胸胁痛者多，若积饮较重者，或有窒息感，故"硬满引胁下痛"应是他觉证。应用十枣汤宜注意"表解里未和"者可用，即无发热恶寒的表证，而有痞满坚实之里证；凡悬饮久积，曾服它种祛痰涤饮药病未解，且脾胃尚不大虚，能胜任峻猛攻逐者，方投以本方；若服一次，效果不显，需停几天再服；若病重且伴有虚象，可用陈无择《三因方》的十枣丸(即芫花、甘遂、大戟三味等量为末，枣肉为丸，体弱者每次服3克，强者服4.5克，每日清晨空腹服一次。)

(2)十枣汤方义、服法及服后的反应。

方义：甘遂性苦寒，能泻经隧水湿，而迅速直达；大戟性苦辛寒，能泻脏腑水湿，为控涎之主；芫花性苦温，能破水饮窠囊；三味峻攻水饮，恐伤正气，故又佐以大枣十枚，调和安中，使下不伤正，且寓补土制水之意。10枚大枣，约30克。

服法：方后注谓"强人服一钱匕"，折合今制约五分左右；羸人服"半钱"应为"半钱匕"，约三分。目前临床用量，以诸药为末，每服3克至4.5克，一日一次，清晨空腹，枣汤调下；或药末装胶囊服亦可。

服后反应：药后1～2小时腹中鸣响，轻微腹痛，继则泻下稀水3～5次不等；有的在腹部觉热辣刺激感，或同时出汗，上腹部不适，泛恶呕

吐。若不用枣汤送下，则呕吐更甚。若服药后有胸闷烦躁，泻后疲软者，是药已中病的反应，不久即可消除；若服药后无任何反应，效果多不理想。

多数注家认为十枣汤是逐水峻剂，宜慎用。唯黄树曾、曹颖甫认为只要药证相宜，仍当急用峻剂逐之，此说可从。

## 大青龙汤

【原文】

病溢饮者，当发其汗，大青龙汤主之，小青龙汤亦主之。

【解析】

患溢饮的，应当发汗，用大青龙汤主治；小青龙汤也可主治。

【药物组成】

麻黄六两(去节)　桂枝二两(去皮)甘草二两(炙)　杏仁四十个(去皮尖)　生姜三两(切)　大枣十二枚　石膏如鸡子大(碎)

上七味，以水九升，先煮麻黄，减二升，去上沫，内诸药，煮取三升，去滓，温服一升，取微似汗，汗多者，温粉粉之。

【功效】

外散风寒，内清郁热。

【方药分析】

本条拟从三方面分析。

(1)溢饮的病因病理。

患者肺气闭郁，又感外邪，或口渴而暴饮，正如《素问·脉要精微论》所云："溢饮者，渴暴多饮，而

易（宜作"溢"解）入肌皮肠胃之外也"。脾虽能为胃行其津液，上归于肺，但肺气不宣，不能通调水道下输膀胱，以致肌表水湿或饮入之水泛溢四肢，留滞肌表，则成为本条表实无汗之溢饮。

(2)溢饮主证及与风水的关系。

结合临床，溢饮患者除"身体疼重""无汗"而外，亦可出现第十二条所云"夫病人饮水多，必暴喘满。凡食少饮多，水停心下，甚音则悸，微者短气"诸证，甚至发展到面目四肢浮肿，以及兼见外感风邪表证，这是水饮外溢，不得汗出之故。溢饮与风水虽同有水饮侵溢肌表腠理的病机，但其轻重程度有别：溢饮是饮邪流于局部，归于四肢，可以发展为风水；风水是水液泛溢全身，包括头面、肢体等，必见水肿。故《金鉴》所云"溢饮者……即今之风水，水肿病也"将二者相提并论，似欠客观。

(3)溢饮的不同治法。

溢饮的治疗，应当发汗解表，因势利导，使外溢四肢肌表的水饮，随汗外泄。但同一溢饮，有外感风邪、内有郁热和外感风寒、内停寒饮之不同，故必须同病异治。

大青龙汤之脉证，以"不汗出而烦躁"为辨证要点，属于外感风寒，内有郁热，水湿阻滞肌表，风、水、热三者郁结肺气，卫气不能鼓荡外溢水饮所致，故当从肺以发汗散水、清热，着力在表中之表的皮毛，使风邪、水饮及郁热均随汗而解，而以表寒偏重者用之最当。

## 小青龙汤

【药物组成】

麻黄三两(去节)　芍药三两　五味子半升　干姜三两　甘草三两(炙)　细辛三两　桂枝三两(去皮)　半夏半升(洗)

上八味，以水一斗，先煮麻黄，减二升，去上沫，内诸药，煮取三升，去滓，温服一升。

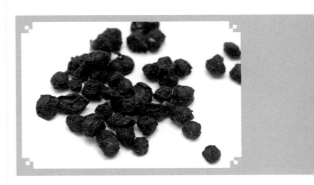

【功效】

外散风寒，内蠲水饮。

【方药分析】

小青龙汤证，常见恶寒、背部显著怕冷，或有发热、身痛，喘咳稀痰量多，甚则咳逆倚息不能卧，胸满心悸，干呕或呕吐清水，恶水不欲饮，小便不利，脉浮紧或弦滑，苔白滑，为内停寒饮、外感风寒的实证，治当涤饮发汗，温肺行水，着力在表中之里的肌肉。若脾肾阳虚的痰饮咳喘则非本方所宜。

对治溢饮宜发汗自见解，历代注家持一致的意见，尤怡等对大小青龙汤的异同有中肯分析，可从。

痰饮咳嗽方

## 木防己汤

【原文】

膈间支饮，其人喘满，心下痞坚，面色黧黑，其脉沉紧，得之数十日，医吐下之不愈，木防己汤主之。虚者即愈，实者三日复发，复与不愈者，宜木防己汤去石膏加茯苓芒硝汤主之。

【解析】

膈间有支饮，病人气喘胀满，心下板硬痞坚，面色黑而晦黄，脉象沉紧，得病已经数十天，经过医生用吐、下的方法而不愈，用木防己汤主治。心下虚软的，就即时而愈，心下痞坚结实的，过了三天后膈间支饮复发，如再给木防己汤而不愈的，应用木防己汤去石膏加茯苓芒硝汤主治。

【药物组成】

木防己三两　　石膏十二枚鸡子大
桂枝二两　人参四两

上四味，以水六升，煮取二升，分温再服。

【功效】

消痞散结，温阳行水。

【方药分析】

本条宜分两段分析。

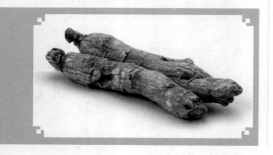

"膈间支饮……木防己汤主之"为第一段，论述支饮正虚邪盛的证治。病乃"膈间支饮"，则肺气受阻，心阳不布，故"其人喘满"，此乃支饮"咳逆倚息、短气不得卧"的互辞。水饮内结、脾不散津而有郁热，故见"心下"(包括膈膜及胃上脘)痞坚板硬感；"面色黧黑"者，因膈间阴凝水饮上浮，营卫运行不利，阴乘阳位，饮邪与郁热上蒸于面，呈黑而晦黄之色。"其脉沉紧"，未言浮紧，非属外寒，沉主水，紧为寒，说明水饮留伏内结于里。以上诸证，"得之数十日"，说明病程较长，正气易虚。由于饮留膈间，更非食积里实，其病位不以肠胃为主，若误用呕吐或攻下，则支饮不去，津气两伤，故曰"医吐下之不愈"。上述病情，说明其病机乃气虚、饮热互结的膈间支饮重症。故其治法，应补虚清热、通阳利水，使支饮从小便而解。

"虚者即愈……宜木防己汤去石膏加茯苓芒硝汤主之。"为第二段，论述支饮邪实重于正虚的治法。"虚者即愈，实者三日复发"，原文"虚者……实者"是指"心下痞坚"这一症状变虚软或结实而言。若膈间支饮"心下痞坚"变虚软，说明患者服用木防己汤后，里无结聚，饮热互结渐散，"水去气行而愈"(尤怡语)；若"心下痞坚"未转虚软，结实仍在，说明饮邪凝结，里实有物，患者服用木防己汤后，阳气暂行而饮邪重聚，故曰："实者三日复发。"若"复与"木防己汤而"不愈"者，说明经过"试探"观察，患者木防己汤证的病情发生了变化，故当随证加减。因病机重在饮热交结的实证而仍兼气虚，故治当通阳利水、软坚补虚，用木防己汤去石膏加茯苓芒硝汤主治。此时由于水饮盛而郁热轻，加之有痞坚结实证，故将前方之木防己汤去其石膏(石膏辛凉重坠、清解郁热、降逆定喘，但不长于散结。)而易以芒硝之寒咸以软坚破结；再加茯苓(合防己)益脾，利水宁心；茯苓合桂枝通阳化气，增强导水下行之力；仍用人参益气补虚，共成攻补兼施之剂，以木防己名汤者，因该药能疏通全身体液的瘀滞和瘀血，善通全身十二经和膈膜间水饮，故为全方主药。

历代注家对本病的认识，略有分歧。赵以德责之心肺气血，尤怡等责在肺胃。至于对原文"虚者……实者"的理解，亦有出入。赵以德将虚实作邪气浅深解释；黄树曾以饮邪盛或不盛辨虚实；《金匮要略讲义》明确指出"虚者，指心下虚软"，实者乃"痞坚结实"，从症状立论，可从。

## 泽泻汤

【原文】

心下有支饮，其人苦冒眩①，泽泻汤主之。

【解析】

心下有支饮，病人苦于昏冒目眩，用泽泻汤主治。

【注释】

①冒眩：尤怡云："冒是昏冒而神不清，如有物冒蔽之也。眩者，目眩转而乍见玄黑也。"(《心典》)

【药物组成】

泽泻五两　白术二两

上二味，以水二升，煮取一升，分温再服。

【功效】

补脾利水，温中化湿。

【方药分析】

清阳出上窍，浊阴出下窍。今见"心下有支饮"，则心阳被遏，阻碍脾胃阳气升降之职，清阳不能上走于头目，浊阴不能下行为小便，加之中虚湿盛，肝风易动，因而阴浊水饮上干清阳之位，而见"苦冒眩"，此即本篇第三十八条"支饮者法当冒"之意，简称为"水饮眩晕证"。综上所述，本条病机为脾虚水泛，蒙蔽清阳，治当利水补脾。

本方重用泽泻(可达二两)利水除饮以下走，白术健脾燥湿，筑堤坝以制其水邪上泛，一补一泄，使脾运恢复，阳气畅达，则阴浊水饮下降，清阳上升，此为上病下取、单刀直入之法，服药后阳气通畅，可絷絷汗出而解。

历代注家对本条归属支饮或狭义痰饮有不同看法。黄树曾认为属支饮，必有效逆身肿之证，心下即膈间，且肺肾俱病；《金匮要略注评》据程云来"小剂以治支饮之轻者"，认为是"支饮轻证"。杨百

痰饮咳嗽方

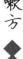

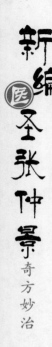

认为本证除冒眩之外，无其他伴随症状，相对而言"本证为狭义痰饮之轻症"（《金匮集释》），梁运通据《金鉴》认为"当属痰饮"。

临床体会，本条原文虽未提出"咳逆倚息、短气不得卧"等支饮主症，但可治疗"苦冒眩"而兼有咳嗽气喘者，故泽泻汤证可视为支饮与狭义痰饮之轻症。

## 厚朴大黄汤

【原文】

支饮胸满者，厚朴大黄汤主之。

【解析】

支饮病胸部胀满的，用厚朴大黄汤主治。

【药物组成】

厚朴一尺　大黄六两　枳实四枚

上三味，以水五升，煮取二升，分温再服。

【功效】

涤热逐饮，下气宽中。

【方药分析】

支饮病位本在胸膈，若气滞水结，郁而化热，饮热交结上焦气分，则"觉支饮证具，胸满证亦具也。"由于心肺与大小肠互为表里，若上焦饮热过盛，则影响胃肠气机之畅通，必然多见大便秘结。故其病机为饮热交结于胸（腹）的支饮实证，治当逐饮荡热、行气开郁，用厚朴大黄汤主治。厚朴专于逐饮消满，佐以枳实导痰破滞。二药合用，行气开郁，上达胸中通降痰饮；再以气厚力宏、上至

咽喉、下达直肠的大黄推荡饮热下泻，则饮热互结的支饮胸满证，可用上病下取法治愈。本方厚朴、大黄为主药，故以之名方。厚朴一尺系汉制，其长度约合今制23.1厘米。

对"支饮胸满"，孙思邈认为是酒客咳者，久饮过度所致，张璐亦云："此支饮胸满者，必缘其人多湿热，浊饮上逆所致。"（《张氏医通》），黄树曾则认为是饮塞胸中，阳气凝滞而成；《金鉴》则认为是错简，"胸"字当是"腹"字。笔者认为，原文不改亦通。

## 小半夏汤

【原文】

呕家本渴，渴者为欲解，今反不渴，心下有支饮故也，小半夏汤主之。《千金》云：小半夏加茯苓汤。

【解析】

经常呕吐的人，本来应该口渴，口渴是疾病将要解除之候，现在反而不渴，是心下有支饮的缘故，用小半夏汤主治。

【药物组成】

半夏一升　生姜半斤

上二味，以水七升，煮取一升半，分温再服。

【功效】

豁痰降气，安胃止呕。

【方药分析】

本条是从呕吐后之渴与不渴，推测支饮之解与未解，从而决定其治法。

沈明宗云："此支饮上溢而呕之方也。凡外邪上逆作呕，必伤津液，应当作渴，故谓呕家本渴，渴则病从呕去，谓之欲解。"（《编注》）故支饮呕吐患者有渴象，即为向愈之兆。但若久呕而"今反不渴"者，则知水饮不仅停留于胃，又停滞于心下膈间。舌为心之苗窍，舌本为支饮所浸淫，则舌不干燥而不渴，"心下有支饮故也"。原文"心下有支饮"是产生呕家不渴的病名、病因和病位。心下(膈间及胃)有支饮滞留为其主要病机，治当蠲饮降逆、和胃止呕，用小半夏汤主治。方中半夏、生姜既能蠲饮散结而开痞，又能降逆以止呕，以开宣上中二焦之阳气，祛寒痰宿饮为其所长，故支饮去而呕自止。方后谓"以水七升，煮取一升半"者，乃久煎浓煎法，可减低生半夏的毒性。

沈明宗、吴谦、尤在泾等多数注家均认为本条属四饮中之支饮；赵以德则认为"有痰饮动中"。梁运通认为是"饮邪停积胃中，应是痰饮证。"杨百明确指出本条"实乃狭义痰饮"（《金匮集释》）。

## 己椒苈黄丸

【原文】

腹满，口舌干燥，此肠间有水气，己椒苈黄丸主之。

【解析】

腹部胀满，口舌干燥，这是肠间有水气，用己椒苈黄丸主治。

【药物组成】

防己　椒目　葶苈(熬)　大黄各一两

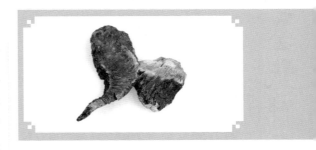

上四味，末之，蜜丸如梧子大，先食饮服一丸，日三服，稍增，口中有津液，渴者加芒硝半两。

【功效】

利水消饮，泻热通便。

【方药分析】

本篇第二条云："其人素盛今瘦，水走肠间，沥沥有声，谓之痰饮。"本条则有"腹满，口舌干燥"，其病因是先由肠胃转输不利，不能把应当下行之水液全部下输于膀胱，致使水饮留滞肠间，并非水气泛溢全身肌肤，故曰"此肠间有水气"，亦可见腹内"沥沥有声"。而且"腹满"明显，正属狭义痰饮。原文"肠间有水气"，而无泻利症状，与肺气郁结、饮邪化热、蕴结肠间、腑气壅塞有密切关系；"口舌干燥"亦因肺气郁而不降，脾气不能散布水津上潮于口所致，不能误为单纯的热结。可知本条病机为饮热交结于肠、气机不利之实证，治当荡热涤饮，前后分消。用己椒苈黄丸主治。

本方防己"苦以泄之"，善于渗透、旋转肠间水气，椒目"辛以散

痰饮咳嗽方

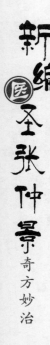

之"，熏蒸水津上潮口舌，且除"心腹留饮"（《本经疏证》），二味辛宣苦泄，导肠间水气从小便而去；葶苈苦寒"破坚逐邪，通利水道"（《本经》），凡水气停留一处，有碍肺降者宜之，与大黄相伍，攻坚决壅，由上而下，直泻肺与大肠痰热水气从二便而出。用蜜为丸者，甘缓以缓药力之猛并滋润脏腑。如此则前后分消，腹满自解。肺气得降，脾气得升，饮去而水津得以上潮，故方后曰"口中有津液"，口舌干燥即解。方后又云"渴者加芒硝半两"，是说服此方而反渴者，为水饮久停、郁热内结之象，故于原方再加芒硝以软坚破结，取大黄推荡之力，攻逐其顽固郁结的饮邪，使水去而脾气散津，口渴自解。此乃《内经》"热淫于内，治以咸寒"之义。

关于"口舌干燥"一症，李认为"湿积中焦，津液不为灌溉"所致；赵以德认为与"金气不宣"津液不行有关；曹颖甫主张为里寒；高学山将渴与干燥加以区别。李氏所论较当。程云来对本方的阐析较透彻，可从。

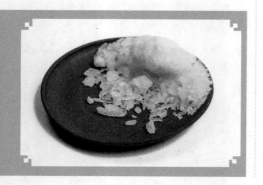

## 小半夏加茯苓汤

【原文】

卒呕吐，心下痞，膈间有水，眩悸者，小半夏加茯苓汤主之。

【解析】

突然呕吐，心下痞满，为膈间有水饮，有头晕目眩和心下悸的，用小半夏加茯苓汤主治。

【药物组成】

半夏一升　生姜半斤　茯苓三两，一法四两

上三味，以水七升，煮取一升五合，分温再服。

【功效】

蠲饮降气，安胃止呕，温中利水。

【方药分析】

本条"膈间有水"为致病主因，故有水饮浮动诸证。"卒呕吐"者，是因膈间水饮偶触寒邪，致胃气上逆而突然发作呕吐，此为兼证与卒证；膈间宿饮致阳气不布，饮结气滞则见心下痞满；水饮上泛而清阳不升则头目昏眩，水饮凌心则心下悸，故"心下痞"和"眩悸"为本条主证。由于膈间水饮尚未影响肺气肃降，故未见咳逆倚息等支饮证。治当和胃降逆以止呕，宣阳散寒以利水，方用小半夏汤加茯苓引水下行，诸证即愈。

关于本条病位，实与小半夏汤的病位一致，历代注家有所偏重，有谓饮在胸肺的支饮者，如高学山称"此支饮暴停之症治"（《高注金匮

086

要略》）；有谓水停胃中的狭义痰饮者，如陆渊雷云："心下痞因胃中水满之故……膈间有水，可知胃部还有振水音。"

## 五苓散

【原文】

假令瘦人①脐下有悸，吐涎沫而癫眩，此水也，五苓散主之。

【解析】

假如瘦人脐下有悸动感，吐涎沫，而又感到眩晕，这是水饮之证，用五苓散主治。

【注释】

①瘦人：即本篇第二条狭义痰饮"其人素盛今瘦"的互辞。

【药物组成】

泽泻一两一分　猪苓三分(去皮)　茯苓三分　白术三分　桂枝二分(去皮)

上五味，为末，白饮服方寸匕，日三服，多饮暖水，汗出则愈。

【功效】

运中利水，兼以解表。

【方药分析】

一般而言，瘦人阳常有余，阴常不足，少有水饮内停。"假令"者，启示学者常中有变，即本有留饮或狭义痰饮的病人，肌肤不充，"其人素盛今瘦"，其临床表现，正如尤怡所云："瘦人不应有水，而脐下悸，则水动于下矣；吐涎沫则水逆于中矣；甚而癫眩，则水且犯于上矣"，其病机乃水饮积结于中下焦，

并泛逆上焦。由于膀胱气化不行，下窍不通而水无去路，胃中停水又不得脾气转输，故水饮上下泛溢成为水逆眩晕证，治当化气利水，用五苓散。

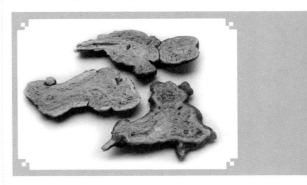

五苓散用猪苓、茯苓、泽泻利水，白术崇土制水，桂枝温阳化气以行水，诸药配伍，为阳虚、三焦气化不利而设的利水专剂，使水饮下行随小便而去，则悸、吐、眩诸证自解。若有外感发热则用桂枝，若无表证，宜用肉桂，以加强化气行水之功。方后注云"多饮暖水，汗出愈"，旨在补充水津使游溢布散，并扶助胃阳、温行水气。说明五苓散又兼有发汗作用，使水饮内外分消，防止水气泛溢肌肤而发展成水肿病。

关于原文"瘦人"，喻昌认为素体是瘦人，多数注家认为是因病(水饮)致瘦；吴谦认为"瘦"字当是"病"字。又原文"癫"字，《金鉴》认为"当是巅字。巅者头也，文义相属，此传写之讹。"梁运通认为"癫字解为错乱之意，形容其状眩晕颠倒也通。"(《金匮释按》)李今庸谓"癫眩，即颠眩，就是两目眩晕之欲颠仆者"(《金匮要略讲解》)。

痰饮咳嗽方

087

亦有学者因五苓散可治水痫，故将"癫"字作"癫痫"理解者。上述见解，均可供临床参考。

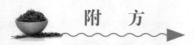

## 附 方

### ●《外台》茯苓饮 ●

【原文】

治心胸中有停痰宿水，自吐出水后，心胸间虚，气满，不能食，消痰气，令能食。

【药物组成】

茯苓、人参、白术各三两 枳实二两 橘皮二两半 生姜四两

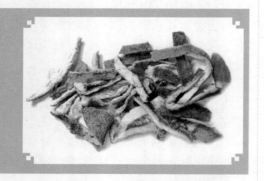

上六味，水六升，煮取一升八合，分温三服，如人行八九里进之。

【功效】

补中益气，消饮除痰，下气宽中。

【方药分析】

"心胸中有停痰宿水"，是因上中二焦阳气先虚，脾不能散精上归于肺，故胸膈有痰饮宿水停积，脾为

湿困，既不能为胃行其津液，则湿积为饮，饮凝成痰，所饮之水，积结胃中，胃气失降而水饮上逆则"吐出水"饮，饮邪虽有所去，但正气未复，"心胸间虚"，脾虚失运，气机阻滞，饮邪留于胸膈，虚气横逆胀满，故曰"气满，不能食"，上述病情，可归属狭义痰饮兼支饮之列，以脾虚痰滞为主，治当"消痰气，令能食"，亦即补脾祛痰、理气散饮之意。停痰宿饮得散，脾气健运，胃气恢复，则自能饮食。方用《外台》茯苓饮。

方中人参、茯苓、白术补脾益气，使脾阳健旺，停痰宿饮得以运化，更以枳实、橘皮利气消饮、和胃去满，重用生姜温散寒饮，并宣行中上二焦之阳气，诸药配伍，祛痰扶正，使邪去而正不伤，面面俱到。方后所云"如人行八九里进之"者，意即约一小时服药一次。

后世四君子汤、五味异功散、六君子汤实从此方演变而来。

### ● 桂苓五味甘草汤 ●

【原文】

青龙汤下已，多唾口燥，寸脉沉，尺脉微，手足厥逆，气从小腹上冲胸咽，手足痹，其面翕热如醉状，因复下流阴股，小便难，时复冒者，与茯苓桂枝五味甘草汤治其气冲。

【解析】

病人服用小青龙汤之后，吐出很多痰唾，口干燥，寸部脉象沉，尺部脉象微，手足厥冷，气从小腹上冲

到胸部和咽部，手足麻痹，面部时而微微发热，像酒醉的样子，接着冲气又向下流到两腿内侧，小便难，有时又见头目昏冒的，与茯苓桂枝五味甘草汤，治疗病人的冲气。

【药物组成】

茯苓四两　桂枝四两(去皮)　甘草三两(炙)　五味子半升

上四味，以水八升，煮取三升，去滓，分温三服。

【功效】

温阳化饮，止冲降逆。

【方药分析】

小青龙汤是治疗支饮咳喘实证的主方，体现了外散风寒、内蠲水饮的治法，若阳虚患者，纵有寒饮上泛的支饮咳喘病症，也非本方所宜。若不了解这一原则，出现了上条"咳逆倚息不得卧"的支饮证，服用小青龙汤之后，口中涎沫多而喜唾，则"表邪虽退，内饮未消"(沈明宗语)，是因小青龙汤发表伤阳，水饮未尽而饮气上溢。见"寸脉沉"，说明停饮在胸，上焦阳虚。"口燥"且"尺脉微"者，乃因脾肾阳虚，不能温养少火以生脾土，则脾不散津上潮于口，并非内有实热。由于脾肾阳虚，阳气不能外达于四末，则更见"手足厥逆"；中下二焦阳气既虚，气不温煦，血不濡养筋脉，营卫运行迟滞，导致"表气虚"(《金鉴》语)，亦必见麻木不仁，故有"手足痹"的症状。特别突出的是出现了"气从小腹上冲胸咽"的变证。因冲脉起于下焦而挟肾脉上行，今肾阳虚，心阳亦

不足，阴寒水饮妄动，所以挟冲脉上冲胸咽，当然与误用温燥之麻黄等引动冲气有关。由于阴盛于下，格阳于上，假热上浮，则见其人"面翕热如醉状"，甚至发展为阴盛戴阳证。"时复冒"者，为阴寒水饮上冲太甚，干及巅脑，故有时头冒目眩。但冲气是时发时止的，冲气一逆，则周身之气皆逆，肾气无权制敛冲气；当冲气下降时，则饮随气降，"因复下流阴股"，然而冲气仍有上逆趋势。"小便难"者，说明冲气有时虽能还于下焦，但毕竟肾阳已虚，不能化气行水。结合临床，尚可出现心慌心跳、脉结代或"期外收缩"(早搏)诸证。

归纳本条病机特点，乃心肾阳气素虚，外寒不重，用小青龙汤发散，更伤阳气，肾气失制，引发冲气妄动，水饮随冲气而上下。因而治其气冲则成当务之急，且必须兼顾下焦，始为虚实两全之策。其具体治法，当敛气平冲、通阳化饮、降逆缓急。用桂苓五味甘草汤。

本方桂枝辛温通阳以化饮，炙甘草之甘温扶中缓冲，桂、甘同伍，辛甘化阳以平冲气(桂枝必重用至20克以上)；茯苓行治节而健脾利饮，导水邪从小便而去；五味子酸温入肝间接治冲任，收敛散漫浮逆之阳气，敛气归元，养肾补心，且与甘草同伍，又有酸甘化阴之功，使虚阳不致上浮。这样阳气温通，阴气和调，冲气得平，正如《金鉴》所言："虽阴阳表里俱虚，然属误汗寒热错杂之坏病，故与茯苓桂枝五味甘草汤，

痰饮咳嗽方

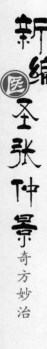

先通阳和阴，俟上冲气平，再议它法也。"

对本条"青龙汤下已"之"下"字，《金鉴》认为当是"汗"字，谓"大小青龙汤皆汗剂，必是传写之讹"。关于"多唾，口燥"的机理，徐彬云："不堪发散动其冲气，以致肺燥如痿而多唾，唾者痰薄如唾也。又口燥，燥者觉口干非渴也。"杨百谓"唾：稠痰""服小青龙汤完毕，多唾口燥，是寒饮将去之征，与二十八条渴者为欲解的病机相同。"(《金匮集释》)；《金鉴》则谓"辛热则伤阴，故多唾口燥也"。

## 苓甘五味姜辛汤

【原文】

冲气即低，而反更咳、胸满者，用桂苓五味甘草汤去桂加干姜、细辛，以治其咳满。

【解析】

冲气已平，但反而更加咳嗽、胸满的，用桂苓五味甘草汤去桂加干姜、细辛来治疗其咳嗽和胸满。

【药物组成】

茯苓四两　甘草、干姜、细辛各三两　五味子半升

上五味，以水八升，煮取三升去滓，温服半升，日三服。

【功效】

温肺化饮，降胃止呕。

【方药分析】

患者若服桂苓五味甘草汤后，"冲气即低"，逆气平静而不上冲，

"而反更咳、胸满者"，说明胸膈伏留之寒饮仍在，胸阳未复，而支饮复发，寒饮冲射于肺。治当温阳蠲饮、散寒泄满，用苓甘五味姜辛汤方。

桂枝能平冲降逆，因冲气已平，故不再用桂枝温肾化气降其冲气。而是在桂苓五味甘草汤的基础上，去掉桂枝。因主证在于咳满，故取干姜之守而不走，既能温中阳，又能除肺寒化痰，《本经》即主治胸满；用细辛之辛温走而不守，既能散沉寒，又能祛伏匿之寒饮，《本经》即主治咳逆。加干姜、细辛之目的，是专门针对咳嗽、胸满症而设，此即所谓"药随证转"也。且本方姜、辛、味同用，开合相济以镇咳，正是仲景配伍之独到处，亦为后世治寒饮咳喘之所本。总之，苓甘五味姜辛汤的特色是：化饮而无麻、桂之燥，祛邪而无伤正之弊，较小青龙汤缓和得宜，是与小青龙汤媲美的又一治饮名方，亦为体虚支饮的基础方。

关于冲气即低去桂的理由，徐彬以桂"不能驱脏内沉匿之寒"；尤氏以桂"辛面导气"，沈明宗、吴谦并云"桂走表，故去之"；丹波元简引成无己"桂枝泄奔豚"之说，认为"冲气即低，乃桂之功著矣"。丹波氏之说，可谓知其要者。此乃仲景"知犯何逆，随证治之"又一范例也。

## 桂苓五味甘草去桂加姜辛夏汤

【原文】

咳满即止，而更复渴，冲气复

发者，以细辛、干姜为热药也，服之当遂渴，而渴反止者，为支饮也。支饮者法当冒，冒者必呕，呕者复内半夏以去其水。

【解析】

咳嗽与胸满已止，却又口渴和冲气复发的，这是因为细辛、干姜属热性药物，服了就应当口渴。如果反而不渴的，是有支饮的缘故；患支饮病的理应头目昏晕，昏晕的人必定呕吐，呕吐的再加半夏以去水饮。

【药物组成】

茯苓四两 甘草 细辛 干姜各二两 五味子 半夏各半升

上六味，以水八升，煮取三升，去滓，温服半升，日三。

【功效】

止咳化痰，温肺散寒。

【方药分析】

本条宜分两段理解。

从"咳满即止"至"为支饮也"为第一段，是从渴与不渴辨别冲气与支饮。"咳满即止"，是服用苓甘五味姜辛汤后，寒饮得姜辛之温散，不再射肺，故咳满之证缓解，"而更复渴，冲气复发者"，是因苓甘五味姜辛汤方过于辛热，转从燥化，伤津口渴，特别是"以细辛、干姜为热药也"，而且此二味用量过重，则动其冲气，又可复发心肾阳虚的冲气上冲证，本宜再用三十六条的桂苓五味甘草汤敛其冲气。然而"服之当遂渴"，即患者继续服用苓甘五味姜辛汤，则当口渴不止，今再服热

药，"而渴反止"者，应渴而不渴，故称之曰"反"，究其病因，"为支饮也"，此与本篇第二十八条所云"今反不渴者，心下有支饮故也"，其旨相同。因素有支饮未尽，旧饮与新饮上逆，气冲胸膈，但必有咳满等证，而为支饮之饮气上逆的气冲。

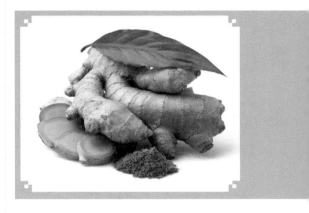

"支饮者法当冒……去其水"为第二段，强调支饮饮气上逆的特征及其治法。"支饮者法当冒，冒者必呕"，乃因心下支饮，浊阴上逆，此言冒眩与呕为支饮饮气上逆的特征，临床可兼有喘悸，甚至面目浮肿等症状。但冲气上逆者，亦兼有眩冒，然冲气上逆之眩冒，并无呕吐。呕与不呕，是辨别饮邪与冲气的关键。支饮饮邪引起的冒呕，"呕者复内半夏以去其水"，即用苓甘五味姜辛汤加半夏，共收温阳散寒、降浊祛饮之效，而用半夏去胃中水饮而降逆止呕。

苓甘五味姜辛汤中干姜、细辛，已由三两减为二两，既有化饮祛邪之功，且无燥热冲气之弊。

对本条注释，梁运通选评唐容川之说，指出支饮不是指饮停胸

痰饮咳嗽方

肺，而是"饮留胃中"；《金匮要略注评》肯定了尤、唐二氏"论理颇当"，均可供参考。

## ●苓甘五味加姜辛半夏● 杏仁汤

【原文】

水去呕止，其人形肿者，加杏仁主之。其证应内麻黄，以其人遂痹，故不内之。若逆而内之者，必厥，所以然者，以其人血虚，麻黄发其阳故也。

【解析】

服用苓甘五味姜辛半夏汤后，水饮消除，呕吐停止，但病人身体浮肿的，应用前方加杏仁主治；这个证候本来应该加入麻黄，但因为病人手足感到麻痹，故不宜加入；如果违反了禁忌而用麻黄，病人就会手足发凉，这是因为病人血虚，麻黄又能发汗使病人亡阳。

【药物组成】

茯苓四两　甘草三两　五味子半升
干姜三两　细辛三两　半夏半升　杏仁半升(去皮尖)

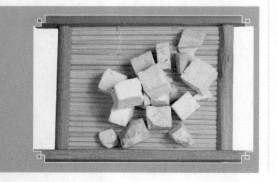

上七味，以水一斗，煮取三升，去滓，温服半升，日三服。

【功效】

温肺散寒，化痰止咳，温阳行水。

【方药分析】

本条宜分两段理解。

"水去呕止……加杏仁主之"为第一段，论述肺卫气滞变肿的证治。服用苓甘五味姜辛半夏汤后，中焦脾胃之气渐复，故"水去呕止"，然而又见"其人形肿者"，正如徐彬所云："肺气已虚，不能遍布，则滞而肿。"说明肺气虚滞，表气未宣而卫气不能外达皮毛，肺气不得清肃宣行，通调水道，水气泛滥皮肤故见身肿，此与反复咳喘有关。其治疗则宜前方"加杏仁主之"，辛开苦泄，宣导肺气。肺为水之上源，肺气通利，气降水行，寒饮得散而形肿自消。苓甘五味姜辛半夏杏仁汤有温阳散寒、利肺涤饮之效，虽温而不发散，利气而消肿。

"其证应内麻黄……麻黄发其阳故也。"为第二段，阐述不应纳麻黄的用药禁忌及其机理。《水气病》篇第十八条谓"腰以上肿，当发汗乃愈"，第二十六条有"水，发其汗即已"之文；溢饮水在肌肤，本篇第二十七条有青龙汤治之。而本条有"其人形肿"，故曰"其证应内麻黄"以发汗消肿，使水随汗出而解。之所以不加麻黄者，仲景自释曰："以其人遂痹，故不内之"，是因此条支饮患者曾有三十六条所具备的"寸脉沉，尺脉微，手足厥逆……

手足痹"等气血虚痹之证，故不能加用麻黄，只宜在原方中加一味杏仁利气消肿便可以了。"若逆而内之者，必厥。所以然者，以其人血虚，麻黄发其阳故也"。是进一步阐述血虚患者误用麻黄后的副作用。麻黄为发汗峻药，而汗乃心液，为血所化，血汗同源，所以，发汗既能散泄阳气(包括血中之阳的营气，卫外之阳的卫气)，亦能伤耗津液和阴血。气为血帅，血生于气，血虚而气无所附，则导致阴阳气血俱虚，而见四肢厥冷、肢体麻木，故血虚患者纵有形肿之证，必须忌用麻黄发汗。

关于"其人形肿"之理，徐彬与魏念庭都认为虚是根本，而徐氏强调气滞，魏氏认为阴凝于里，"即支饮中如肿之证也"，尤在泾与黄元御认为肺卫气壅。以上见解，当合参之。至于对原文的评述，《金匮要略注评》较为中肯。

## 苓甘五味加姜辛半杏大黄汤

### 【原文】

若面热如醉，此为胃热上冲熏其面，加大黄以利之。

### 【解析】

如果面部热得像醉酒的样子，这是胃热上冲熏蒸颜面的缘故，应该加大黄泻其胃热。

### 【药物组成】

茯苓四两　甘草三两　五味子半升　干姜三两　细辛三两　半夏半升　杏仁

半升　大黄三两

上八味，以水一斗，煮取三升，去滓，温服半升，日三服。

### 【功效】

温肺散寒，止咳化痰，通腑泻热。

### 【方药分析】

原文"若"字，是承上文而言，谓咳嗽、胸满、眩冒、呕吐、形肿等症悉具，又兼有"面热如醉"，经常面色潮红，是因连续服用辛温之剂，饮邪又未尽，而酿生之胃热随阳明经气上熏其面，此与三十六条所言"其面翕热如醉状"属热势有休止者不同。彼有寸脉沉、尺脉微，手足厥逆而痹，气从小腹上冲胸咽等近乎阴盛戴阳证，因属浮阳冲气，故药用酸温敛气平冲；此条则"其人形肿""面热如醉"，热势毫无休止，可能兼有腹满便秘、舌苔黄腻、脉沉弦或沉数等证候，故曰"此为胃热上冲熏其面"，乃水饮挟阳热证。此外，本条亦与"面色缘缘正赤者，阳气怫郁在表"(《伤寒论》)属表证不解有别。

本条治疗，当温脾涤饮、清泻胃热。在苓甘五味姜辛半夏杏仁汤涤饮的基础上，又加苦寒之大黄以泻胃热，(若无大便秘结，亦可酌加石膏以清之)。方中虽有干姜、细辛、半夏之温热，但功在温脾阳而去水饮，虽辛、苦、寒、热并用之剂，但并行不悖，此正如徐彬所云："各自为功，而无妨矣"。

对本条面热如醉与冲气上逆其

痰饮咳嗽方

面翕热如醉者的不同，尤怡所注较精当；对以上六条是一份支饮病例的分析，梁运通所评可从；又本条首冠"若"字，有的注家认为是承上文，为辨别证候而设，方中应是七味药，不当有杏仁。或对是否为证情的又一变，含混不清。其实赵以德的《衍义》已明确说："服后五变，因胃有热，循脉上冲于面，热如醉，加大黄以泻胃热。"指出了这是第六诊所见，为服药后出现的证情变化。（参《金匮释按》）

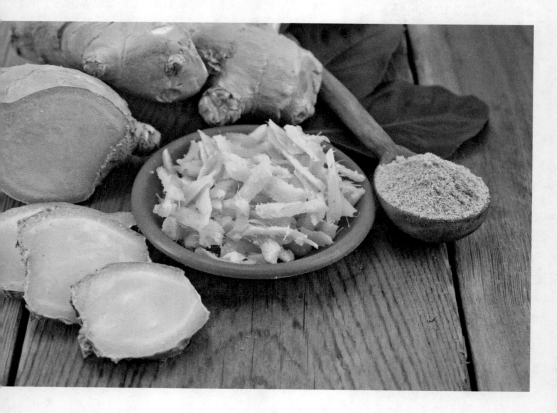

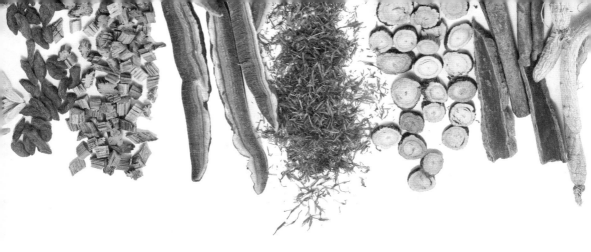

# 消渴小便利淋方

## 文蛤散

【原文】

渴欲饮水不止者，文蛤散主之。

【解析】

病人口渴想喝水，而渴仍不止的，用文蛤散主治。

【药物组成】

文蛤五两

上一味，杵为散，以沸汤①五合，和服方寸匕。

【注释】

①沸汤：指开水。

【功效】

滋阴清热，生津止渴，除湿利尿。

【方药分析】

"渴欲饮水不止者"，为热邪深入下焦，肾阴被劫，盛火上炎，故渴而饮水。但饮水只能暂润胃燥，不能清其肾热，故虽饮水而仍口渴不止。本证无吐水，小便不利，故不属停水所致。乃肾热熏灼，热盛津伤之

消渴证。文蛤质重入下焦，性寒能清热，味咸能润下生津，以此治之，符合《内经》"热淫于内，治以咸寒"之旨。

## 栝楼瞿麦丸

【原文】

小便不利者，有水气，其人若渴，栝楼瞿麦丸主之。

【解析】

病人若因水气停留而引起小便不畅利的，其人口渴严重，用栝楼瞿麦丸主治。

【药物组成】

栝楼根二两　　茯苓三两　　薯蓣三两
附子一枚(炮)　瞿麦一两

上五味，末之，炼蜜丸梧子大，饮服三丸，日三服；不知，增至七八丸，以小便利，腹中温为知①。

【注释】

①知：病愈也。《方言·第三》："南楚病愈者谓之知。"

## 【功效】

温阳化水，生津止渴。

## 【方药分析】

肾主水而司气化，为膀胱之里，"膀胱者，州都之官，津液藏焉，气化则能出矣。"膀胱气化之源，由肾所主，肾阳不足，不能化气于膀胱，所以"小便不利"。小便不利，则水无出路，故"有水气"内停。下焦真阳式微，既不能化气行水，亦不能蒸腾津液上潮于口，而致上焦燥热，故患者口渴剧烈，以渴为苦。证属下寒上燥，下寒者谓小便不利，寒水偏积于下；上燥者乃津液不上承，燥气盛于上。本证上浮之焰，非滋不熄，下积之阴，非暖不消，故治宜温肾化气与润燥生津并行，方用栝楼瞿麦丸。

栝楼瞿麦丸方中，栝楼根、薯蓣生津润燥，以治其渴；瞿麦、茯苓渗泄行水，以利小便；炮附子一味，能使肾阳振奋，气化有权，既可使水道通利，亦可蒸津上承，故为方中主药。方后注云："以小便利，腹中温为知"，是谓本证当有少腹冷，或腰以下肿等阳虚水停于下焦的常见证候。服上方后，病人小便通利，少腹温暖，水肿消退，则是阳气通畅，寒去水行的象征，其病方可痊愈。

本方的配伍特点，是寒凉温燥，淡渗补益同冶一炉，虽寒凉润燥而不伤阳气，温阳暖寒而不损阴津，淡渗利水而不耗津气，诸药相伍，攻补兼施，阴阳同调，寒温并用，各

达病所，所谓并行而不悖。方剂服法更以蜜丸迭进，由小剂量逐渐增大，使药物能充分发挥其治疗作用。其构思之巧妙，足资后学从中受到启迪。

## 猪苓汤

## 【原文】

脉浮发热，渴欲饮水，小便不利者，猪苓汤主之。

## 【解析】

病人脉浮发热，渴欲饮水，小便不利的，用猪苓汤主治。

## 【药物组成】

猪苓(去皮) 茯苓 阿胶 滑石 泽泻各一两

上五味，以水四升，先煮四味，取二升，去滓，内胶烊消，温服七合，日三服。

## 【功效】

滋阴利水。

## 【方药分析】

本条与《伤寒论·阳明病篇》第二百二十六条的最后一段同，此处仅少一"若"字(若脉浮)。

本条与本篇第四条五苓散证，均有小便不利，渴欲饮水，脉浮发热等症，但其行文次序不同。本条小便不利是由"脉浮发热，渴欲饮水"所引起，故列于其后。条文中"脉浮发热"，并非表证，而是里热外达之象，故发热严重，且不兼恶寒，脉象亦多见浮数。热郁伤阴，故口渴饮水以自救。肾与膀胱相表里，肾寒则膀

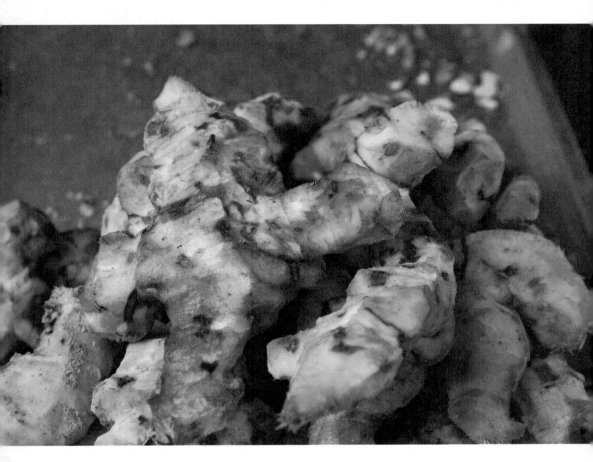

胱气化不行，可见小便不利；肾热也可导致膀胱气化不行，而致小便不利。本条之小便不利属于后者。故用猪苓汤利水清热，兼以养阴，使水去则热无所附，利水而不致伤阴，此即本书第一篇第十七条所说"夫诸病在脏，欲攻之，当随其所得而攻之"之意。方中用猪苓、茯苓、泽泻、滑石利水清热，配伍阿胶滋阴润燥，宜于水热互结、阴伤不盛之小便不利或淋证。

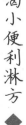

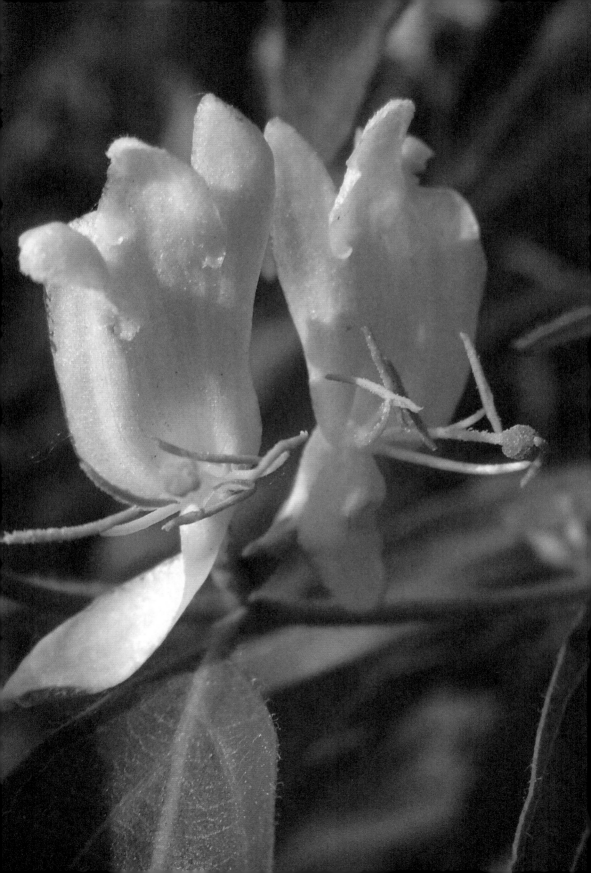

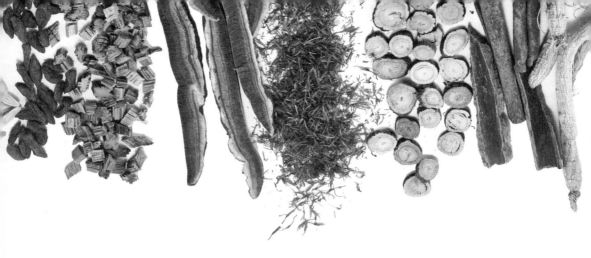

# 水气病方

## 越婢汤

【原文】

风水恶风，一身悉肿，脉浮不渴，续自汗出①，无大热，越婢汤主之。

【解析】

风水病，出现恶风，全身浮肿、脉浮，口不渴，断续出汗，没有高热征象的用越婢汤主治。

【注释】

①续自汗出：指断续出汗，为风水壅遏于表，肌腠不畅，郁热自里而发的症状。

【药物组成】

麻黄六两　　石膏半斤　　生姜三两
大枣十五枚　甘草二两

上五味，以水六升，先煮麻黄，去上沫，内诸药，煮取三升，分温三服。恶风者，加附子一枚炮。风水加术四两。

【功效】

发汗散水，清宣郁热。

【方药分析】

风水之病，是因风邪袭表，肺卫失宣，通调失职，影响到肾的气化，导致水气泛溢肌表而成。因其表卫被风邪所伤，故证见"恶风"。"一身悉肿"谓周身浮肿，为水气泛滥四溢之象。"脉浮"是病在表；"不渴"说明里热不盛，津液未伤。"续自汗出"，多数注家据尤氏"脉浮不渴句，或作脉浮而渴"，认为本证表无大热，里热较盛，因而作"陆续汗出"或"持续不断地自汗出"解释，唯赵以德云："续自汗出者，为风有时，开其腠理也。"王廷富《金匮指难》明言："续自汗出，是断续自汗。"因本证里虽有郁热，但水气壅遏于表，表气不畅，故虽出汗，而必汗出不畅；且越婢汤以发散为主要功效，若其人里热炽盛，汗液不断地外出，岂有再重用麻黄、生姜发散之理？故"续自汗出"当作"断续自汗出"理解为妥。"无大热"，不单指里无大热，表热亦不盛，说明本证以风水为主，郁热是水气遏郁气机的结果，但其热势并不严重。正因为本证属风水郁结而有化热之势，散以"越婢汤主之"。因本方以发汗行水为主，兼有清透郁热之效。

越婢汤方中，重用麻黄配生姜发汗行水，配石膏辛凉清透郁热，甘草、大枣补中益气，使邪去而正不伤。方后云："恶风者，加附子一枚"，"恶风"为风水之本症，这里谓恶风加剧或服药后恶风之证不除，是肾阳虚弱，卫气不固的表现，故当于原方加附子温肾助阳以顾其本，否则，如果发散过度，必将动摇其根本，导致亡阳之虞。"风水加术四两"，谓本证水湿偏盛，可再加白术健脾利湿，同时麻黄与白术配伍，既能并行表里之湿，又能使之不过于发散。但越婢加术汤亦能治皮水，故谓"皮水加术四两"亦通。

## ● 防己茯苓汤 ●

【原文】

皮水为病，四肢肿，水气在皮肤中，四肢聂聂动①者，防己茯苓汤主之。

【解析】

皮水病，四肢肿胀明显，并时有轻微跳动感觉的，是水气滞留在皮肤下所引起，用防己茯苓汤主治。

【注释】

①聂聂动：聂音哲(zhé)，树叶动貌。聂聂动，形容其动轻微，多为自觉症状。

【药物组成】

防己三两　　黄芪三两　　桂枝三两　茯苓六两　甘草二两

上五味，以水六升，煮取二升，分温三服。

【功效】

健脾利水，温经散湿。

【方药分析】

"皮水为病"，概指本篇第一条所述"脉亦浮，外证肿，按之没指，不恶风，其腹如鼓，不渴"等脉证。"四肢肿""聂聂动"为本条皮水证候的特点。因脾主四肢，脾阳虚而不运化水湿，水气潴留四肢皮下，肿胀明显，说明其阳虚气郁较盛，以"四末为诸阳之本"。阳气被水湿之邪郁遏于四肢，卫气欲通不通，正邪相争，故患者自觉肿处时有轻微跳动之感。本证水气过盛，阳郁不宣，故以防己茯苓汤通阳化气，分消水湿为主治方。方中防己能通腠理，祛水湿，与黄芪相配伍，能走表祛湿，使皮下之水从表而散；茯苓淡渗利水，配桂枝以通阳化气，使水邪由小便而去；且桂枝与黄芪相协，则通阳行痹，振奋卫阳，有助于散肌表之水；甘草调和诸药，并能顾中。本方为治皮水常用方。

## ● 甘草麻黄汤 ●

【原文】

里水①，越婢加术汤主之，甘草麻黄汤亦主之。

【解析】

皮水病，可以用越婢加术汤主

治，亦可以用甘草麻黄汤主治。

【注释】

①里水：即皮水，如《外台·卷二十》云："范汪皮水，一身面目悉肿，甘草麻黄汤主之方。"又云："《古今录验》皮水，越婢汤加术主之方。"

【药物组成】

甘草二两　麻黄四两

上二味，以水五升，先煮麻黄，去上沫，内甘草，煮取三升，温服一升，重覆汗出，不汗，再服。慎风寒。

【功效】

发表散湿，温化水邪。

【方药分析】

里水即皮水，但据本篇第五条的记述看，当属皮水表实，肿势严重者，因其挟有郁热，故用越婢加术汤发散水气，兼清郁热，使水热之邪尽以表解。但也有皮水初起，或素体阳气不盛者，水气虽滞留皮下，但无郁热，故直需以甘草麻黄汤发汗宣肺利水和中，此亦同病异治之法。

甘草麻黄汤以麻黄发汗宣肺利水，甘草和中补脾，从而达到肺气宣发，水去肿消的目的。方后云："重覆汗出，不汗，再服"，可知本证属表实无汗，本方的主要功效是发散水湿。

## 麻黄附子汤

【原文】

水之为病，其脉沉小，属少阴；

浮者为风。无水虚胀者，为气。水，发其汗即已。脉沉者宜麻黄附子汤；浮者宜杏子汤。

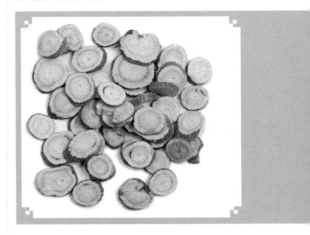

【解析】

水气病，凡脉见沉小的，属少阴阳虚正水证；若见浮脉，则为受风邪诱发的风水证。正水、风水均可使用汗法治愈，但脉沉的正水宜用麻黄附子汤，脉浮的风水宜用杏子汤。此外，如因阳虚气滞作胀者，并非水肿，所以不能使用汗法治疗。

【药物组成】

麻黄三两　甘草二两　附子一枚炮

上三味，以水七升，先煮麻黄，去上沫，内诸药，煮取二升半，温服八分，日三服。

【功效】

发汗散湿，温肾助阳。

【方药分析】

本条分三点讨论。

(1)正水与风水的区别："水之为病，其脉沉小，属少阴"，因沉脉主

水气病方

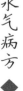

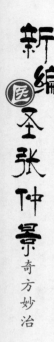
里，其脉沉小，说明本证是因少阴肾阳虚弱，不能化气行水所致，因此"属少阴"，应属正水；"浮者为风"，因浮脉主表，"风令脉浮"，说明这种水肿是由外受风邪，肺卫失宣，影响肾气不化而成，故当属风水。

(2)水肿与虚胀的鉴别："无水虚胀者，为气"，为本条中插笔，意在与水肿病相区别。所谓"虚胀"，即《腹满寒疝宿食篇》中的虚寒性腹满，因其阳虚寒凝气滞，腹部胀满必有喜温喜按，时有减轻，按之无没指、无裹水之感、小便多通利等特点，不若水肿病之面目身体浮肿，按之没指，小便多为不利。张路玉说："虚胀者，手太阴气郁不行而为虚胀也。"因其外证虚浮胀满，与水肿病似是而实非，(但也有相互转化的密切关系)，故其治法亦当有所不同，水肿可发汗，虚胀宜温通阳气，不可发汗。

(3)正水与风水的不同治法："水，发其汗即已"，这里的"水"，包括风水与正水，即不仅风水可用汗法，正水因其标本俱病(肺肾同病)，亦可使用汗法，因势利导

而治之。但毕竟风水与正水病机有别，故虽可同用汗法，而正水发汗与风水发汗却有不同。正水须兼顾肾阳，温经发汗，故"脉沉者，宜麻黄附子汤。"方中麻黄发汗解表，附子助阳化水，甘草调中补脾，共达温阳发汗、解表祛水之目的。风水当祛风解表，宣肺发汗，故"浮者宜杏子汤。"杏子汤方未见，后世多认为系麻黄杏仁甘草石膏汤或甘草麻黄汤加杏仁，前者适用于风水兼肺有郁热，后者适用于风水而肺无郁热的证候，临床可酌情选用。

## ●黄芪芍药桂枝苦酒汤●

【原文】

问曰：黄汗之为病，身体肿，一作重。发热汗出而渴，状如风水，汗沾衣，色正黄如柏汁，脉自沉，何从得之？师曰：以汗出入水中浴，水从汗孔入得之，宜芪芍桂酒汤主之。

【解析】

问道：黄汗发病，身体浮肿，发烧出汗而口渴，病状好像风水。其汗液沾内衣，颜色正黄，像黄柏汁，脉象沉。那么，这种病是怎样得来的呢？老师说：因为出汗时，进入水中洗澡，水从汗孔渗入肌腠，故得黄汗病。宜用芪芍桂酒汤主治。

【药物组成】

黄芪五两　芍药三两　桂枝三两

上三味，以苦酒一升，水七升，相和，煮取三升，温服一升。当心烦，服至六七日乃解。若心烦不止

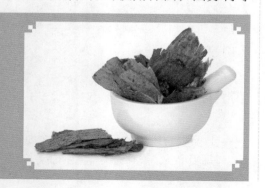

者，以苦酒阻故也。

【功效】

通阳利水，调和营卫。

【方药分析】

(1)黄汗病的证候特点：黄汗病是以患者出黄色而命名的一种水气病，故"汗沾衣，色正黄如柏汁"是黄汗病独有的特征。因其有"身体肿，发热汗出而渴"等与风水相类似的症状，故条文曰"状如风水"。但风水脉浮而黄汗脉沉，风水恶风而黄汗不恶风，风水汗出色不变，而黄汗汗出色黄如柏汁等，是黄汗与风水不同之处。此外，本篇第一条所述"胸满"，第二条所述"小便通利……其口多涎"，第四条所述"身肿而冷……胸中窒，不能食，反聚痛，暮躁不得眠……痛在骨节"等，皆为黄汗病的证候表现，宜前后互参。

(2)黄汗病的病因病机：黄汗病从何得之?条文指出："以汗出入水中浴，水从汗孔入得之。"说明本病之因，是汗出营卫之气衰弱，又外受水湿之邪，内外相因而形成的。汗出则腠理空疏，表卫虚则玄府大开，抵御外邪之能力减弱，又加之入水中浴，则水寒之气入于汗孔，郁阻营卫，致汗液排泄不畅。湿滞肌肤，卫郁营热，湿热交蒸于肌腠，故形成本病。但黄汗病的形成，非一定如上述之"汗出入水中浴"这一因素，此当举一反三，凡汗出当风，冒雨涉水，或居处潮湿，或劳动汗出，衣里冷湿等均可能导致水遏营卫化热，交蒸肌腠而发为本病。

(3)黄汗病的治疗："宜芪芍桂酒汤主之"。本方能调和营卫，实卫祛湿，兼泻营热。方中桂枝、芍药调和营卫；重用黄芪实卫走表以扶正达邪，且有桂枝与其配伍，则辛温振奋卫阳而行水湿；苦酒即米醋，既能协芍药以摄营敛阴，又可泻营中郁热。四药相配，使卫阳得实，营阴得益，其气得行，水湿可散，湿热则清，其病可解。方后云："温服一升，当心烦，服至六七日乃解。若心烦不止者，以苦酒阻故也"。心烦者，是苦酒（醋酸）阻湿于内所致；服至六七日乃解，是药力久积而生效，湿去气行，故而乃解，此所谓"不止不行，不塞不流"之意。"若心烦不止者"，是苦酒用之太过，故曰"以苦酒阻故也。"

## 桂枝加黄芪汤

【原文】

若身重，汗出已辄轻①者，久久必身瞤②瞤即胸中痛。又从腰以上必汗出，下无汗，腰髋弛痛③，如有物在皮中状。剧者不能食，身疼重，烦躁，小便不利。此为黄汗，桂枝加黄芪汤主之。

【解析】

黄汗这种病，两足小腿常常寒冷。假如两小腿部发热的，这是历节病。病人吃了饭出汗，或夜晚睡觉时身体常盗汗者，这是虚劳病。黄汗病如果汗出以后反而发热的，日子长了，其身体的皮肤必然干燥起屑，像鳞甲般交错。全身发热不止的，必然

水气病方

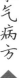

要生恶疮。

黄汗病，如身体沉重的，汗出之后，往往感觉轻快些。但长此下去，病人必自觉身上的肌肉时而掣动，肌肉掣动时就引起胸中疼痛。病人还必然出现腰以上出汗，而腰以下无汗，腰髋部的肌肉弛缓无力，软疼痛，好像有虫在皮肤里面爬行一样。病势严重的不能进食，身体疼痛沉重，心中烦躁，小便不利。这些都是黄汗病的表现，用桂枝加黄芪汤主治。

【注释】

①辄轻：辄音哲(zhé)，就。辄轻，指汗出后就感觉轻快，不出汗时则感重滞，说明黄汗病虽有汗，但汗出后营卫仍不和，故病不解。

②眴：原指眼睑跳动，这里指身体肌肉不自主的掣动感。

③腰髋弛痛：捐腰髋部的筋脉肌肉弛缓无力，软酸疼痛。

【药物组成】

桂枝三两　芍药三两　甘草二两
生姜三两　大枣十二枚　黄芪二两

上六味，以水八升，煮取三升，温服一升，须臾饮热稀粥一升余，以助药力，温服取微汗。若不汗。更服。

【功效】

调和营卫，温中祛湿，益气固表。

【方药分析】

本条由两自然段组成。

第一段，论黄汗与历节、劳气

的鉴别。"黄汗之病，两胫自冷"，因黄汗病由水湿郁滞肌肤，卫郁营热，湿热交蒸而致。而湿性重浊下注，阳气郁遏，下肢失于温煦，故身虽发热而两胫发冷。历节发热为一身尽热(包括两胫亦热)，这是黄汗与历节在发热方面的区别，故曰"假令发热，此属历节"。但黄汗与历节的区别不止于此，现将二病列表比较于下：

**表 1 黄汗与历节之鉴别**

|  | 黄 汗 | 历 节 |
|---|---|---|
| 病因 | "水从汗孔入得之"、肌肤营卫失调为其内因 | "汗出入水中，如水伤心"，犹言水湿伤及血脉。肝肾虚损，"营卫俱微"为其内因 |
| 病机 | 以湿遏热伏为主 | 以肝肾虚而血脉瘀滞为主 |
| 病位 | 病在肌腠为主 | 病在骨节（筋骨）为主 |
| 证候 | 黄汗出，遍于周身；四肢头面肿；骨节疼痛而不转历诸节；身热而胫冷；脉象沉迟有力 | 黄汗出，局限于关节痛处；手足小关节肿；肢节掣痛剧烈，转历诸节；一身尽热，两胫亦热；脉象沉弱无力 |

"食已汗出，又身常暮卧盗汗出者，此劳气也。"劳气，是指劳损元气之谓，即虚劳病。虚劳汗出，多责之阴虚、阳虚两途。若因胃气本有不足，食后食气外泄，则"食已汗

104

出"；若因营阴内虚不敛，卫气不固，阴津随气外泄，则常有暮卧盗汗出。上述劳气所出之汗，皆非黄色，与黄汗自有不同。

本段最后四句，注家有两种不同意见。一方认为是续论劳气与黄汗的鉴别。因为黄汗发热，每因汗出而湿热之邪得以外泻，故汗出而热减；虚劳之热因劳伤元气所致，元气不复，发热终不得愈。发热不为汗出而衰，是为"反发热"。发热日久不解，必耗营血，肌肤失其营养，故"其身必甲错"，此与虚劳病兼干血的大黄䗪虫丸证相似。关于"发热不止者，必生恶疮"，也认为是虚劳病"长期发热不退，必致营气不通，正气日衰，一旦外感邪毒，与瘀热相合，还可溃烂肌肤而发生恶疮。"另一方则认为是叙述黄汗病的转归。即黄汗病亦有汗出之后而热仍不退者，湿热瘀结肌肤过久，亦可导致皮肤粗糙如鳞甲状；如果瘀热腐败气血，使肌肤溃烂，故"生恶疮"，此与本篇第一条所论"黄汗……久不愈，必致痈脓"的病情相符。我们认为，上述两种看法虽各有一定依据，但都有待临床验证，不可强作定论。

第二段，论述黄汗病由轻转重，由阳转阴的病情表现及其治法。黄汗病总由湿热郁遏而成，但细分之，又有偏热和偏湿两种病情。一般说来，素体阳盛或黄汗病初期，病情多偏实热；若素体阳弱或黄汗病至晚期，病情多偏虚寒。"若身重"，是黄汗病湿盛之证。湿邪在表，汗出则湿可去，阳可通，故汗出之后，黄

汗病者一身沉重的症状可随即减轻。但湿盛则阳微，汗出湿虽可去，然而阳虚未复，故身体只能轻快一时。如果长期汗出，必然导致阳气日衰，阴津渐亏，筋脉失于温养，故身体肌肉动。胸中为气海，阳气不足，阴邪上乘，正邪相搏，则胸中疼痛。此与首条"胸满"和第四条"胸中窒"同一机理，唯病情轻重有别。阳气虚于上，失其固护之能，故"腰以上必汗出"；水湿趋于下，阳虚寒湿之邪痹阻于下，故"下无汗，腰髋弛痛"；正邪相争，阳气欲通不通，故患者自觉"如有物在皮中状"，或动或痒。上述皆属阳虚湿盛在躯体经络的表现，若黄汗病情进一步转剧，亦可内犯脏腑，从而出现一系列脏腑气化受损的证候。如胃气被戕则"不能食"，脾阳不运则"身疼重"，心阳受阻则"烦躁"，肾气不化则"小便不利"等。总之，上述病情皆由黄汗病日久不愈，湿盛阳微，病变渐次入里所致，故治以桂枝加黄芪汤调畅营卫，宣阳逐湿。方中桂枝汤既能解肌和营卫，祛散外湿；也能化气调阴阳，恢复脏腑气化；加黄芪以增强其补气达表逐湿之力，而使营卫之气内外通畅，则湿邪缓缓而去。

## ●桂枝去芍药加麻黄细辛附子汤●

【原文】

气分，心下坚，大如盘，边如旋杯①，水饮所作，桂枝去芍药加麻辛附子汤主之。

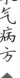

新编医圣张仲景奇方妙治

【解析】

气分病，患者心下按之坚硬，状如盘大，中高边低如复杯，此为水饮凝聚而成，用桂枝去芍药加麻辛附子汤主治。

【注释】

①旋杯：即复杯，为水饮凝聚心下的一种体征，中高边低，按之外硬内软，故曰复杯之状。

【药物组成】

桂枝三两　　生姜三两　　甘草二两　大枣十二枚　麻黄二两　细辛二两　附子一枚（炮）

上七味，以水七升，煮麻黄，去上沫，内诸药，煮取二升，分温三服，当汗出，如虫行皮中，即愈。

【功效】

温阳散寒，通利气机，宣饮消结。

【方药分析】

"气分"即上述之气分病，是阳气虚弱，营卫运行不畅而形成的一种水气病症，其证可见"心下坚，大如盘，边如旋杯"。心下即胃脘部位，为上、中焦交界之处，营卫源于中焦，宣发于上焦，且胃络通心，肺脉亦起于中焦，故营卫不畅，大气不转，常导致水饮停聚心下而见"心下坚满"等症(胸痹心痛、痰饮、咳嗽上气等病亦常见此症)，故文中指出此为"水饮所作"。寒饮凝聚，则有形可征，故扪按患者心下，可见大如盘，中高边低，外硬内软如复杯状的肿块。这是气分病在心下局部的体征特点，联系上条，本证当有手足逆冷，腹满肠鸣，恶寒身冷，骨节疼痛，手足麻木不仁，脉象沉迟等全身性证候。

桂枝去芍药加麻辛附子汤能温

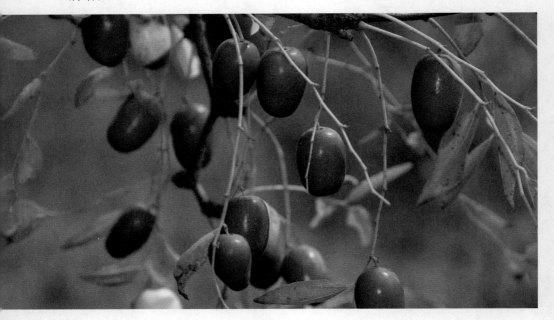

106

阳散寒，通利气机，宣行水饮，故为本证主方。方中以麻黄、附子、细辛助阳温经发汗，桂枝、生姜通阳化气散寒饮，甘草、大枣补中气，从而使阳气振奋，大气运转，寒饮内蠲，表寒外散。《心典》曰："不直攻其气，而以辛甘温药，行阳以化气"，是本方的特点。去芍药者，以其酸收，不利于温通阳气也。方后云："当汗出，如虫行皮中，即愈"，可见本方具有发汗作用。"如虫行皮中"，是阳气得其药力而振奋，复行于周身，推动阴凝之邪外达肌腠之征，故而"即愈"。

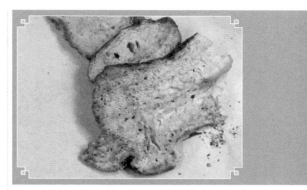

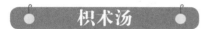
## 枳术汤

【原文】

心下坚，大如盘，边如旋盘，水饮所作，枳术汤主之。

【解析】

病人心下坚满，其大如盘，边如旋盘者，为水饮凝聚而成，亦可用枳术汤主治。

【药物组成】

枳实七枚　白术二两

上二味，以水五升，煮取三升，分温三服，腹中软即当散也。

【功效】

行气散结，健脾利水。

【方药分析】

本条叙证，与上条比较，仅"旋杯"和"旋盘"之不同。《金匮要略易解》认为，"旋杯"是"脚企而束，身高而峭"，形容"腹大

的根脚坚束面积高峭"，积水牢固而严重；而"旋盘"是"脚阔而低，身扁而平"，形容"腹大的根脚缓弛，面积平阔"，其积水程度远不及"旋杯"者严重。其说有一定临床依据，可供参考。

本证因脾虚气滞，失于转输，导致水饮内聚，痞结于心下，故以枳术汤行气散结，健脾利水。方中枳实行气消痞，白术健脾运湿化饮，二药配伍，可使痞结之水饮消散而又不再复生。

水气病方

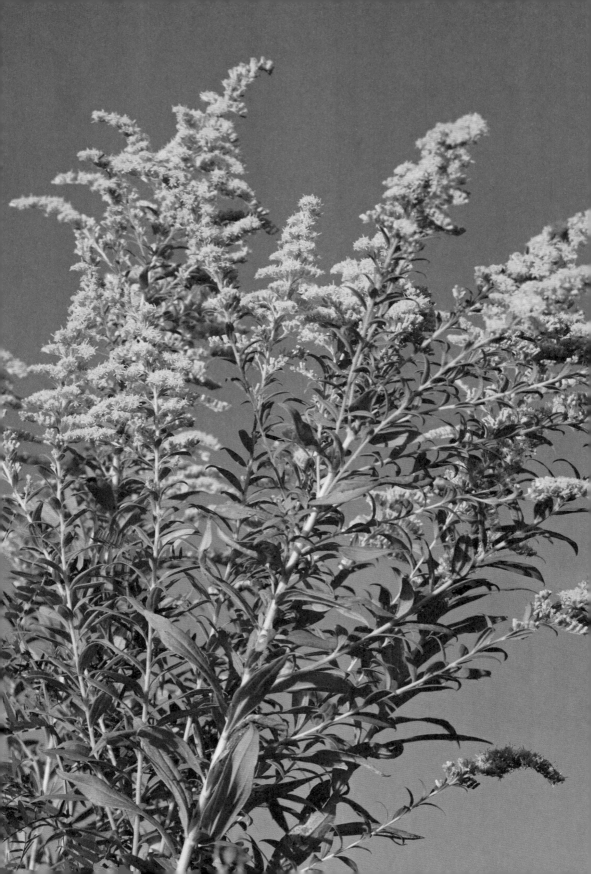

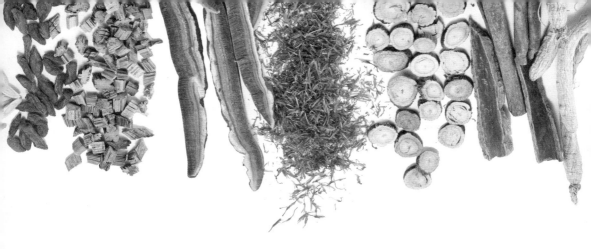

# 黄疸病方

## 茵陈蒿汤

### 【原文】

谷疸之为病，寒热不食，食即头眩，心胸不安，久久发黄为谷疸，茵陈蒿汤主之。

### 【解析】

谷疸病，恶寒发热不能食，食后即感头眩晕，心胸烦闷不适，时间久了身体发黄成为谷疸，用茵陈蒿汤主治。

### 【药物组成】

茵陈蒿六两　栀子十四枚　大黄二两

上三味，以水一斗，先煮茵陈，减六升，内二味，煮取三升，去滓，分温三服。小便当利，尿如皂角汁状，色正赤，一宿腹减，黄从小便去也。

### 【功效】

清热利湿退黄。

### 【方药分析】

谷疸多由饮食内伤，脾胃受损，蕴湿生热，加之外感病邪而发。

谷疸的恶寒发热与表证的恶寒发热不同，是由湿热交蒸于外，营卫不和所致。即尤怡所说："谷疸为阳明湿热瘀郁，阳明既郁，营卫之源壅而不利，则作寒热。"（《金匮要略心典》）湿热中阻，胃受纳不利，故不欲食，食后水谷不化精微，反助湿生热，湿热郁蒸，令心胸烦闷不舒，湿热上冲即头眩；"久久发黄为谷疸"，表明从病谷疸至周身发黄有一个郁蒸过程，并非一病谷疸，就见周身发黄。

本条叙证较略，第二条所论谷疸之证，本条当有。因此，本条的主症有：寒热不食，食即头眩，心胸不安，腹满，小便不利等。

谷疸的病机为湿热蕴蒸，治当清泻湿热，方用茵陈蒿汤。方中茵陈蒿、栀子清泻湿热、利疸退黄，大黄荡涤积滞，泻热退黄，诸药食用，使瘀热从二便而出。方后注："尿如皂角汁"，是湿热外泻之征，故曰："黄从小便去也。"

黄疸病方

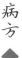

109

## 硝石矾石散

**【原文】**

黄家日晡所发热，而反恶寒，此为女劳得之；膀胱急，少腹满，身尽黄，额上黑，足下热，因作黑疸，其腹胀如水状，大便必黑，时溏，此女劳之病，非水也。腹满者难治。硝石矾石散主之。

**【解析】**

素有发黄证的人，多在申酉时发热。若此时反出现怕冷，这是女劳疸所为。膀胱拘急，少腹胀满，周身发黄，额上色黑，足下觉热，因而成为黑疸。腹部胀满如有水状，大便必是黑色，时常溏泄，此因女劳而病，不是因水而病。腹部胀满的难治。用硝石矾石散主治。

**【药物组成】**

硝石　矾石(烧)，等分

上二味，为散，以大麦粥汁和服方寸匕，日三服。病随大小便去，小便正黄，大便正黑，是候也。

**【功效】**

清瘀逐湿。

**【方药分析】**

本条阐述了三点。

(1)黄家发热与女劳疸发热的鉴别，这一段从条文开始至"此为女劳得之"为止。黄家之证，多由湿热蕴蒸，郁于阳明所致，故多见日晡(申酉时)阳明经气旺时而发热，但不恶寒，假如不发热而反恶寒，则非湿热郁于阳明之发黄证，而是女劳疸肾虚内热证。其热表现为"手足中热，薄暮即发"。黄家发热与女劳疸发热在部位、表现、时间和病机上均有所不同，详见表2。

**表2　黄家发热与女劳疸发热的鉴别**

| 发热 / 病症 | 部 位 | 时 间 | 表 现 | 兼 症 | 病 机 | 性 质 |
|---|---|---|---|---|---|---|
| 黄 家 | 全 身 | 日 晡 | 外有热象 热势较高 | 不恶寒 | 湿热郁于阳明 | 实 |
| 女劳疸 | 手 足 | 薄 暮 | 自觉发热 热势不高 | 恶寒 | 肾虚内热 | 虚 |

(2)女劳疸的症状及转变。这一段从"膀胱急"到"因作黑疸"为止。女劳疸得之于房劳过度，肾精亏虚。阴损及阳，阳虚于内，膀胱失于温养而证见拘急；阳虚于外，肌表失于温煦而证见恶寒。肾虚不助膀胱气化，湿浊积留导致小腹胀满。湿浊不得外泄，泛溢周身导致身尽黄。因女劳病性属虚，故其色必晦暗不鲜明。虚火循膀胱经脉上炎，与血相搏，瘀血停滞于额，导致额上黑色。如女劳疸日久不愈，则转变为黑疸。所以说："因作黑疸"。由此可见女劳疸与黑疸的关系。

(3)黑疸的证治及预后。从"其腹胀如水状"至句尾。黑疸由女劳疸转变而来，由于肾虚生热，虚热灼伤脉络，瘀血渗于肠腑，故大便正黑。女劳疸病在肾，久病及脾，脾不健运，则时见大便稀溏。脾虚生湿，湿浊与瘀血交相阻滞，令"其腹部胀满如水状"。但并非有水积聚，故说"非水也"。后面一句"腹满者"表示病至后期，肾不主水，脾不运湿，水湿停聚令腹部胀满，此属脾肾两败之征。所以说"难治"。

"硝石矾石散主之"一句是倒装笔法。是针对肾虚挟有瘀血的病机而言。不是为腹满，脾肾两败的病机而设。硝石矾石散功在消瘀化湿，硝石即火硝，味苦咸性寒，能入血分消瘀除热；矾石即皂矾，性寒味酸，能入气分化湿利水，大麦味甘性平，功能养胃，缓硝、矾之悍性。诸药合为养胃、消瘀、化湿之方。硝、矾性峻烈，本非脾肾两虚所宜，但用其消瘀

化浊，佐以大麦粥养胃，消中寓补，故用之无恐。

## 栀子大黄汤

【原文】

　　酒黄疸，心中懊憹或热痛，栀子大黄汤主之。

【解析】

　　患酒黄疸，心中郁闷不舒或灼热而痛，用栀子大黄汤主治。

【药物组成】

　　栀子十四枚　　大黄一两　　枳实五枚
豆豉一升

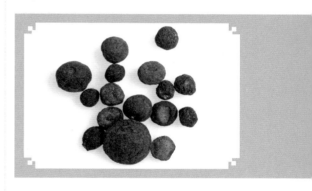

　　上四味，以水六升，煮取二升，分温三服。

【功效】

　　泻热祛湿，开郁除烦。

【方药分析】

　　嗜酒过度，湿热内蕴是酒疸起病的原因。湿热中阻，上熏于心，致心中懊憹，郁闷不舒；湿热阻滞，气机不利，甚者不通，不通则痛，故证见心中热痛。"热痛"反映了湿热阻滞，气机不通的严重程度。

黄疸病方

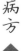

治用栀子大黄汤清心除烦。方中栀子、豆豉宣泻郁热而除烦，枳实行气开结，大黄清泻湿热，二药合用，消阻滞于中；淡豆豉开宣于上，此即尤怡所说："栀子淡豉彻热于上，枳实大黄除实于中，亦上下分消之法也。"（《金匮要略心典》）

## 茵陈五苓散

【原文】

黄疸病，茵陈五苓散主之。一本云茵陈汤及五苓散并主之。

【解析】

有些黄疸病，可用茵陈五苓散主治。

【药物组成】

茵陈蒿末十分　　五苓散五分，方见痰饮中

上二物和，先食饮方寸匕，日三服。

【功效】

利水祛湿，清热除黄。

【方药分析】

本条叙证简略，仅凭"黄疸病"，三字，不足以辨证，当以药测证，茵陈五苓散功在清热利湿退黄。方中茵陈苦寒清热，利湿退黄，五苓散淡渗利水除湿。全方利水作用较强，故知本方主治湿重于热的黄疸。其证除有身黄、目黄、小便黄外，还有恶心倦怠，身重，食欲减退，小便短少不利，轻度腹满，舌苔白腻，脉濡缓等症状。

## 大黄硝石汤

【原文】

黄疸腹满，小便不利而赤，自汗出，此为表和里实，当下之，宜大黄硝石汤。

【解析】

黄疸病腹部胀满，小便不畅而颜色发红，自汗出，这是表无外邪，里有实热，应当用下法治疗，宜用大黄硝石汤。

【药物组成】

大黄　黄柏　硝石各四两　栀子十五枚

上四味，以水六升，煮取二升，去滓，内硝，更煮，取一升，顿服。

【功效】

泻热通腑，兼以利尿。

【方药分析】

黄疸湿热壅盛，聚结于里，里热成实导致腹部胀满。湿热阻滞，膀胱气化不利，则小便不利而赤。本条自汗出，是里之实热逼津外出，而不是肌表不固的表证，故说"此为表和里实"。既然表和无病，里热又已成实，治则当用攻下，通腑泻热，除湿退黄。宜用大黄硝石汤。

方中用大黄泻热通腑，凉血行瘀；硝石消瘀泻热，以上二药合用能荡涤瘀热。栀子、黄柏二药苦寒泻热，兼能利湿除黄。全方具有清热通便，利湿除黄的作用。全方药力较猛，运用时必须证见腹部或胁下胀满，疼痛拒按，大便秘结，小便不利，脉象滑数有力等实热证象明显的，才可选用本方。

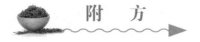

## ● 《千金》麻黄醇酒汤 ●

【原文】

治黄疸。

【解析】

《千金》一书中的麻黄醇酒汤可治黄疸。

【药物组成】

麻黄三两

上一味，以美清酒五升，煮取二升半，顿服尽。冬月用酒，春月用水煮之。

【功效】

发汗解表，祛湿退黄。

【方药分析】

本篇第十六条："假令脉浮，当以汗解之。"指出了发黄邪在表用桂枝加黄芪汤治疗。本条是表实，证有无汗，脉浮紧，治用麻黄醇酒汤发汗解表，除湿退黄。用一味麻黄发汗治黄疸，量小则不汗，量大易过汗，现已很少用此方。

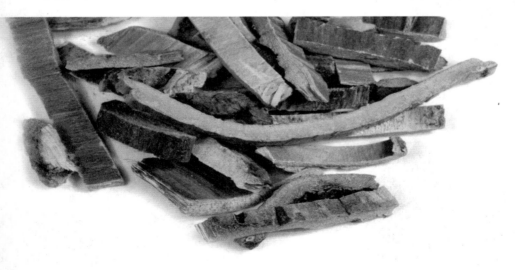

黄疸病方

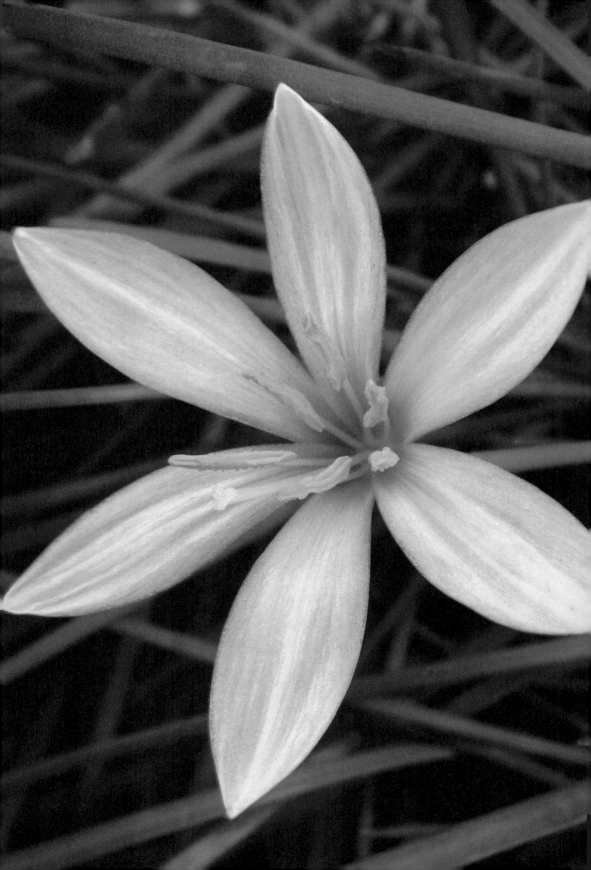

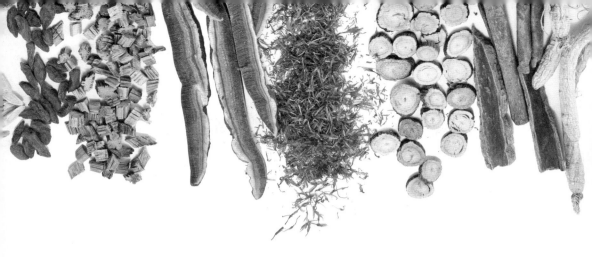

# 惊悸吐衄下血胸满瘀血方

## ● 桂枝救逆汤 ●

【原文】

　　火邪者，桂枝去芍药加蜀漆牡蛎龙骨救逆汤主之。

【解析】

　　惊病由于火邪者，用桂枝去芍药加蜀漆、牡蛎、龙骨救逆汤主治。

【药物组成】

　　桂枝三两(去皮)　甘草二两(炙)　生姜三两　牡蛎五两(熬)　龙骨四两　大枣十二枚　蜀漆三两(洗去腥)

　　上为末，以水一斗二升，先煮蜀漆，减二升，内诸药，煮取三升，去滓，温服一升。

【功效】

　　温通心阳，镇惊安神。

【方药分析】

　　本条之"火邪"，当泛指各种原因(包括温针、火灸、熏法等)所致的火热之邪为患。火热为患，一可逼津外出，汗伤心阳；二可"壮火食气"，心气受损；三可灼津为痰，痰阻心窍；由此导致神气浮越之惊证。其证见心悸，烦躁惊狂，卧起不安，治以宜通心气，敛镇心神的桂枝去芍药加蜀漆牡蛎龙骨救逆汤治疗。

　　方用桂枝汤去芍药之阴柔以补益心阳，宣通血脉，蜀漆涤痰逐邪以开心窍，牡蛎、龙骨镇惊安神，合为益心气，宁心神之剂。因其所主证候紧急，且由火邪所致，故方名"救逆"。

## ● 半夏麻黄丸 ●

【原文】

　　心下悸者，半夏麻黄丸主之。

【解析】

　　心下悸动的，用半夏麻黄丸主治。

【药物组成】

　　半夏　麻黄等分

　　上二味，末之，炼蜜和丸小豆

大，饮服三丸，日三服。

【功效】

宣通阳气，降逆除饮。

【方药分析】

心下即胃脘部位。水饮内停心下，上凌于心，心阳被遏，令患者自觉心中悸动不宁。治以宣通阳气，降逆消饮之半夏麻黄丸。

该方用麻黄宣发阳气，半夏蠲饮降逆，心阳得宣，饮邪得降，则悸动自宁。但郁遏之阳不能过发，凌心之水不易速去，故以丸剂小量，缓缓图之。而且，以蜜为丸补益正气，令邪去而正不伤。

## 黄土汤

【原文】

下血，先便后血，此远血也，黄土汤主之。

【解析】

便血，大便在先，出血在后，此称为远血，用黄土汤主治。

【药物组成】

甘草　干地黄　白术　附子(炮)　阿胶　黄芩各三两　灶中黄土半斤

上七味，以水八升，煮取三升，分温二服。

【功效】

温脾摄血。

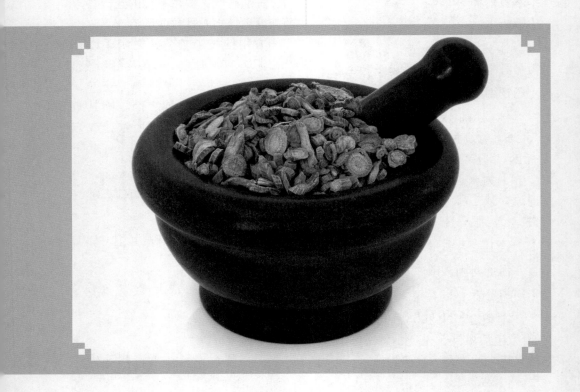

【方药分析】

便血，大便在先，出血在后，说明血来自直肠以上的部位，故称为远血。其血色暗红或呈棕黑色，混杂于大便中。导致远血的原因，多为中焦脾气虚寒，统摄无权致血液下渗，并随大便而出。

黄土汤温脾摄血。方中灶心黄土，又名伏龙肝，功能温中涩肠止血；附子，白术温阳健脾以摄血；干地黄，阿胶滋阴养血以止血。反佐黄芩，以防诸温燥药动血。甘草甘缓和中并调和诸药。合为温中健运，养血止血之剂。

## 泻心汤

【原文】

心气不足，吐血、衄血，泻心汤主之。

【解析】

心烦不安，吐血、衄血，用泻心汤主治。

【药物组成】

大黄二两　黄连　黄芩各一两

上三味，以水三升，煮取一升，顿服。

【功效】

清热泻火，凉血止血。

【方药分析】

心主血脉，心藏神。火热亢盛，扰乱心神于内，证见心烦不安；迫血妄行于上，导致吐血、衄血。治以泻火力量很强的泻心汤。

泻心汤清热泻火，凉血止血。方中黄连善泻心火，黄芩泻上焦火，大黄苦寒降泻能引火邪下行，并有推陈出新、止血消瘀之功，全方一派苦寒，功在清泻实火。

惊悸吐衄下血胸满瘀血方

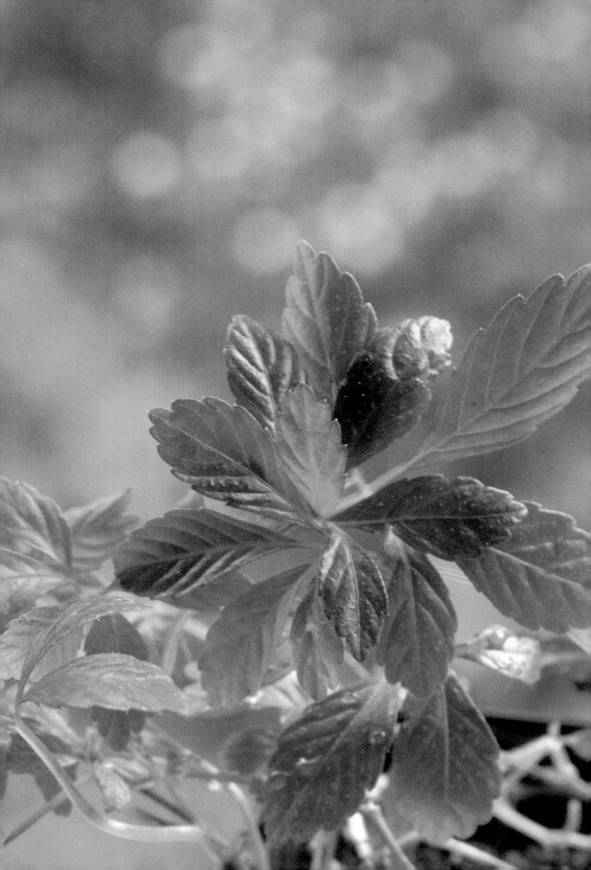

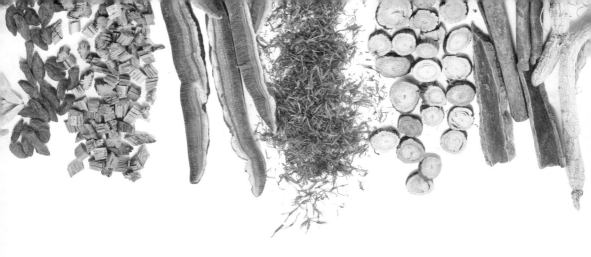

# 呕吐哕下利方

## 茱萸汤

【原文】

呕而胸满者，茱萸汤主之。

【解析】

呕吐而同时有胸部胀满的，用吴茱萸汤治疗。

【药物组成】

吴茱萸一升　人参三两　生姜六两大枣十二枚

上四味，以水五升，煮取三升，温服七合，日三服。

【功效】

温胃散寒，降逆止呕。

【方药分析】

呕吐之病，既可见于实热证，也可见于虚寒证。本条是属于胃虚寒凝，水饮内停，浊阴不降，阴乘阳位，胸阳不展，气机不利，气逆迫胃，胃失和降所致的呕吐，故呕而胸满。正如陈修园说："若呕而胸满者，是阳不治，阴乘之也。"（《金匮要略浅注》）故用吴茱萸汤温中补虚、散寒降逆，方中吴茱萸生姜温胃散寒，和胃降逆，化饮止呕，人参大枣益脾安胃，温中补虚。

## 半夏泻心汤

【原文】

呕而肠鸣，心下痞者，半夏泻心汤主之。

【解析】

病人呕吐而肠中有声，心下痞满，用半夏泻心汤主治。

【药物组成】

半夏半升(洗)　黄芩三两　干姜三两　人参三两　黄连一两　大枣十二枚　甘草三两(炙)

上七味，以水一斗，煮取六升，去滓，再煮取三升，温服一升，日三服。

【功效】

辛开苦降，和胃降逆，开痞消结。

119

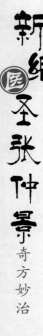

【方药分析】

本条的主证是呕吐，肠鸣，心下痞。呕吐是由于胃气虚寒，浊邪干胃，胃失和降。肠鸣，是中焦虚寒，浊邪干清，脾气下陷，故肠鸣有声。心下痞，即胃脘部痞塞满闷；由于中焦阳虚，寒热互结，胃不降浊，脾失健运，故心下痞。总由寒热错杂，痞塞中焦，升降失常，故上为呕吐，中为痞塞，下为肠鸣，所以用半夏泻心汤主治。方中人参、大枣、甘草、干姜温中益气，半夏降逆止呕，黄芩黄连苦降泄痞。本方充分体现了攻补兼施，寒温并用，辛开苦降的治法。

## 黄芩加半夏生姜汤

【原文】

干呕而利者，黄芩加半夏生姜汤主之。

【解析】

病人干呕，又有下利的，用黄芩加半夏生姜汤主治。

【药物组成】

黄芩三两　甘草二两(炙)　芍药二两　半夏半升　生姜三两　大枣十二枚

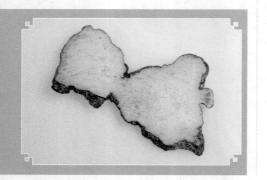

上六味，以水一斗，煮取三升，去滓，温服一升，日再夜一服。

【功效】

和胃降逆止呕，清热止利。

【方药分析】

本条所论干呕而下利，其病机为湿热郁阻胃肠所致。湿热浊邪犯胃，胃气上逆则干呕；湿热郁迫于肠，脾失健运，不能分清别浊则下利。以方测证还应当有口苦，舌苔微黄而腻，腹痛肠鸣，脘腹作胀等见症。本病的重点在肠道，以治下利为要，干呕是伴发见症，故用黄芩加半夏生姜汤主治。方中黄芩芍药清泻里热，半夏生姜降逆和胃，化湿止呕；甘草大枣调和诸药而安胃气。使湿热得以辛开苦降，则呕利即愈。

## 猪苓散

【原文】

呕吐而病在膈上，后思水者，解，急与之。思水者，猪苓散主之。

【解析】

膈上有病，引起呕吐，吐后，想饮水的，这是呕吐向愈，应及时给病人饮用。口渴饮水的，用猪苓散主治。

【药物组成】

猪苓　茯苓　白术各等分

上三味，杵为散，饮服方寸匕，日三服。

【功效】

健脾利水。

【方药分析】

呕吐之病位本是在胃，但不言胃，而说病在膈上，这是因为膈热而饮水，但胃无燥热而不消水，水停于胃，膈热与水饮相搏，胃气上逆则呕吐，所以说"呕吐而病在膈上"。呕吐之后，膈热与水饮随呕吐去，邪去正安，胃阳将复，是呕吐病向愈之征，故病人呕吐之后而思饮水，此与本篇第二条"先呕却渴者，此为欲解"同理，所以说"后思水者，解"。既然是水去阳复，渴思饮水，就应当因势调治，少少与水饮之，以滋其虚燥，令胃气和则愈，所以说"急与之"。本证属于膈热脾虚之证，因而导致了因膈热而渴，渴饮多而呕，呕吐后又思饮水的病理。若思水而贪饮，则会有旧饮虽去，而新饮又复发的可能，尚需用药物治疗，故仲景继用猪苓散主治。因本有水饮，用散剂有助胃气以散水饮之力，故用散而不用汤。方中猪苓茯苓淡渗利水，白术健脾除湿，使水湿下走，脾胃健运，则呕吐自愈。

## 四逆汤

【原文】

呕而脉弱，小便复利，身有微热，见厥者，难治，四逆汤主之。

【解析】

病人呕吐以后，脉象微弱，小便反而通利，身体微有发热，四肢逆冷的，比较难治，用四逆汤主治。

【药物组成】

附子(生用)一枚　　干姜一两半　　甘草二两(炙)

上三味，以水三升，煮取一升二合，去滓，分温再服。强人可大附子一枚，干姜三两。

【功效】

回阳救逆。

【方药分析】

病人呕吐而脉象微弱，说明呕吐日久，胃气大伤，化源不及，气血虚衰。病人本来有呕吐而小便自利，继呕吐加剧之后，而小便反而更多，故称为"复利"。这是由于呕吐日久，脾胃阳虚不能运化，下焦阳气虚衰，肾失气化和固摄所致。阴寒内盛，血脉不利，故四肢不温。阴盛于内，格阳于外，虚阳外越，故身有微热。病人呕吐甚而见此诸证，是阴盛格阳，阳虚欲脱之危候，故用四逆汤急救回阳。有阳气欲脱的危险，所以说难治。仍用四逆汤治疗。方中附子回阳救逆，干姜温中散寒，甘草益气和中，达温中散寒，回阳救逆之功。

## 小柴胡汤

【原文】

呕而发热者，小柴胡汤主之。

【解析】

病人呕吐并且发热的，用小柴胡汤主治。

【药物组成】

柴胡半斤　　黄芩三两　　人参三两

呕吐哕下利方

甘草三两　半夏半斤　生姜三两　大枣十二枚

上七味，以水一斗二升，煮取六升，去滓，再煎取三升，温服一升，日三服。

【功效】

和解少阳。

【方药分析】

本条论述简略，结合《伤寒论》有关条文，应有心烦喜呕，往来寒热，胸胁苦满等症状。《伤寒论》一百零三条说："有柴胡证，但见一证便是，不必悉俱。"邪郁少阳，故有发热；邪热迫胃，胃气上逆，故有呕吐。用小柴胡汤和解少阳之枢机，则热除呕止。方中柴胡黄芩清解少阳之热，半夏生姜降逆止呕，人参大枣甘草补虚安中，共达和解少阳，降逆止呕的目的。

## 大半夏汤

【原文】

胃反呕吐者，大半夏汤主之。《千金》云："治胃反不受食，食入即吐。《外台》云：治呕，心下痞鞕者"。

【解析】

因胃反引起呕吐的，用大半夏汤主治。

【药物组成】

半夏二升(洗完用)　人参三两　白蜜一升

上三味，以水一斗二升，和蜜扬之二百四十遍，煮取二升半，温服

一升，余分再服。

【功效】

降逆止呕，养阴和胃。

【方药分析】

本条是根据前述胃反有关条文补出治法。病人有朝食暮吐，暮食朝吐，吐出宿谷清冷不化等见症，故称胃反呕吐。脾以升则健，胃以降则和。由于胃气虚寒，不能腐熟水谷，故宿谷不化，朝食暮吐，暮食朝吐。脾阳虚不能化气生津，肠道失于濡润，则可出现大便干燥如羊屎，胃肠燥结，失于和降，上逆而为呕吐。此概由脾胃虚寒，胃肠燥结，健运失职所致，故用大半夏汤主治，开结降逆，补虚润燥。方中重用半夏开结降逆，人参白蜜补虚润燥。

## 大黄甘草汤

【原文】

食已即吐者，大黄甘草汤主之。《外台》方：又治吐水。

【解析】

吃完食物即呕吐的，用大黄甘草汤主治。

【药物组成】

大黄四两　甘草一两

上二味，以水三升，煮取一升，分温再服。

【功效】

和胃止呕，清热通便。

【方药分析】

食已即吐，是食物入胃顷刻即

吐出。以方测证多是由于胃肠实热积滞，腑气不通，火热上迫于胃的证候。亦即《素问·至真要大论》所说"诸逆冲上，皆属于火"之类，所以用大黄甘草汤主治。方中大黄通腑泻热，甘草和胃止呕，使热随便泻，腑气通畅，胃气得降，则呕吐即愈。

## 茯苓泽泻汤

【原文】

胃反，吐而渴欲饮水者，茯苓泽泻汤主之。

【解析】

病人反复呕吐，吐后口渴欲饮水的，用茯苓泽泻汤主治。

【药物组成】

茯苓半斤　泽泻四两　甘草二两桂枝二两　白术三两　生姜四两

上六味，以水一斗，煮取三升，内泽泻，再煮取二升半，温服八合，日三服。

【功效】

健脾渗湿，温阳化饮，降逆止呕。

【方药分析】

大半夏汤主治的"胃反"，是朝食暮吐，暮食朝吐，宿谷不化。本条的"胃反"，是指病人反复呕吐之意。由于饮停于胃，胃气上逆则呕。饮停伤脾，脾失运化，津液不升，胃中虚燥，渴而引饮；饮水过多，脾胃再伤，水饮不化，水停愈多；呕吐愈甚，津愈不升，口渴愈甚，故呕吐与口渴并见。方用茯苓泽泻汤以健脾利

水，温胃化饮。方中茯苓、泽泻、白术淡渗利水，健脾除湿，桂枝、生姜、甘草通阳化饮，和胃降逆。使气化水行，胃气得降，呕渴即止。

## 文蛤汤

【原文】

吐后，渴欲得水而贪饮者，文蛤汤主之。兼主微风，脉紧，头痛。

【解析】

病人呕吐之后，口渴想喝水而贪饮的，用文蛤汤主治。兼治微受风邪的脉紧，头痛。

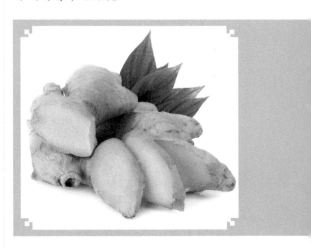

【药物组成】

文蛤五两　麻黄三两　甘草三两生姜三两　石膏五两　杏仁五十枚　大枣十二枚

上七味，以水六升，煮取二升，温服一升，汗出即愈。

【功效】

清热止渴，宣散风水，调中和胃。

呕吐哕下利方

123

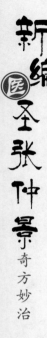

【方药分析】

病人呕吐以后，出现口渴引饮，是由于病人胃中饮热互结，吐后水去热存，余热未清，津液亏损，失于滋润，所以口渴欲饮水。或有脉紧，头痛，恶风寒，这是感受外邪未解所致，故用文蛤汤以清热生津，解表散邪。方中文蛤、石膏清热生津，润燥止渴，麻黄、杏仁宣肺发表，生姜大枣甘草安中和营卫，使表解热清，则口渴自愈。

## 半夏干姜散

【原文】

干呕，吐逆，吐涎沫，半夏干姜散主之。

【解析】

病人干呕，胃气上逆，吐涎沫，用半夏干姜散主治。

【药物组成】

半夏　干姜等分

上二味，杵为散，取方寸匕，浆水一升半，煎取七合，顿服。

【功效】

温化寒饮，降胃止呕。

【方药分析】

干呕、吐逆、吐涎沫可以单独出现，也可以同时发生。皆是由于中阳不足，胃中虚寒不能降浊，脾阳虚弱不能散津，寒饮不化，变生痰涎，随胃气上逆而唾吐涎沫。

即所谓脾寒则涎不摄，胃寒则气上逆，故干呕吐逆，或吐涎沫。方

用半夏干姜散治疗。方中半夏降逆止呕，温化水饮；干姜温中散寒。方后强调浓煎顿服，是使其药力宏厚而收效更切。

## 生姜半夏汤

【原文】

病人胸中似喘不喘，似呕不呕，似哕不哕，彻心中愦愦然无奈①者，生姜半夏汤主之。

【解析】

病人心中好像气喘，而实则不喘；好像是呕，而实则不呕；好像是哕逆，而实则没有哕逆。但整个心胸烦闷懊恼，无可奈何，当用生姜半夏汤主治。

【注释】

①彻心中愦愦然无奈："彻"，通彻牵连之意。全句形容病人整个心胸烦闷懊恼之极，有难以忍受而无可奈何的感觉。

【药物组成】

半夏半升　生姜汁一升

上二味，以水三升，煮半夏，取二升，内生姜汁，煮取一升半，小冷，分四服，日三夜一服。止，停后服。

【功效】

温中化痰，降胃止呕。

【方药分析】

"胸中"与"心中"包括心肺和胃在内。胸为气海，是清气升降出入的道路。由于寒饮搏结胸中，气机升降出入受阻，影响到肺胃，凌迫于

心，故有诸多症状。寒饮及肺，则清气不布，肺气被郁，但由于肺的宣肃功能间接受到影响，并不是肺之本脏自病而喘，故"似喘不喘"。寒饮及胃，胃气受阻，但并非胃腑自病，只有欲呕之势，故"似呕不呕"。寒饮上逆至胸，胸阳不布，气机升达不利，故"似哕不哕"。胸中阳气受阻，逼迫于心，心阳被郁，气血不能温通畅行，心中感到烦闷懊憹，有难以忍受之苦，故"心中愦愦然无奈"。正如徐忠可所说："喘、呕、哕，俱上出之象，今有其象而非，其实是膈上受邪，未攻肺，亦不由胃"。（《金匮要略论注》）病属寒饮搏结，治当辛温化饮，开郁散结，所以用生姜半夏汤主治。方中生姜温胃通阳散结，和胃止呕，半夏化饮降逆。

## 橘皮汤

**【原文】**

干呕，哕，若手足厥者，橘皮汤主之。

**【解析】**

病人干呕，呃逆，如果手足厥冷的，用橘皮汤主治。

**【药物组成】**

橘皮四两　生姜半斤

上二味，以水七升，煮取三升，温服一升，下咽即愈。

**【功效】**

温中祛寒，降逆止呕。

**【方药分析】**

病人有干呕，呃逆，同时又有手足暂时厥冷者，这是由于外寒干胃，胃气被郁，中阳受阻所致。胃气本以和降为顺，胃为寒邪所阻，胃寒气逆，则干呕。寒气动膈，则呃逆作声。寒邪袭胃，胃阳被遏，阳气不能通达温煦四肢，则手足厥冷。但这种厥冷是暂时性的，待寒去则厥止，并不属于四逆汤证类的阴盛阳衰证，所以方后说"温服一升，下咽即愈"，故用橘皮汤主治，方中橘皮理气和胃，生姜温胃散寒、降逆止呕，使阳通寒去，则干呕，呃逆，厥冷诸证自愈。

## 橘皮竹茹汤

**【原文】**

哕逆者，橘皮竹茹汤主之。

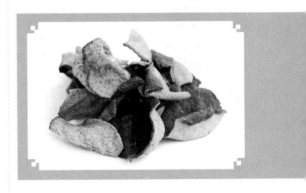

**【解析】**

呃逆证，用橘皮竹茹汤主治。

**【药物组成】**

橘皮二升　竹茹二升　大枣三十枚　人参一两　生姜半斤　甘草五两

上六味，以水一斗，煮取三升，温服一升，日三服。

呕吐哕下利方

125

【功效】

温中补气，和胃降逆，轻散郁热。

【方药分析】

以方测证除病人呃逆有声而外，还应当有虚烦不安，手足心热，脉虚数，舌红少津，口干，气虚乏力等见症。是胃虚有热，胃失和降，虚热动膈，气逆上冲所致。故用橘皮竹茹汤治疗，以补虚清热，降逆和胃。方中橘皮理气和胃，降逆止呃；竹茹清热安中；人参甘草大枣益气补虚。

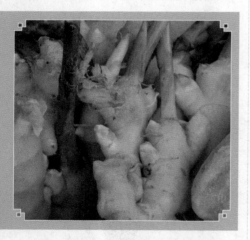

## 桂枝汤

【原文】

下利腹胀满，身体疼痛者，先温其里，乃攻其表。温里宜四逆汤，攻表宜桂枝汤。

【解析】

病人下利，腹部胀满，身体疼痛的，治当先温其里，再治其表。温里可用四逆汤，治表可用桂枝汤。

【药物组成】

桂枝三两(去皮)　芍药三两　甘草二两(炙)　生姜三两　大枣十二枚

上五味，㕮咀，以水七升，微火煮取三升，去滓，适寒温，服一升，服已须臾，啜稀粥一升，以助药力，温复令一时许，遍身漐漐，微似有汗者，益佳，不可令如水淋漓。若一服汗出病瘥，停后服，不必尽剂。

【功效】

化气调阴阳。

【方药分析】

病人患下利病，发生腹部胀满。这是由于中焦虚寒，脾胃阳虚，健运失职所致。

下利腹满又兼有身体疼痛的，这是由于里阳虚而表阳亦虚，加之外感风寒，营卫不和所致。在《脏腑经络先后病》篇第十四条，已明确指出了表里同病时，应分先后缓急的治疗原则。凡表里同病，若正气不虚，应当先解其表，后攻其里。若正气已虚，又当先温里而后解表。本证下利腹满兼表证，里虚寒为急，应当先治里。此时若先行解表，则卫阳更伤而表亦不解，且有里阳虚脱之危。若表里同治，则里阳难复。故先用四逆汤温里以回阳，然后用桂枝汤解表以调和营卫。

## 小承气汤

【原文】

下利谵语者，有燥屎也，小承

气汤主之。

【解析】

病人下利谵语的，是肠中有燥屎，用小承气汤主治。

【药物组成】

大黄四两　　厚朴二两(炙)　　枳实大者三枚(炙)

上三味，以水四升，煮取一升二合，去滓，分温二服，得利则止。

【功效】

泻热通便，消滞除满。

【方药分析】

胃肠实热内盛，燥屎内结，腑气不通，热结旁流，迫热下利，实热蒙闭心窍，上攻脑神，至神志不清而神昏谵语。并兼有潮热面赤，心烦不安，脉象滑数，腹痛等症。原文"有燥屎也"概括其病因，以"小承气汤主之"明其治法，此属省文法。

## 桃花汤

【原文】

下利便脓血者，桃花汤主之。

【解析】

病人下利，大便有脓血的，用桃花汤主治。

【药物组成】

赤石脂一斤(一半，一半筛末)　　干姜一两　　粳米一升

上三味，以水七升，煮米令熟，去滓，温服七合，内赤石脂末方寸匕，日三服；若一服愈，余勿服。

【功效】

温阳止利。

【方药分析】

下利脓血的病症，亦有虚实的不同，本证是由于病人先有湿热下利，伤及中气，进而溃损肠络，脾不统血，血随利下，滑脱不禁，而成下利脓血之证。还应当有面色萎黄或苍白，神疲乏力，舌质淡，脉细弱，脓血色暗或成瘀块，四肢欠温，隐隐腹痛，喜温畏寒等见症。故用温中健脾，涩肠止利的桃花汤主治。方中赤石脂理血，塞肠固脱；干姜温中散寒；粳米益脾安中，务使血止寒散，健运复常。

## 白头翁汤

【原文】

热利下重者，白头翁汤主之。

【解析】

湿热下利而里急后重的，用白头翁汤主治。

【药物组成】

白头翁二两　　黄连三两　　黄柏三两秦皮三两

上四味，以水七升，煮取二升，去滓，温服一升，不愈，更服。

【功效】

清热解毒，燥湿止利，凉血清肝。

【方药分析】

"热利"者，即湿热下利。"下重者"，即里急后重。湿热疫

呕吐哕下利方

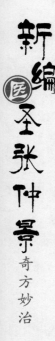

毒，蕴结肠道，血瘀肉腐，致成湿热下利。还应当有发热脉数，舌红苔黄，口苦口渴，腹痛腹胀等证。用白头翁汤以清热燥湿，凉血解毒。方中白头翁清热凉血，黄连、黄柏、秦皮苦寒燥湿，清热解毒。在临床运用本方时，尚应加入行气和凉血之味，因为气行则后重自除，血凉则脓血自止。

## 栀子豉汤

【原文】

下利后更烦，按之心下濡者，为虚烦也，栀子豉汤主之。

【解析】

病人患下利病以后更加心烦，按之心下濡软的，属于虚烦，用栀子豉汤主治。

【药物组成】

栀子十四枚　香豉四合（绵裹）

上二味，以水四升，先煮栀子，得二升半，内豉，煮取一升半，去滓，分二服，温进一服，得吐则止。

【功效】

轻宣郁热，顺气除烦。

【方药分析】

从本条所论下利后更烦可知，病人在下利之初，或在下利过程中就有心烦见症。今下利已止，但心烦较之于下利初更甚，故曰下利后"更烦"。心烦之证，有虚实不同，若属实证心烦，则有胸中痞满，按之坚而痛等见症。而本证是按之心下濡软，说明下利已止，内无有形之实邪积

滞。而是下利之后，实热之邪虽去，但余热未尽，无形邪热郁于胸膈，扰及心神所致，故称为"虚烦"。用栀子豉汤轻剂以解郁除烦。方中栀子清热除烦，豆豉宣泻胸中郁热，郁热清则虚烦自愈。

## 通脉四逆汤

【原文】

下利清谷，里寒外热，汗出而厥者，通脉四逆汤主之。

【解析】

病人下利不消化食物，属里寒外热，汗出而四肢冷的，用通脉四逆汤主治。

【药物组成】

附子大者一枚（生用）　干姜三两（强人可四两）　甘草二两（炙）

上三味，以水三升，煮取一升二合，去滓，分温再服。

【功效】

回阳救逆，温里止利。

【方药分析】

本条所论下利，是由于脾肾阳虚，阴盛于内，中焦虚寒，脾气将竭，失其消化健运之职，故下利清谷。阴盛格阳于外，虚阳外越，卫阳不固，则身热面赤汗出。里寒外热，真寒假热，阴从利而下竭，阳以汗而外脱，阴阳之气不相顺接，故汗出而厥，四肢逆冷。此为阴盛格阳，阴阳即将离绝之危重症，故急当用通脉四逆汤主治，以回阳救逆。通脉四逆汤即四逆汤倍用干姜，增用附子而成。

四逆汤为附子一枚，本方是附子大者一枚，说明病情更为急重。方中附子大辛大热，破阴壮阳而复脉；干姜辛温，温中散寒而止利；炙甘草甘温健中益脾。三药合剂，相得益彰，功专力宏，共达回阳救逆之功。

## 紫参汤

【原文】

下利肺痛[①]，紫参[②]汤主之。

【解析】

病人下利，腹部疼痛的，用紫参汤主治。

【注释】

①肺痛：历代医家认识不同。徐忠可，赵以德认为肺与大肠相表里，因大肠病而引起肺气不利，故发生肺痛。曹颖甫认为肺居胸中，肺痛即胸痛。陈修园认为文义不明，不敢强解，应当存疑。程云来认为肺痛疑是腹痛。就疾病的一般情况而言，下利而腹痛是其常，肺痛可能是腹痛之误，故程云来之说较为合理。

②紫参：据《中药大辞典》拳参〔备考〕说："《唐本草》所载紫参及《本草图经》的晋州紫参，为蓼属拳参组植物。故本品亦即《本草》紫参中的一种。"拳参的性味苦凉，主治作用，清热镇惊，理湿消肿，治热病惊搐，破伤风，赤痢，痈肿，瘰疬。以紫参之名入药的品种较多，但根据年代及药用功能，药材性状等综合分析，本条紫参汤中的紫参应为《中药大辞典》所载的拳参为是。

【药物组成】

紫参半斤　甘草三两

上二味，以水五升，先煮紫参，取二升内甘草，煮取一升半，分温三服。

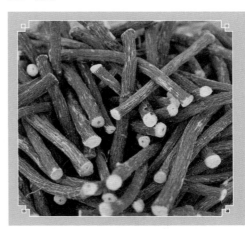

【功效】

清热解毒，通肠止利。

【方药分析】

《本经》说："紫参味苦辛寒，主心腹积聚，寒热邪气，通九窍，利大小便"；生甘草亦有清热解毒，和中安胃之功。方中味苦辛寒的紫参用半斤之多，是为主药，配甘草三两清热和中安胃，是为辅药。由此可知，本证应当是胃肠积热所致的下利腹痛。下利则清浊不分，当有小便不利，而紫参既主积聚寒热邪气，又能利大小便，故用紫参汤主治。

## 诃梨勒散

【原文】

气利[①]，诃梨勒散主之。

呕吐哕下利方

129

【解析】

病人下利伴矢气的，用诃梨勒散主治。

【药物组成】

诃梨勒散十枚(煨)

上一味，为散，粥饮和②，顿服。

【注释】

①气利：指下利滑脱，大便随矢气挟杂而下。

②粥饮和：即用大米或其他谷物煮成稀粥，再与药物调和服用。

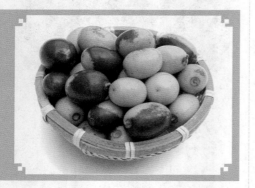

【功效】

涩肠止泻。

【方药分析】

气利之证，有虚有实。本条论述简略，以方测证，诃梨勒散即诃子研为细末。诃子性温味涩，有敛肺涩肠，止利固脱之功。对于虚寒久利，滑脱失禁，泄泻不止尤宜用本品。可知本证称气利者，是指久泄或久利不止的虚寒下利。由于久泄久利伤及脾胃，中气虚寒，气陷不举，气虚失固，而致滑脱下利不止。在下利的同时兼有矢气，故称为"气利"。用诃梨勒散主治，粥饮和服者，取其益胃肠，建中气之功。

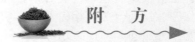

附　方

《外台》黄芩汤

【原文】

治干呕下利。

【解析】

《外台》黄芩汤主治呕吐无物，兼有下利之证。

【药物组成】

黄芩三两　　人参三两　　干姜三两
桂枝一两　　大枣十二枚　　半夏半升

上六味，以水七升，煮取三升，温分三服。

【功效】

温中健脾，止呕止利。

【方药分析】

干呕下利之证，有寒热虚实不同。本条是属于寒热错杂而偏于寒重的干呕下利证。由于寒热互结中焦，脾失运化，胃肠失于和降，寒从下走则下利，热迫于胃，胃失和降则干呕。其病机与本篇第十一条近似，但以中焦虚寒为主，胃热次之，故用黄芩汤治疗。方中干姜、半夏温胃止呕，人参大枣补脾益气，桂枝温中补虚，散寒邪，黄芩清热。诸药合用，共收调中散寒，和胃降逆，补虚清热之功。

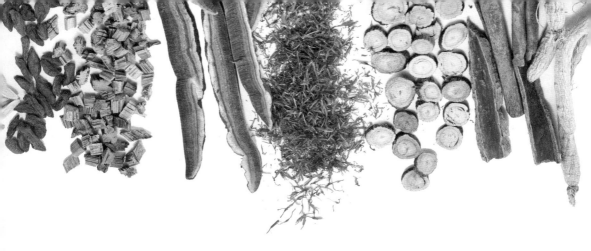

# 疮痈肠痈浸淫病方

## ◉ 薏苡附子败酱散 ◉

【原文】

肠痈之为病，其身甲错，腹皮急，按之濡，如肿状，腹无积聚，身无热，脉数，此为肠内有痈脓，薏苡附子败酱散主之。

【解析】

患肠痈的病人，其身上皮肤粗糙，似如鳞甲。腹部皮肤紧张，但用手按之是濡软的，用力按压又有肿胀之状，而腹中并无积聚硬块，身不发热，脉象数，这是肠内生了痈肿，用薏苡附子败酱散主治。

【药物组成】

薏苡仁十分　附子二分　败酱五分

上三味，杵为末，取方寸匕，以水二升，煎减半，顿服，小便当下。

【功效】

排脓消痈，通阳散结。

【方药分析】

本条是论述病人患了肠痈，而已经成脓的症状和治疗。患了肠痈的病人，其皮肤干燥，失去荣润和光泽，似如鳞甲之状，摸之碍手。这是因为肠内生了痈脓之疾，气机为之郁滞，营血为痈脓所耗，营卫气血不能荣润肌肤所致。正如尤在泾所说，"营滞于中，故血燥于外也"。肠内有痈脓，气血为之郁结，间接影响到腹部，故腹皮显得紧张有力，即所谓有诸于内，必形诸于外之理。由于腹内并无积聚，故按压腹壁是濡软的；但因肠中已有痈肿突起，故按之碍手如肿状。痈肿之疾在肠内而不在腹皮，所以说"腹皮急，按之濡，如肿状"。病人肠痈已久，郁热邪毒已经化腐成脓，正气已虚，病变局限，故全身没有发热。病人阳气不足，正不胜邪，或者是大热肉腐酿生痈脓阶段已过，故虽然有脉数而并不发热，所以说身无热而脉数。这里的数脉主瘀热。肠痈正气渐虚，阳气不足，而痈脓未除，病属阴证虚证，并非热毒壅盛阶段，故用薏苡附子败酱散以振奋阳气，排脓解毒。方中重用薏苡仁

131

配败酱排脓解毒，附子辛热，振奋阳气以散结。方后医嘱顿服，意在集中药力，速攻其疾，使痈脓极早排除，以杜滋漫之害。服药后"小便当下"者，是因为服药之后，痈脓向愈，营卫气血畅通，膀胱气化复常，则小便复通。说明患肠痈过程中，对小便的通利有影响，肠痈告愈，则小便亦复正常。

## 大黄牡丹汤

### 【原文】

肠痈者，少腹肿痞①，按之即痛如淋②，小便自调，时时发热，自汗出，复恶寒，其脉迟紧者，脓未成，可下之，当有血。脉洪数者，脓已成，不可下也，大黄牡丹汤主之③。

### 【解析】

患肠痈的病人，少腹部肿胀而痞满，用手按压肿处，病人感到像患淋病那样刺痛，但小便却和平常一样正常。时时发热，自汗出，又复畏寒怕冷。若脉迟紧的，是脓未成，可以用下法治疗，以大黄牡丹汤主治。服药后，大便应当下污血。若脉象洪数的，为肠痈已经成脓，就不能用下法了。

### 【注释】

①肿痞：指肠痈有形之痈肿痞塞于肠中，用手触诊有压痛和反跳痛，故曰肿痞。

②按之即痛如淋：指触诊时，用于按压肠痈所发之阑门部位时，牵扯至膀胱及前阴中类似有患淋病那样的刺痛感觉。

③大黄牡丹汤主之：根据原文精神，"大黄牡丹汤主之"一句，应当紧接在"脓未成，可下之"之后，力宜。仲景倒置此句，意在正反对举，强调鉴别诊断，属于倒装文法。

### 【药物组成】

大黄四两　牡丹一两　桃仁五十个
瓜子半升　芒硝三合

上五味，以水六升，煮取一升，去滓，内芒硝，再煎沸，顿服，有脓当下，如无脓，当下血。

### 【功效】

解毒排脓，荡热消痈，逐瘀攻下。

### 【方药分析】

患肠痈的病人，其少腹阑门部位出现了突起的包块，有形之痈肿阻碍于肠中，病人有痞塞不通的感觉，故曰"少腹肿痞"。此为热毒内聚，营血瘀结肠中所致。肠痈已经形成，不按固然痛，按之则有如淋病那样刺痛，故曰"按之即痛如淋"。虽然按压肠痈部时，可牵引至前阴痛如淋，但并不是真有淋病，故仲景在此补述"小便自调"一句，以便与淋病相鉴别。其病变在阳明肠府，不在少阴肾和膀胱，故小便自调。肠内有痈肿，营血凝滞，卫气受阻，则时时发热。实热熏蒸，营卫失调，迫津外泄，故自汗出。患肠痈病之初，有类似于外感的恶寒见症，病至大热肉腐成脓之际，由于正胜邪实，邪正相争，此时又出现恶寒，甚或可有高热寒战出现，故曰"复恶寒"，此与肺痈酿脓期"时时振寒"的意义相同。肠痈未成脓之时，由于局部的营血为邪气所遏，热伏血瘀蕴结不通，其脉象多为迟紧，是邪与血结而脓尚未成。此时在治疗上，应当急用攻下法，以泻热解毒，破血消痈，务必使痈肿消散，而污血从大便泻出。所以说，"其脉迟紧者，脓未成，可下之"，用大黄牡丹汤主治，当有血。方中芒硝、大黄泻热软坚，丹皮、桃仁破血凉血，栝楼仁清热解毒，消肿排脓，以共奏泻热解毒，破血消痈之功。肠痈到了酿脓期之后，脉象由迟紧变为洪数，此乃热毒瘀积，实热蕴结，血腐肉败，肠痈已成脓。此时治法应当以清热解毒，排脓生肌为主。可用薏苡仁、败酱草、银花、鱼腥草、当归、白及、桔梗之类为宜。对于破血攻逐之品应当慎用，否则有可能导致痈脓未尽而出血不止，至正气亏损的后果。所以说"脉洪数者，脓已成，不可下也"。

## 王不留行散

**【原文】**

病金疮，王不留行散主之。

**【解析】**

因金刃利器所伤者，用王不留行散主治。

**【药物组成】**

王不留行十分(八月八日采)　蒴藋①细叶十分(七月七日采)　桑东南根白皮十分(三月三日采)　甘草十八分　川椒三分(除目及闭口者，去汗)　黄芩二分　干姜二分　厚朴二分　芍药二分

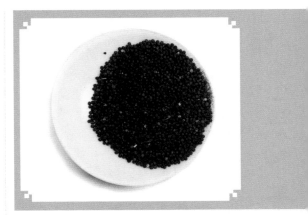

上九味，桑根皮以上三味，烧灰存性，勿令灰过；各别杵筛，合治之为散，服方寸匕。小疮即粉之②，大疮但服之，产后亦可服。如风寒，桑东根勿取之。前三物，皆阴干百日。

**【注释】**

①蒴藋(shuò diào，硕掉)：本品为忍冬科植物蒴藋的全草或根。可以缝金疮，蒴藋之花称名为陆英，"陆英苦寒无毒，主骨间诸痹"。黄元御《长沙药解》说蒴藋"味苦微凉，入足厥阴肝经，行血通经，消瘀化凝"。《唐本草》说蒴藋"治折伤，续筋骨"。说明蒴藋有清热解毒，活血消瘀，续筋接骨之功。

②粉之：创伤范围较小的少量出血，可将粉剂撒敷于伤口处，以便止血定痛。

**【功效】**

调行气血，通利经脉，续筋疗伤。

**【方药分析】**

金疮者，即首篇所说的"金刃"所伤的外科疾患。由于创伤导致

疮痈肠痈浸淫病方

133

皮肉筋骨的损伤，使皮肉破损，血脉瘀阻，影响到营卫气血的畅通。故对外伤的治疗，应以活血止血，消肿定痛，续筋接骨为主。王不留行散即具有这些功效，为治疗金创外伤的专方，方中王不留行性味苦平，功专活血行血，消肿止痛，蒴行气理血，宣通痹滞；桑白皮性寒，生肌止血。三味先在瓦上微火烧存性，以深黄色为度，研为细末，取其止血定痛之功，并同其余药研制成散剂，以便备用。黄芩苦寒，芍药酸敛微寒，以入血分清热解毒，敛阴止血；川椒、干姜、厚朴辛温散寒，理血行滞，通调血脉；甘草和中生肌而解毒。在使用时，局部损伤较小的，用粉剂外用以止血定痛即可。若损伤较大，出血较多，又当以内服为主，以收效更切。产后与外伤都有瘀血，故说产后亦可用本方，是为异病同治之法。桑白皮性寒凉，若是外感风寒之疾，只宜宣透疏解，不宜寒凉收敛，所以仲景于方后说，"如风寒，桑东根勿取之"。

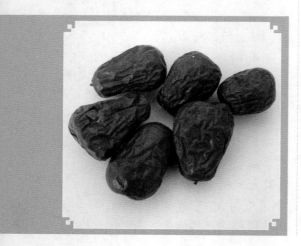

## 排脓散

【药物组成】

枳实十六枚　芍药六分　桔梗二分

上三味，杵为散，取鸡子黄一枚，以药散与鸡黄相等，揉和令相得，饮和服之，日一服。

【功效】

排脓化毒。

【方药分析】

排脓散附于王不留行散之后，意在补充金疮的治法和方药。若金疮未成脓时，用王不留行散主治；若金疮已经感染成脓，则用排脓散主治。本方重用枳实配芍药，以破气行滞，止痛活血，再配伍桔梗，排脓解毒。鸡子黄扶正安中，诸药相协，共达消肿止痛、扶正安胃、排脓解毒之功，最适宜于疮疡痈肿排脓解毒之用。

## 排脓汤

【药物组成】

甘草二两　桔梗三两　生姜一两
大枣十枚

上四味，以水三升，煮取一升，温服五合，日再服。

【功效】

解毒排脓，调达营卫。

【方药分析】

排脓汤即肺痿肺痈篇中的桔梗汤，加生姜大枣而成，桔梗为主药，用量为三两。方中甘草桔梗，排脓解毒，生姜大枣健中和营。本方辛甘健中和营而不燥热，是解毒排脓，安中和营的有效方剂。

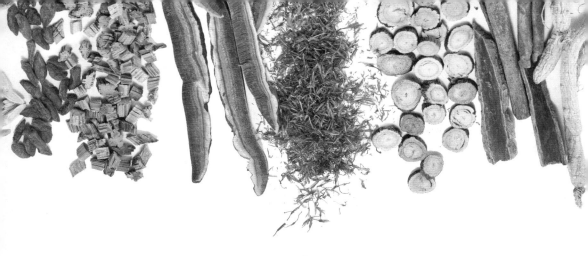

# 跌蹶手指臂肿转筋阴狐疝蚘虫方

## 蜘蛛散

【原文】

阴狐疝气①者，偏有小大，时时上下，蜘蛛散主之。

【解析】

阴狐疝气这种病，阴囊一边小、一边大，时上时下，用蜘蛛散主治。

【注释】

①阴狐疝气：为疝气病之一种。因本病发生时，病人之睾丸时上时下，犹如狐狸那样出没无常，故名。

【药物组成】

蜘蛛十四枚(熬焦)　桂枝半两

上二味，为散，取八分一匕，饮和服，日再服，蜜丸亦可。

【功效】

辛温通利。

【方药分析】

所谓阴狐疝气，是以病人的睾丸时上时下，而阴囊亦时大时小出入

无定为特征的一种病。当病人起立或行走时，睾丸由腹中下入阴囊，其阴囊感到胀大下坠，牵引作痛；当病人平卧之时，则睾丸又入于腹中，而阴囊亦随之变小。所以说"阴狐疝气者，偏有小大，时时上下"。《灵枢·经脉》篇说："肝所生病者……狐疝。"本病多因情志不舒，或寒湿凝结厥阴肝经所致，故用辛温通利之蜘蛛散主治。方中蜘蛛破瘀消肿而散结，配桂枝温经散寒。使寒散瘀消，其病则愈。

## 甘草粉蜜汤

【原文】

虫之为病，令人吐涎，心痛①，发作有时②，毒药不止，甘草粉蜜汤主之。

【解析】

蛔虫引发疾病，令人吐涎，心腹部疼痛，时作时止。经用杀虫药无效时，用甘草粉蜜汤主治。

跌蹶手指臂肿转筋阴狐疝蚘虫方

【注释】

①心痛：指上腹部的疼痛。由于蛔虫动乱上逆导致胃脘临心部的疼痛。

②发作有时：蛔动则腹痛，蛔静则痛止，并不是发作有定时。

【药物组成】

甘草二两　粉一两　蜜四两

上三味，以水三升，先煮甘草，取二升，去滓，内粉、蜜，搅令和，煎如薄粥，温服一升，瘥即止。

【功效】

安胃和中，杀蛔治虫。

【方药分析】

本条论述蛔虫病的症状和治疗。患有蛔虫病的病人，口吐清水，腹部或上腹部发生疼痛是基本特征。患蛔虫病的病人，无论寒热虚实，均可使蛔虫动乱不安。虫乱于肠则腹痛，上扰于胆则上腹剧痛，虫入于胃则吐蛔。脾胃虚寒，不能统摄津液，则脾津上泛而吐清涎。《灵枢·口问篇》说："虫动则胃缓，胃缓则廉泉开，故涎下"。亦即脾胃虚缓，脾津失于统摄所致。蛔动则腹痛，蛔静则痛止如常人，故说"发作有时"。蛔虫病发作之时，如果已经用了杀虫药而不见效的，则应当安蛔和胃，故用甘草粉蜜汤主治。方中甘草蜂蜜皆为安蛔和胃之品，蛔虫得甘则安，腹痛可止，待胃和虫安时，再行驱杀蛔虫之剂。

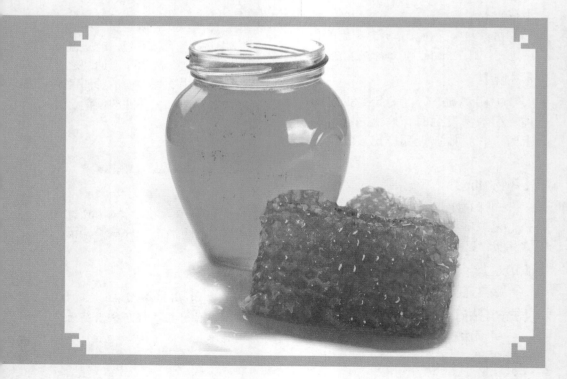

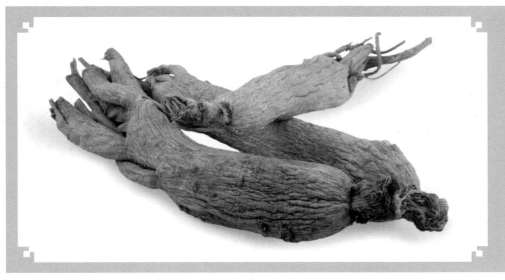

## 乌梅丸

【原文】

蛔厥者，乌梅丸主之。

【解析】

蛔厥病，用乌梅丸主治。

【药物组成】

乌梅三百个　　细辛六两　　干姜十两
黄连一斤　　当归四两　　附子六两（炮）
川椒四两（去汗）　　桂枝六两　　人参六两
黄柏六两

上十味，异捣筛，合治之，以苦酒渍乌梅一宿，去核，蒸之五升，米下，饭熟捣成泥，和药令相得，内臼中，与蜜杵二千下，丸如梧子大，先食，饮服十丸，日三服，稍加至二十丸。禁生冷滑臭等食。

【功效】

安蛔止厥，温阳通降，滋阴泻热。

【方药分析】

前条论述蛔厥病的症状和病机，本条论蛔厥病的治疗。虽然前条说蛔厥为脏寒，但在临床上也有偏热者，也有寒热错杂者，应当辨证施治，灵活治疗。如本条所出乌梅丸，就是寒温并用的方剂。方中乌梅、川椒杀虫止呕；附子、细辛、桂枝、干姜温经散寒而止痛；黄连、黄柏苦寒清热除烦；人参、当归益气养血。以方测证，可知本证是属于胃虚而寒热交错的蛔厥病，故方中寒热辛温共用，以收辛温散寒，苦寒清热，杀虫安胃之功。

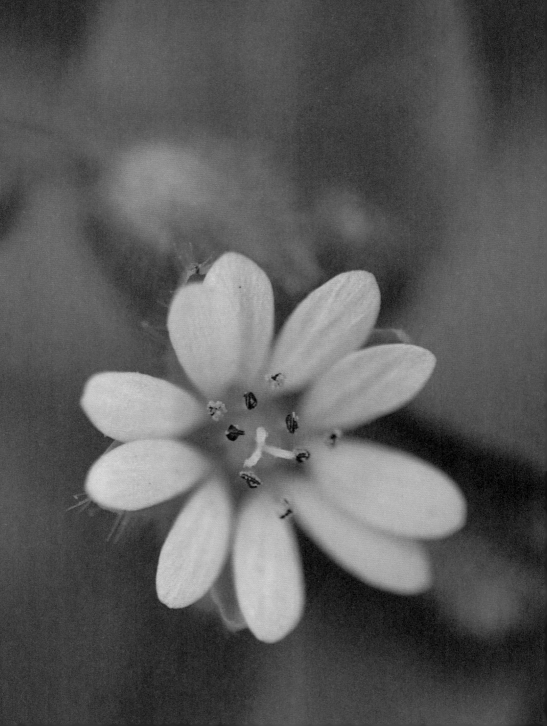

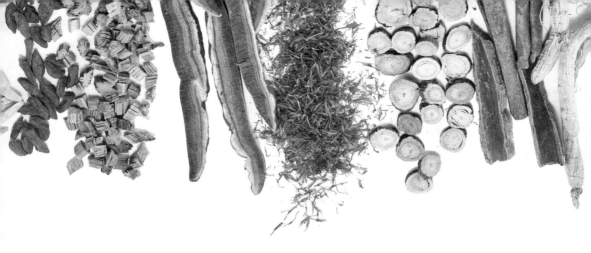

# 妇人妊娠病方

## 桂枝茯苓丸

【原文】

妇人宿有癥病①，经断未及三月，而得漏下不止，胎动在脐上者，为癥痼害。妊娠六月动者，前三月经水利时，胎也。下血者，后断三月②也。所以血不止者，其不去故也，当下其癥，桂枝茯苓丸主之。

【解析】

妇人素有症积之病，月经停止不到三月，又下血淋漓不止，觉得胎动在脐上，这是癥病为害。怀孕六个月时发现胎动，且在受孕前三个月月经正常，这是胎。停经前月经失调，时有下血，停经后三月又下紫黑晦暗的瘀血。其所以下血不止，是癥病未除的缘故，应当去其癥病，用桂枝茯苓丸主治。

【注释】

①宿有癥病："癥病"为腹内瘀血停留，结而成块的病症。"宿有癥病"即素有癥积之病。

②胚(pēi 胚)：《说文》："凝血也"，即色紫黑而晦暗的瘀血；亦可作癥痼的互辞。

【药物组成】

桂枝　茯苓　牡丹(去心)　芍药　桃仁(去皮尖，熬)，各等分

上五味，末之，炼蜜和丸，如兔屎大，每日食前服一丸。不知，加至三丸。

【功效】

消癥化瘀。

【方药分析】

全文共分三段。

第一段为"妇人宿有癥病"至"为癥痼害"。此段叙述癥病下血的临床表现。癥病即瘀血停留，结而成块的病症，所谓癥者，征也，有形可征也。若妇人素患癥积之病，初时病轻尚未影响月经，经行正常，久则病势发展，可致经水不利，甚而经闭不行。今停经未到三月，忽又下血淋漓不止，并自觉脐上似有胎动之

感，此非真正妊娠胎动，乃因瘀血下行，血动而气亦动，故似有胎动之感。上述表现皆为癥病影响，故云"为癥痼害"。

第二段从"妊娠六月动者"至"后断三月也"，乃属插笔，指出正常妊娠的特点，以资与癥病相鉴别。若在停经前三个月，月经应时通利、量、色、质均正常，停经后胞宫按月增大，按之柔软不痛，六个月时自觉胎动，此属妊娠胎动。假如平素月经不调，时有下血，停经后即"后断"三个月，又下紫色晦暗的瘀血，此乃癥病为患。

第三段即条文最后部分，继述癥病下血的治疗。其所以癥病下血不止，乃因癥积未除的缘故，治疗当去其癥，癥去则血自止，宜用桂枝茯苓丸消癥以止血。

本条重点分析下列两个问题：

1. 癥病与妊娠的鉴别：

癥病的临床特点是：

(1)妇人素有癥病史。

(2)胎动及胎动的部位与停经月份不相符合。谓"经断未及三月"，"胎动在脐上"，然停经未到三月，即使受孕，但胎儿形体未成，也是不会出现胎动的，一般在妊娠四月以后始有胎动，正如孙思邈所云："妊娠一月始胚……四月形体成，五月能动。"(《千金要方》)由此可知，"经断未及三月"之动，非胎动也；通常妊娠五六个月时胞宫膨大至脐，若胎动在脐上当见于六个月以后，今停经未到三月而见动在脐上，说明胞宫膨大速度超乎正常，此属而非胎，

故曰"为癥痼害"。

(3)停经后复漏下不止。但临床并非见癥病就有漏下，多数癥病患者，唯见经闭不行，而无下血。

(4)停经前月经失调。即"下血者，后断三月也"，所谓"后断"即断后，指停经之后。癥病患者，停经三个月，而下紫色晦暗的瘀血，停经前必素有月经不调，故言"下血者"意即月经失调，常有异常的下血现象。

正常妊娠的特点：

①停经四个月以后开始有胎动。②停经前月经正常。所以说："妊娠六月动者，前三月经水利时胎也。"

2. 癥病下血的治疗："当下其癥，桂枝茯苓丸主之。"

(1)癥病下血，何以"当下其癥"？

"癥"，乃瘀血结聚而成。癥病下血的病理是瘀血不去，新血不得归经，如原文云："所以血不止者，其癥不去故也，当下其癥"。所谓"当下"系指广义的"下法"，针对有形之实邪，拟以从下窍排出的治法，即《素问·阴阳应象大论》中说："浊阴出下窍"之意。此因癥积为害，根据《内经》提出的："留者攻之""血实者宜决之"的治疗原则，"下"的实质当是活血化瘀，使瘀血去，血得以归经，漏下亦止，故以"桂枝茯苓丸主之"。

(2)方药特点：桂枝茯苓丸为化瘀消的缓剂，程云来称之为"治瘀之小剂"。方中以桃仁、丹皮活血化瘀

以消癥，配伍芍药养血和血、使瘀血既去，新血又生。加入桂枝既可温通血脉以助化瘀之功，又可得芍药以调和气血。佐以茯苓渗湿利水，寓有治血兼治水之意。正如徐忠可所说："癥之成必挟湿热为窠囊，苓渗湿气。"（《金匮要略论注》）赵以德亦说："恶血既破，佑以茯苓之淡渗，利而行之。"（《金匮玉函经二注》）综观全方，具有化瘀生新，调和气血之功效，以蜜丸"渐磨"，服法从小剂量开始，不知渐加，皆为癥病下血而设，旨在祛邪不伤正或少伤正。

## 附子汤

【原文】

妇人怀娠六七月，脉弦发热，其胎愈胀，腹痛恶寒者，少腹如扇①，所以然者，子脏开②故也，当以附子汤温其脏。

【解析】

妇人怀孕六七个月时，出现脉弦、发热，胎气更胀，小腹疼痛而寒冷，如扇冷风入腹之状，其所以如此，是由于子脏开的缘故，当用附子汤温暖其子脏。

【注释】

①少腹如扇：形容小腹寒冷较重，如扇冷风入腹之状。

②子脏开：徐忠可云："子脏，子宫也。开者，不敛也。"（《金匮要略论注》）

【药物组成】

附子二枚，炮，去皮，破八片　茯苓

三两　人参三两　白术四两　芍药三两

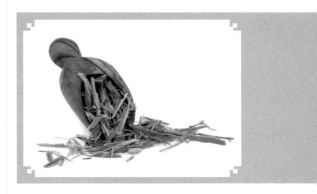

上五味，以水八升，煮取三升，去滓。温服一升，日三服。

【功效】

温阳散寒，暖宫安胎。

【方药分析】

妊娠至六七个月时，忽见脉弦发热，小腹疼痛而冷。犹如扇冷风入腹，并自觉胎愈胀大，此为阳虚寒盛，阴寒滞于胞宫所致。

本条具体分析如下：

(1)何谓"其胎愈胀"？实指腹部胀满甚于平时，因妊娠至六七月，胎儿长大，易影响气机的升降，以致孕妇常感腹部胀满，加之阳虚阴盛，阴寒凝滞，阳气不通，故感胀满愈甚。

(2)"腹痛恶寒，少腹如扇"为辨证的要点：谓"腹痛恶寒，少腹如扇"，系指小腹冷痛，其冷尤甚，原因乃"子脏开故也"，所谓"子脏"即子宫，"开"者，徐忠可释为"不敛也"，张路玉谓"子脏不能司闭藏之令"（《张氏医通》），意即子宫失于闭藏之职，其主要病理为肾阳虚，胞宫失于温摄，正如魏念庭所说："肾主开合，命门火衰，气散能开而不能合……妇人子脏之开亦此理（《金匮要略方论本义》）。故"腹痛恶寒，少腹如扇"是肾阳虚、胞宫失于温摄，寒凝气滞的反映，也是阳虚寒盛腹痛的主要临床特征。

（3）本证"恶寒发热"当与表证鉴别：原文叙述此证具有恶寒发热之象，似与表证相似，然细释其文义，则知已示其区别，"少腹如扇"是对"腹痛恶寒"的解释，指出腹痛即小腹痛，恶寒即小腹恶寒，说明恶寒是局部的，而非全身的，属里证，而不属表证，此即徐忠可所云"然恶寒有属表者，此连腹痛，则知寒伤内矣"。所以，此证虽见恶寒发热，但其病因病机，脉证特点皆与表证迥别。

## 芎归胶艾汤

【原文】

师曰：妇人有漏下者，有半产① 后因续下血都不绝者，有妊娠下血者，假令妊娠腹中痛，为胞阻②，胶艾汤主之。

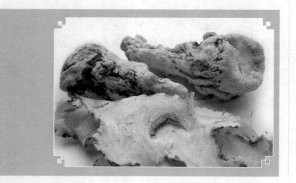

【解析】

老师说：妇人常有漏下的，有因小产后继续下血淋漓不净的，有怀孕后又再下血的，假如怀孕下血并有腹中痛，这是胞阻，用胶艾汤主治。

【注释】

①半产：亦称小产，指妊娠三月以后，胎儿已成形，但未足月而自然殒堕；若三个月以内，胎儿未成形而自然殒堕，谓之堕胎。如《医宗金鉴·妇科心法要诀》云："五、七月已成形象者，名为小产；三月未成形象者，谓之堕胎。"

②胞阻：亦称胞漏或漏胞。系指不因癥积所致的妊娠下血，并腹中痛者。

【药物组成】

芎䓖　阿胶　甘草各二两　艾叶　当归各三两　芍药四两　干地黄四两

上七味，以水五升，清酒三升，合煮，取三升，去滓，内胶，令消尽，温服一升，日三服。不瘥，更作。

【功效】

调补冲任，固经养血。

【方药分析】

妇人下血，常见下列三种情况：一是经血非时而下，淋漓不断地漏下；二是小产后继续下血不净；三是妊娠下血并伴腹痛，此为胞阻，亦称胞漏或漏胞。这三种妇人下血，病情虽有不同，但其病机则皆属冲任脉虚，阴血不能内守所致，均当调补冲任，固经养血，可用胶艾汤一方通治。分析原文旨义，本条尤其注重胞阻的辨证施治。

胞阻的辨证施治：所谓"胞阻"，系指不因癥积而妊娠下血、腹痛的病症。腹痛是其辨证的关键，故原文"假令妊娠腹中痛，为胞阻"，"假令"二字是承上文"有妊娠下血者"而言，即是说假如妊娠下血又腹中痛，就称为胞阻。此条重点论述妊娠胞阻下血，胞阻既是病名，又是病位病机的概括，"胞"，言其病位，"阻"，言其病机，即胞脉阻滞，如尤在泾所说："胞阻者，胞脉阻滞，血少而气不行也"。（《金匮要略心典》）意谓此下血而又腹痛，乃虚中挟实之证，故治疗用胶艾汤，可不必顾虑方中归、芎辛散行血之弊。

方中四物汤养血和血，阿胶养血止血，艾叶炒炭用则温经暖宫止血，且胶艾同用，又可安胎，甘草调和诸药，清酒以行药势，诸药合用，则能养血止血，暖宫调经，亦治腹痛、安胎。

## 当归芍药散

【原文】

妇人怀孕，腹中疞①痛，当归芍药散主之。

【解析】

妇人怀孕，腹中拘急，绵绵而痛，用当归芍药散主治。

【注释】

①疞痛：疞，音xū。疞痛是腹中拘急(即自觉牵引不适或紧缩感)，绵绵而痛。

【药物组成】

当归三两　芍药一斤　川芎半斤，一作三两　茯苓四两　白术四两　泽泻半斤

上六味，杵为散，取方寸匕，酒和，日三服。

【功效】

养血疏肝，健脾利湿，止痛安胎。

【方药分析】

妇人怀孕以后，血聚养胎，阴血相对偏虚，肝为刚脏，非柔润不和，肝血虚则失于条达，如再因情志刺激，肝气横逆，乘犯脾土，以致肝郁脾虚，肝虚气郁则血滞，故腹中拘急，绵绵而痛，称为痛。此痛既区别于寒疝的绞痛，又不同于瘀血之刺痛，乃属虚中挟滞之疼痛；脾虚则运化无权，水湿内停，并结合方药测证，应当有小便不利，足跗肿等症。

此证属肝郁脾虚，故治以当归芍药散，养血调肝，健脾利湿。

方中重用芍药以调肝缓急止痛，配伍当归、川芎以养血柔肝，并可疏利气机；白术、云苓健脾益气，合泽泻以淡渗利湿。如此配合，则肝脾两调，气血水同治，腹痛诸证自解。

## 干姜人参半夏丸

【原文】

妊娠呕吐不止，干姜人参半夏丸主之。

【解析】

怀孕以后呕吐不止，用干姜人

妇人妊娠病方

参半夏丸主治。

【药物组成】

　　干姜　人参各一两　半夏二两

　　上三味，末之，以生姜汁糊为丸，如梧桐子大，饮服十丸，日三服。

【功效】

　　温补脾胃，蠲饮降逆。

【方药分析】

　　妇女怀孕以后，出现恶心呕吐，本属生理现象，一般不需治疗，可自行缓解。本文谓"呕吐不止"，意即吐势颇剧，反复发作，缠绵难愈。以药测证，当有呕吐物多系清水或涎沫，口不渴，或渴喜热饮，并可见头眩心悸，倦怠嗜卧，溲清便溏，脉弦苔滑等。此因脾胃虚寒，寒饮上逆所致，故宜温中散寒，降逆止呕，用干姜人参半夏丸主治。

　　方中干姜温中散寒，人参补益脾胃；半夏配生姜汁，蠲饮降逆以止呕。四味合用，共达温中补虚，蠲饮降逆，和胃止呕之功。以丸剂服之，便于受纳，并能达和缓补益之效，实为虚寒恶阻久不止的"至善之法"。

## 当归贝母苦参丸

【原文】

　　妊娠，小便难，饮食如故，当归贝母苦参丸主之。

【解析】

　　孕妇小便困难，饮食如平常一样，治疗宜用当归贝母苦参丸。

【药物组成】

　　当归　贝母　苦参各四两

　　上三味，末之，炼蜜丸如小豆大，饮服三丸，加至十丸。

【功效】

　　养血润燥，清利下焦。

【方药分析】

　　妊娠小便难，系指妊娠期间出现小便频数而急，淋漓涩痛等症，即后世所谓"子淋"。其人饮食仍如平常，说明病不在中焦，而在下焦膀胱，以方药测知，乃因怀孕后，血虚热郁，肺燥气郁，失于通调，膀胱的津液不足，郁热蕴结所致。用当归贝母苦参丸主治。

　　本方以当归养血润燥，苦参清热利尿，除热结，配伍贝母清肺开郁，使上焦通则下焦自通，苦参、贝母两相配伍，有提壶揭盖之妙。以上三味合用，可使血虚得养，郁热解除，膀胱通调，则小便自能爽利。

## 葵子茯苓散

【原文】

　　妊娠有水气，身重①，小便不利，洒淅恶寒，起即头眩，葵子茯苓散主之。

【解析】

　　怀孕有水气，其人身肿并觉身体重着，小便不通利，有洒淅恶寒的现象，起立时即感觉头眩晕，用葵子茯苓散主治。

【注释】

　　①身重：在此条有两种含义，

144

一是指水湿泛溢肌肤而身肿；二是因水湿潴留机体而感觉身体沉重。

【药物组成】

葵子一斤　茯苓三两

上二味，杵为散，饮服方寸匕，日三服，小便利则愈。

【功效】

利水通窍，渗湿通阳。

【方药分析】

妊娠有水气，系指妊娠期间因水湿为患而病水肿，后世称为子肿，俗称"胎肿"。此证多因妊娠六七月，胎儿渐长，影响气机升降；或因妊娠期间情志所伤，肝失疏泄，气化受阻，水湿停聚而致。膀胱气化受阻，则小便不利；小便不利，水湿无去路，停聚于内而泛溢于肌肤遂成水肿，并觉身重；水停而卫阳被遏，则恶寒，状如寒风冷水侵淋身体一样；水气内停，清阳不升，故起即头眩。其病关键在于气化受阻，小便不利，故治疗当利水通阳，使小便通利则水湿去，水湿去则阳气畅通，而诸证自愈，此即叶天士"通阳不在温，而在利小便"（《温热论》）的治法。方用葵子茯苓散。方中以葵子滑利通窍，《本经》言其主"五癃，利小便"；茯苓淡渗利湿，导水下行。二药合用，则能利水通窍，渗湿通阳，宜用于妊娠水肿实证，其利水是手段，通阳是目的，水去阳通，诸证自解，故方后云："小便利则愈"。但方中冬葵子其性滑利，属妊娠禁忌之品，故小便通利则应停服，过之恐有滑胎之弊。

## 当归散

【原文】

妇人妊娠，宜常服当归散主之。

【解析】

妇人怀孕期间，可以经常服用当归散。

【药物组成】

当归　黄芩　芍药　芎劳各一斤
白术半斤

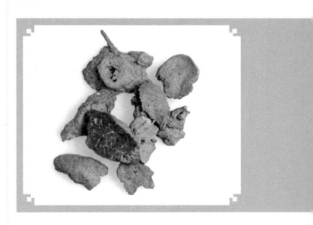

上五味，杵为散，酒饮服方寸匕，日再服。妊娠常服即易产，胎无疾苦。产后百病悉主之。

【功效】

养血健脾，清化湿热。

【方药分析】

妇女妊娠期间，若无病，则不需服药，若素体薄弱，曾经堕胎半产，或已见胎漏或胎动不安者，则应予以重视，需要积极治疗以保胎。妊娠养胎与肝脾二经关系至密，肝主藏血，血以养胎，脾主运化，乃气血生

妇人妊娠病方

化之源，假如妇人脾气健旺，气血生化有源，肝血充足，则能濡养胎元而无病。如肝血不足，血虚则易生热；脾气不健，运化失常而易生湿，以致血虚脾弱，湿热郁滞，胎失所养而病胎漏，胎动不安等，即可常服当归散养血调肝益脾，清化湿热以安胎。

原文"常服"二字，应活看，盖妊娠有病当治病，治病即是安胎，妊娠无病，胎儿自然发育正常，无须服药保胎。否则，任意用药，反而有害无益，因为方中当归、川芎皆属辛窜活血之品，过之则可能动血伤胎，但本方用于血虚脾弱，湿热郁滞之胎动不安，又可奏安胎之效。所以，吴谦说："妊娠无病不须服药，若其人瘦而有热，恐耗血伤胎，宜常服此以安之。"（《医宗金鉴》）尤在泾亦指出"丹溪称黄芩、白术为安胎之圣药；夫芩、术非能安胎者，去其湿热而胎自安耳。"（《金匮要略心典》）皆说明当归散并非安胎、养胎通用之方，故不可拘囿"常服"及方后"常服即易产，胎无疾苦，产后百病悉主之"之论。《金匮要略教学参考资料》认为，仲景之意"即着重示人胎前产后均应注意调养肝脾"，此说颇为贴切。

当归散药用当归、白芍养血调肝，合以川芎能舒气血之滞；白术健脾除湿；黄芩苦寒坚阴清热。合而用之，使血虚得养，湿去热清，血气调和，则胎元自安。

## 白术散

**【原文】**

妊娠养胎，白术散主之。

**【解析】**

怀孕期间养胎，宜用白术散主治。

**【药物组成】**

白术　芎䓖　蜀椒三分去汗　牡蛎

上四味，杵为散，酒服一钱匕，日三服，夜一服。但苦痛，加芍药；心下毒痛，倍加芎䓖；心烦吐痛，不能食饮，加细辛一两，半夏大者二十枚。

**【功效】**

健脾温中，散寒除湿，安胎。

**【方药分析】**

妊娠妇女，若有小腹下坠感，或腰酸腹痛，甚至阴道有少量下血，是胎动不安之象，常为堕胎、半产的先兆，必须服药调治，以保证胎元的正常发育，即所谓"养胎"或"安胎"。以方药测知，除胎动不安外，尚具脘腹时痛、呕吐清涎、不欲饮食，舌淡苔白润，脉缓滑等，乃属脾虚而寒湿中阻所致。因脾阳虚，运化无权，寒湿内生，一则不能化水谷精微以生气血，二则寒湿中阻，气血受阻，导致胎失所养而胎动不安，故投以白术散健脾温中，散寒除湿以安胎。

方用白术健脾除湿，川芎和肝舒气，蜀椒温中散寒，牡蛎除湿利水；且白术与川芎配伍，能健脾温血养胎；蜀椒与牡蛎同用，又可镇逆固胎。

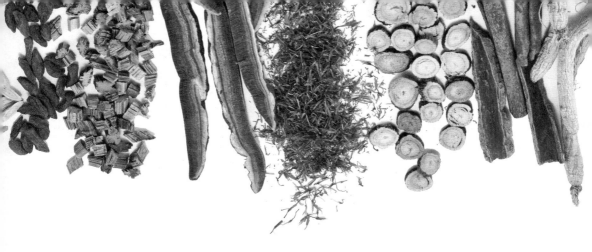

# 妇人产后病方

## 枳实芍药散

【原文】

产后腹痛，烦满不得卧，枳实芍药散主之。

【解析】

产后腹中胀满疼痛，心烦胸满，不得安卧，用枳实芍药散主治。

【药物组成】

枳实(烧令黑，勿太过)　芍药等分

上二味，杵为散，服方寸匕，日三服。并主痈脓，以麦粥下之。

【功效】

破气散结，和血止痛。

【方药分析】

妇人产后腹痛，有虚实之分。若腹痛、不烦不满，或喜按喜温者，多属虚属寒，今见腹中胀满疼痛，心烦胸满不得安卧，乃属实证。因产后气血郁滞而成实，且以气滞偏重。"烦满不得卧"，是本证辨证的关键，旨在阐明此证腹痛之特点，是以

胀满甚于疼痛，其病机当以气滞为主。因气郁化热，郁热扰心则烦，气机壅滞不畅则满；气滞血亦滞，气血郁滞，不通则痛。所以，本证当属气郁血滞，以气滞偏重之产后腹痛，治宜行气和血止痛，用枳实芍药散主治。

方中枳实破气散结，烧黑存性，既能入血分以行血中之气，又可减轻其攻破作用，配伍芍药和血止痛，两味等分为散，每服"方寸匕"说明药少量轻，病情不重，意在缓治。如谭日强谓："方意是调和气血之滞，所谓通则不痛之轻剂也。"（《金匮要略浅述》）用大麦粥调服，大麦性味甘、咸、凉、入脾胃二经，能除热，益气调中，三味合用，使气血宣通，则满痛心烦诸证自解。

## 下瘀血汤

【原文】

师曰：产妇腹痛，法当以枳实

妇人产后病方

147

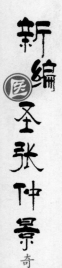

芍药散，假令不愈者，此为腹中有干血著脐下，宜下瘀血汤主之；亦主经水不利。

【解析】

老师说：妇人产后腹中疼痛，按常规治法当用枳实芍药散，假如服药后腹痛仍不愈，这是因为有瘀血凝着在脐下，宜用下瘀血汤主治。

【药物组成】

大黄二两　桃仁二十枚　蟅虫二十枚(熬，去足)

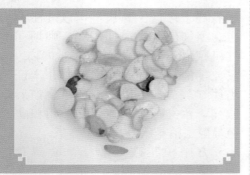

上三味，末之，炼蜜和为四丸，以酒一升，煎一丸，取八合顿服，新血下如豚肝。

【功效】

破血散积，逐瘀痛经。

【方药分析】

产后腹痛多属气郁血滞，一般投以枳实芍药散行气和血，即可痊愈，如果不愈，说明非气滞为主，乃瘀血偏重，故枳实芍药散药轻力薄已不能胜病。"干血着脐下"，是本证病因病理的概括，所谓"干血"，多为瘀血久积，郁遏化热，热灼血干而

形成，"脐下"乃胞宫所居之处，又时值产后，因而"干血着脐下"足以明示此为瘀热内结胞宫，胞脉阻滞之产后腹痛。正因如此，其证必具小腹疼痛如刺、拒按或有块，痛甚于胀，其治又必以下瘀血汤逐瘀泻热，方能奏效，正如吴谦所说："此为热灼血干，着于脐下而痛，非枳实、芍药之所能治也。……主之下瘀血汤，攻热下瘀血也。"（《医宗金鉴》）

方中用大黄入血分，荡热逐瘀，推陈致新；桃仁活血化瘀润燥；蟅虫善攻干血，破结逐瘀；三味合用，破血之力峻猛，为防伤正，用蜜为丸，以缓急润燥。以酒煎药丸，既能引药入血分直达病所，又可奏和血之功。因瘀热内结的经水不利，痛经、闭经等证，亦可用本方化裁为治。但本方仍属逐瘀之峻剂，非体壮证实者，慎勿妄投。服药后可见下瘀血如豚肝。

## 阳旦汤

【原文】

产后风①续之数十日不解，头微痛，恶寒，时时有热，心下闷，干呕，汗出，虽久，阳旦证续在耳，可与阳旦汤。即桂枝汤，方见下利中。

【解析】

产后感受风邪而病，延续至数十天，仍然不解，头微痛，恶寒，时时发热，心下痞闷，干呕，汗出，虽延续日久，而阳旦证继续存在，仍可用阳旦汤治疗。

【注释】

①"产后风"：即"产后中风"，指产后感受风邪而致的病症，与《伤寒论》太阳中风证的含义一致。

【功效】

解表祛风，调和营卫。

【方药分析】

产后气血俱伤，抗病力减弱，易招外邪侵袭，若感受风邪，其病在表，证见头微痛、恶寒、时时发热、汗出等，此属太阳中风证，虽病程持续数十日不解，但只要太阳中风之候尚在，有斯证即用斯药，不必拘泥病程的长短，即或兼有"心下闷、干呕"之证，此亦如徐忠可所谓："太阳之邪欲内入而内不受者"。（《金匮要略论注》）是邪仍在太阳之表，故仍可与阳旦汤解表祛邪。

关于"阳旦汤"，后世注家有以下不同的说法：

（1）桂枝汤：如成无己说："阳旦，桂枝之别名"（《注解伤寒论》）。

（2）桂枝汤加黄芩：如徐忠可说："考《伤寒论》有阳旦汤，乃桂枝汤加黄芩"（《金匮要略论注》）。

（3）桂枝汤加附子：如魏念庭说："试观此条之用阳旦汤治风，与后条竹叶汤中加附子治风，则阳旦汤确为桂枝汤加附子"（《金匮要略方论本义》）。

（4）桂枝汤增桂加附子：如陈修圆说："阳旦汤方，坊本俱作桂枝汤加黄芩，今因《伤寒论》悟出是桂枝汤增桂加附子"（《金匮要略浅注》）。

审察本条所叙证候，以阳旦汤即是桂枝汤之论为妥。

## 竹叶汤

【原文】

产后中风，发热，面正赤，喘而头痛，竹叶汤主之。

【解析】

产后感受风邪，发热，面色红赤，气喘头痛，宜用竹叶汤主治。

【药物组成】

竹叶一把　葛根三两　防风　桔梗　桂枝　人参　甘草各一两　附子一枚（炮）　大枣十五枚　生姜五两

上十味，以水一斗，煮取二升半，分温三服，温覆使汗出。颈项强，用大附子一枚，破之如豆大，煎药扬去沫。呕者，加半夏半升，洗。

【功效】

扶正祛邪，表里兼治。

【方药分析】

"产后中风"，谓产后气血两亏，正气大虚而易感受风邪，因风伤太阳之表，营卫失和而发热、头痛；元阳虚不能固守于下，虚阳上浮而面赤、气喘。

关于"面正赤"，注家有以下两种解释：

（1）太阳阳明并病，面赤如同《伤寒论》四十八条之"面色缘缘正赤"，如高学山说："此条之中风，因其人之阳气本自虚寒，故风从太阳

妇人产后病方

中入，即乘虚而传阳明之经腑……而太阳尚未罢之候也。太阳未罢，故头痛不止，胃腑受阳邪而化虚热，面为阳明之应，故正赤。"（《高注金匮要略》）

(2)虚阳上浮，面红如妆：如徐忠可说："然面正赤，此非小可淡红，所谓面若妆朱，乃真阳上浮也。"（《金匮要略论注》）

此乃产后正虚邪实，标热本寒之候，若因病邪在表，而单纯解表散邪，则阳浮易脱，若因其正虚而单纯补正，则表邪不解，故治以扶正祛邪，表里兼顾，方用竹叶汤。

竹叶汤为补正散邪之方，方中竹叶、葛根、防风、桔梗、桂枝搜风散邪以解其外，人参、附子温阳益气以固里之虚脱；甘草、姜、枣调和营卫；以竹叶为主药，故方名竹叶汤。即陈修园所谓："以竹叶为君者，以风为阳邪，不解即变为热，热甚则灼筋而成痉，故于温散药中，先以此而折其势，即杜渐防微之道也。"（《金匮要略浅注》）本方佐使得法，邪正兼顾，为后世扶正祛邪法之鼻祖。

## 竹皮大丸

【原文】

妇人乳中虚①，烦乱呕逆②，安中益气，竹皮大丸主之。

【解析】

妇人在新产后哺乳期间，中气虚弱，心烦意乱，呕吐气逆，治以安中益气法，用竹皮大丸主治。

【注释】

①乳中虚："乳"字，在《脉经》中作"产"字，丹坡元简亦云："在草蓐之谓"（《辑义》），即指产后一月内；《金匮要略论注》徐彬："乳者，乳子之妇也"；唐容川亦说："妇人乳"作一读，谓乳子也。"中虚"作一句……乳汁去多，则中焦虚乏。（《补正》）集诸家之说，所谓"乳中虚"，系指新产后哺乳期间，阴血耗伤，中焦虚乏。

②烦乱呕逆：心烦呕吐严重之意。如徐彬云："烦而乱则烦之甚也，呕而逆则呕之甚也"。（《金匮要略论注》）

【药物组成】

生竹茹二分　石膏二分　桂枝一分
甘草七分　白薇一分

上五味，末之，枣肉和丸，弹子大，以饮服一丸，日三夜二服。有热者倍白薇，烦喘者加柏实一分。

【功效】

安中益气，除烦止呕。

【方药分析】

妇女由于产时失血，育儿哺乳，乳汁去多而耗血，加之中气虚乏，气血资生之源不足，因而阴血偏虚，阴血虚则生内热，虚热上扰于心，心神失主则烦乱；虚热内扰犯胃，胃失和降则呕吐气逆。治以安中益气法，即清热降逆，补益中气，宜用竹皮大丸主治。

方中竹茹、石膏甘寒清胃热，

除烦止呕而致中安；白薇清虚热；桂枝辛温，能平冲降逆，与寒凉同用损其温燥之偏，而存其降逆之性，石膏大寒与辛温相伍，则清胃热而不损胃阳，合而用之，相得益彰；重用甘草，配伍枣肉，意在补益中气，化生液汁，诸药同用共奏安中益气之效。

## ●白头翁加甘草阿胶汤●

【原文】

产后下利虚极①，白头翁加甘草阿胶汤主之。

【解析】

产后又下利，以致气血极虚，宜用白头翁加甘草阿胶汤主治。

【注释】

①虚极：极虚之意。谓产后阴血大虚，复下利重伤阴液。如《金匮要略释义》云："产后阴血大虚，益以下利伤其脾胃滓液，故曰虚极。"

【药物组成】

白头翁　甘草　阿胶各二两　秦皮　黄连　柏皮各三两

上六味，以水七升，煮取二升半，内胶令消尽，分温三服。

【功效】

补血益气，清热止利。

【方药分析】

妇人产后营阴本虚，又患下利，复伤其阴，故云"虚极"。以方药测证，此"下利"当属痢疾，如唐容川所说："盖此下利，是言痢疾便脓血也。"（《金匮要略浅注补正》）故本证应有发热腹痛、里急后重、大便脓血黏液等症状。其治当清热止利，养血滋阴，两相兼顾，宜用白头翁加甘草阿胶汤主治。

白头翁汤为治湿热痢疾的主方，功专清热，燥湿，凉血止利；加甘草补中以化生津液，阿胶滋阴养血。

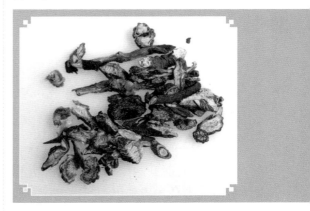

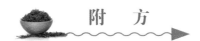

附　方

## ●《千金》三物黄芩汤●

【原文】

治妇人在草蓐①，自发露得风②，四肢苦烦热，头痛者与小柴胡汤：头不痛但烦者，此汤主之。

【解析】

妇人在分娩时因产床不洁，或产后保养不慎而感受病邪，若出现手足发热而烦，头痛的，治用小柴胡汤；若无头痛，仅见手足发热而烦的，用三物黄芩汤主治。

妇人产后病方

151

【注释】

①妇人在草蓐：草蓐，即草垫，古代妇女多在草垫上分娩，类似今之产床。

②发露得风：指产妇分娩时，因产床不洁或产后保养不慎而感受病邪。

【药物组成】

黄芩一两　苦参二两　干地黄四两

上三味，以水八升，煮取二升，温服一升，多吐下虫。

【功效】

清热燥湿，滋阴养血。

【方药分析】

妇人分娩时，因产床不清洁，或产后保养不慎而感受病邪，若证见手足发热而烦，并兼头痛以两侧为甚者，是邪在半表半里之间，属外感发热，治当和解清热，宜用小柴胡汤；若仅见手足发热而烦，无头痛者，为病邪已由表入里，血分有热之征，其治则当清热凉血、养血，故用三物黄芩汤主治。

方中黄芩、苦参清热除烦；地黄凉血养血。方后云："多吐下虫。"梁运通谓："可能为苦参之苦寒伤胃气，引起呕吐，对宿有蛔虫的病人可使虫不安而出。"此说颇为贴切(《金匮释按》)。

## 《千金》内补当归建中汤

【原文】

治妇人产后虚羸不足，腹中刺痛不止，吸吸①少气，或苦少腹中急摩，痛②引腰背，不能食饮；产后一月，日得服四五剂为善，令人强壮，宜。

【解析】

《千金》内补当归建中汤治妇人产后身体虚羸不足，腹中绞痛，在恐

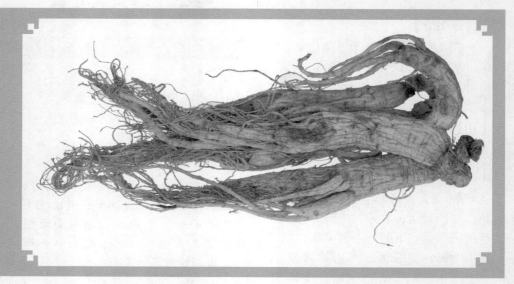

痛吸气时并发生气短，或苦于小腹拘急挛痛而牵引腰背作痛，不能饮食；产后一个月内，每日服此方，连服四五剂为好，能使人身体强壮之方。

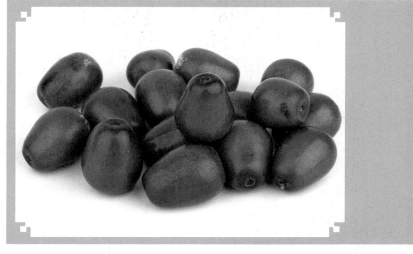

【药物组成】

当归四两　桂枝三两　芍药六两　生姜三两　甘草二两　大枣十二枚

上六味，以水一斗，煮取三升，分温三服，一日令尽。若大虚，加饴糖六两，汤成内之，于火上暖令饴消。若去血过多，崩伤内衄③不止，加地黄六两，阿胶二两，合八味，汤成内阿胶。若无当归，以芎代之。若无生姜，以干姜代之。

【注释】

①吸吸少气："吸吸"即吸气之声。"吸吸少气"，指忍痛吸气时而发生气短不足之象。

②少腹中急摩痛：即少腹拘急挛痛。

③内衄：指内出血。

【功效】

建中和血，散寒止痛。

【方药分析】

妇女产后气血俱损，血海必然空虚，如果中州健运，则气血易复。假如中焦虚寒，运化无权，化源不足，则气血愈虚，气血虚，在内不足以荣濡脏腑，充养经脉，故腹中拘急、绵绵而痛，或小腹拘急挛痛并牵引腰背作痛；在外不足以润泽肌肤、充养形体，故虚羸不足；脾虚胃弱，故短气食少。治以内补当归建中汤，以建中州，益气血，缓急止痛。

本方即小建中汤加当归。方中当归和血养血；小建中汤调阴阳，建中气，并能缓急止痛。中气即建，气血生化有源，诸虚之证亦自解。故本方亦为产后调补有效之剂，但因其性质偏于温性，只宜用于素体阳虚而脾胃虚寒者，若素体阴虚而胃阴不足者，则不可与之。

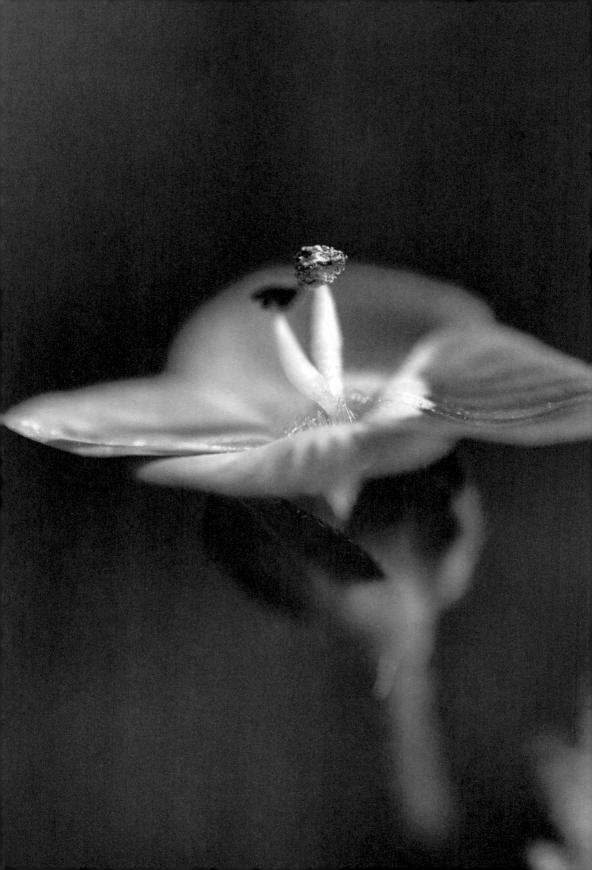

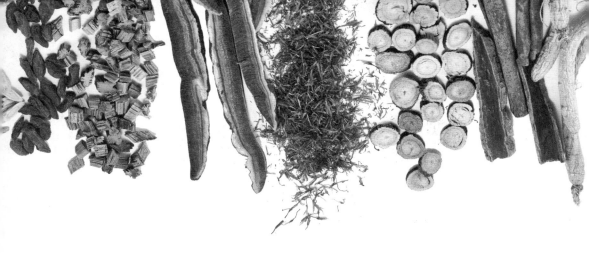

# 妇人杂病方

## 半夏厚朴汤

【原文】

妇人咽中如有炙脔[1]，半夏厚朴汤主之。

【解析】

妇人自觉咽中如有烤肉块梗阻不适，用半夏厚朴汤主治。

【注释】

[1]炙脔：肉切成块为脔，炙脔即烤肉块。

【药物组成】

半夏一升　　厚朴三两　　茯苓四两　　生姜五两　　干苏叶二两

上五味，以水七升，煮取四升，分温四服，日三夜一服。

【功效】

和解枢机，扶正祛邪。

【方药分析】

妇人自觉咽中如有烤肉块梗阻不适，咯之不出、吞之不下，但饮食吞咽并无妨碍，后世称之为"梅核气"。本病的发生，多因情志所伤，肝失条达而气机郁结，气郁则津液结聚而成痰，痰凝气滞搏结于咽喉所致。宜用半夏厚朴汤主治。

方中半夏、厚朴、生姜辛开苦降，以散结降逆；佐以茯苓利饮化痰；苏叶芳香轻浮，宣肺气而能解郁，诸药合用，可收开结化痰，顺气降逆之功。气顺痰消，则咽中自爽。

## 甘麦大枣汤

【原文】

妇人脏躁，喜悲伤欲哭，象如神灵所作，数欠伸，甘麦大枣汤主之。

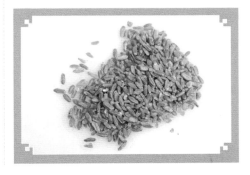

155

【解析】

妇人脏躁病，喜笑悲伤想哭，好像有神灵所作的样子，频打呵欠，伸懒腰，用甘麦大枣汤主治。

【药物组成】

甘草三两　　小麦一升　　大枣十枚

上三味，以水六升，煮取三升，温分三服。亦补脾气。

【功效】

养心安神，润躁缓急。

【方药分析】

妇人患脏躁病，证见喜怒无常，无故悲伤欲哭，情绪多变幻，好像有神灵附体一样，且频频呵欠，伸懒腰等，治用甘麦大枣汤补脾养心，缓急止躁。本条尚需重点讨论下列两个问题。

(1)关于脏躁的病因病机：对脏躁的病因为情志所伤，诸医家无异词。但对于脏躁病位有不同理解：

①子宫：如尤在泾云："脏躁，沈氏所谓子宫血虚，受风化热者是也。"(《金匮要略心典》)

②心脏：如吴谦云："脏，心脏也，心静则神藏，若为七情所伤，则心不得静，而神躁扰不宁也。"(《医宗金鉴》)

③肺脏：如曹颖甫说："肺主悲，亦主哭、悲伤欲哭，病当在肺。"(《金匮发微》)

④不拘于何脏：如陈修园说："脏属阴，阴虚而火乘之则为躁，不拘于何脏。"(《金匮要略浅注》)

⑤五脏：黄树曾说："脏指五脏(心肝脾肺肾)而言，脏躁，谓五脏之全部或一部，津液阴血不足。"(《金匮要略释义》)

⑥心与肝：《金匮要略译释》指出："关于脏躁病的病变所在……假如从甘麦大枣汤的药物组成来看……如认为本病的病变在心与肝，是比较合理的。"

综上所述，见仁见智，各有理由，但子宫之说似不可从，因脏躁病虽多见于妇人，而男子亦有之，其他几种说法均有参考价值，若结合本病的症状分析，似以《释义》之说，病在五脏更全面。五脏各有五志，若五脏功能失调，五志发于外则变生情志失常诸症。喜为心之志、怒为肝之志，悲忧同为肺之志，心、肝、肺病，故喜怒无常，无故悲伤欲哭；肾病则"善伸数欠"(《内经》)，脾病亦欠伸，如黄树曾所谓："呵欠曰欠，伸，即俗所谓伸懒腰也，肾精虚则欠，胃阴虚亦欠，脾主四肢，脾气虚则伸。"(《金匮要略释义》)总之，本病的发生，多由情志不舒或思虑过度，肝郁化火伤阴，脏阴不足，虚火躁动所致，其病始于肝，而累及心、脾、肺、肾，为五脏俱病。

(2)脏躁的治疗，重在治脾：脏躁乃五脏阴液亏损，虚火躁动的疾患。五脏俱病，当以补脾为主，因为脾主运化，为津液、阴血生化之源，若脾气健旺，气血津液充沛，则可资援它脏，五脏之阴充足，虚火自灭，脏躁诸症亦自平。此即《内经》所谓"脾为孤脏，中央土以灌四傍"之意(《素问·玉机真脏论》）。故治用甘麦大枣汤，以补脾为主，兼养心肝。

方中三味药，皆性平而味甘，甘草、大枣甘缓，补中缓急而止躁；小麦甘润，养心肝，安心神，三味相合，共成补脾养心，缓急止躁之效，实属治脏躁之良剂，补脾之佳方。

## 温经汤

【原文】

问曰：妇人年五十所，病下利数十日不止，暮即发热，少腹里急，腹满，手掌烦热，唇口干燥，何也？师曰：此病属带下。何以故？曾经半产，瘀血在少腹不去。何以知之？其证唇口干燥，故知之。当以温经汤主之。

【解析】

问道：妇人年已五十左右，病前阴道出血，数十日不止，傍晚发热，小腹里急，腹中胀满，手掌发热，唇口干燥，是什么原因呢？老师说：此病属带脉以下的病变，由于曾经小产，有瘀血停在小腹未去。怎么知道呢？因其证见唇口干燥，所以知道是瘀血停留于小腹，当以温经汤主治。

【药物组成】

吴茱萸三两　当归二两　芎䓖二两　芍药二两　人参二两　桂枝二两　阿胶二两　生姜二两　牡丹皮(去心)二两　甘草二两　半夏半升　麦门冬一升(去心)

上十二味，以水一斗，煮取三升，分温三服。亦主妇人少腹寒，久不受胎；兼取崩中去血，或月水来过多，及至期不来。

【功效】

温经散寒，养血化瘀。

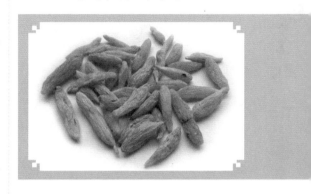

【方药分析】

妇人已年过七七，正值精血虚、肾气衰、天癸竭、月经应当停止之年，而今下血数十日不止，乃属崩漏之候。病由"曾经半产，瘀血在少腹不去"，又结合方药测知，多因壮年之时曾经半产，冲任气血受损，时至老年，冲任更虚，寒邪乘虚客于胞中，寒凝血瘀，血不归经而下血淋漓不止。属冲任虚寒，瘀血内阻之漏下证，故有腹满里急，甚至刺痛、拒按等症。少腹急满，乃"胞中有寒，瘀不行也"（《医宗金鉴》）；唇口干燥，在此证中，并非因津亏，乃为瘀血不去则津液输布受阻，失于上濡所致，如李珥臣说："阳明脉挟口环唇，与冲脉会于气街……以冲脉血阻不行，则阳明津液衰少不能濡润。"（《金匮要略方论集注》）与本书第十六篇内"唇痿舌青""口燥、但欲漱水不欲咽"同理，皆为瘀血之征，故原文云："瘀血在少腹不去，何以知之？其证唇口干燥，故

妇人杂病方

知之。"

"暮即发热""手掌热"的病机，有两种解释：一种认为是阴虚生内热，如吴谦云："五心烦热，阴血虚也"（《医宗金鉴》）；一种认为是瘀血郁遏化热，如魏念庭说："积瘀成热，伤阴分，发邪火。"（《金匮要略方论本义》）尤在泾亦说："暮即发热者，血结在阴，阳气至暮不得入于阴，而反浮于外也……手掌烦热，病在阴，掌亦阴也。"（《金匮要略心典》）后世多从第一种解释，但以病情和方药分析，本证下血数十日不止，势必耗损阴血，确有阴虚不能敛阳而生虚热的可能，但原文自释其病理，为"瘀血在少腹不去"，并以唇口干燥为瘀血内停之征象，且不作阴虚生热解，又观温经汤药物及功效，重在温养血脉以消瘀血，说明寒凝血瘀则是主要病理转归，由此，暮即发热、手掌烦热的病机，应以上述两种因素并存，而以瘀血郁遏化热为主要，似更加符合原文精神。

本病是冲任虚寒为本，瘀血为标，故治疗不宜单纯用峻药活血消瘀，而应当重在温养血脉，生新去瘀，宜投以温经汤主治。

方中吴茱萸、生姜、桂枝温经散寒，桂枝兼通血脉；当归、川芎、芍药、阿胶、丹皮养血和营，行血祛瘀；麦冬、半夏润燥降逆；甘草、人参补益中气，诸药合用，具有温补冲任、养血行瘀，标本兼治的作用。

## 土瓜根散

【原文】

带下经水不利①，少腹满痛，经一月再见②者，土瓜根散主之。

【解析】

妇人带脉以下的病变，月经不能如期而至，或月经循行不畅，小腹部满痛，月经一月两行，用土瓜根散主治。

【注释】

①经水不利：指月经过期不至或经行不畅。如徐忠可说："不利者，不能如期也"；尤在泾谓之"似通非通，欲止不上"之状。

②经一月再见：指月经一月两潮。

【药物组成】

土瓜根 芍药 桂枝 䗪虫各三两

上四味，杵为散，酒服方寸匕，日三服。

【功效】

活血通脉。

【方药分析】

"带下"：在此为广义的带下病，即泛指妇科疾病。妇人月经后期，或经行不畅，并兼有小腹满痛之证。结合方药测知，当有小腹满痛拒按，或按之有硬块，月经量少淋漓，色紫黑有块，舌质紫黯或有瘀斑、脉弦或涩等脉症。或可见月经一月两潮。但无论月经过期不至，或一月两潮，都是因为瘀血停滞，冲任失调所致，故方投土瓜根散活血通瘀，使瘀血去而痛止，经行通畅，则月经自调。

方中土瓜根(即王瓜根)性味苦寒，无毒，以活血消瘀，清热导湿，桂枝辛温通阳化气，二药配伍，则本方略具温性，使之既有活血消瘀，通阳行滞之效，又不过于温燥；蟅虫破瘀攻坚，与导湿之土瓜根同伍，体现了水血同治；芍药调营止痛，四味合用之，共成化气行滞，活血通瘀之效。

## 旋覆花汤

【原文】

寸口脉弦而大，弦则为减，大则为芤，减则为寒，芤则为虚，寒虚相搏，此名曰革，妇人则半产漏下，旋覆花汤主之。

【解析】

寸口脉弦而兼大，但比弦脉较为衰减，比大脉则又中空如芤。弦而衰减的脉，为寒的现象，大而中空如芤的脉，为虚的现象，如虚和寒的脉象结合起来，则名为革脉，在妇女主患小产或漏下证，用旋覆花汤主治。

【药物组成】

旋覆花三两　葱十四茎　新绛①少许

上三味，以水三升，煮取一升，顿服。

【注解】

①新绛：《本经》未载，有的医家认为是绯帛，将已染成大赤色丝织品的大红帽幛当新绛使用(有谓以茜草汁或以猩猩血、藏红花汁、苏木染成者)，而陶弘景则称绛为茜草，

新绛则为新刈之茜草，用治肝着及妇人半产漏不属于有瘀血者，确有实效。临床多用茜草。以上供参考。

【功效】

行气活血，通阳散结。

【方药分析】

此条内容既见于《血痹虚劳病》篇，又见于《惊悸吐衄下血胸满瘀血病》篇，在虚劳病篇句首无"寸口"二字，文末为"男子亡血失精"，无"旋覆花汤主之"六字，在血病篇中仅少"失精，旋覆花汤主之"八字，三条原文基本相似，但所论各有侧重，虚劳中着意阐明精血亏损的虚劳脉象；血病中主论虚寒亡血；本条则专以阐述妇人杂病的脉象和治法，乃属同中有异，应当仔细辨别。

妇人半产漏下，脉见弦减大芤，是虚寒相搏之象，治用旋覆花汤疏肝散结，理血通络，似方证不相符合，但对虚不可补，寒不可温，虚中挟滞的久漏之证，先以调肝理血为治，确有其临床实践意义。久漏往往多瘀，不宜专事补涩，当"先散结聚，而后温补"之。

## 胶姜汤

【原文】

妇人陷经①，漏下黑不解，胶姜汤主之。臣亿等校诸本无胶姜汤方，想是前妊娠中胶艾汤。

【解析】

妇人因崩漏经血下陷色黑，日

久不解，用胶姜汤主治。

【注释】

①陷经：即经气下陷，下血不止之意。如《金匮要略方论集注》引李珥臣曰："谓经脉下陷而血漏不止，乃气不摄血也。"

【药物组成】

阿胶五钱　生姜一两

上二味，水煎服。

【功效】

调补冲任，温阳散寒，固经止血。

【方药分析】

妇人经气下陷，前阴下血不止者，谓之陷经。若下血量多势急，如山之崩，称为崩中；下血量少淋漓不断，如屋之漏，称为漏下。此证妇人前阴下血色黯、淋漓不断，故谓"漏下色黑不解"，乃由冲任虚寒，气不摄血所致，宜用胶姜汤主治。

关于胶姜汤，原书有方名而未载药，故注家有不同认识：

(1)阿胶与干姜：如魏念庭云："主以胶姜汤，入干姜于阿胶中，补阴用阳之义也。"（《金匮要略方论本义》）

(2)胶艾汤：如林亿云："想是前妊娠中胶艾汤"。（《金匮要略方论心典》）

(3)阿胶与生姜：如陈修园云："胶艾汤方缺，大约即阿胶、生姜二味也，盖阿胶养血和肝……生姜散寒升气，亦陷者举之、郁者散之、伤者补之育之之义也。"（《金匮要略浅注》）

(4)胶艾汤加干姜：如陆渊雷说："余意用千金大胶艾汤为是，即胶艾汤加干姜。"（《金匮今释》）

上述诸家之说，各有其理，若结合本证冲任虚寒，气不摄血，经气下陷的病理来看，以魏氏之说用阿胶、干姜温中止血甚合。根据《内经》"陷而举之"的原则，若以炮姜易干姜，再加人参、黄芪，其温中摄血之效尤佳。以方测证，尚具有下血色黯不泽、质清稀而无秽臭，小腹不痛，或隐痛、喜按喜温、精神萎靡、体倦乏力、脉象微弱等症。若属血虚寒滞，下血量少淋漓、色黯有块，小腹冷痛者，又可用胶艾汤和血止血，暖宫散寒。

## 大黄甘遂汤

【原文】

妇人少腹满如敦①状，小便微难而不渴，生后②者，此为水与血俱结在血室也，大黄甘遂汤主之。

【解析】

妇人小腹胀满，犹如扣着一个东西似的，小便略难而口不渴，若生病之后，余邪未清，是水与血俱结在血室，用大黄甘遂汤主治。

【注释】

①敦：敦(duì 对)是古代盛食物的器具，上下稍锐、中部肥大。

②生后：指生病之后，如《论注》云："如敦状，小便微难，是尿亦微有病而不甚也……更在生病后，则知余邪未清，故使血室不净。"

160

【药物组成】

大黄四两　甘遂二两　阿胶二两

上三味，以水三升，煮取一升，顿服，其血当下。

【功效】

破血利水，逐瘀散结。

【方药分析】

妇人小腹胀满严重，犹如扣了什么东西，是有形之邪凝结下焦之征。通常有蓄水和蓄血两种情况，如因膀胱气化失常而蓄水，当有小便不利，口渴；若因于蓄血，当小便自利。今病人既非小便不利，又非自利，仅排便略有困难，且不口渴，意即膀胱气化功能略有障碍，其蓄水轻微。但与小腹胀满如敦状不相符合，以此判断不独属蓄水，乃由生病之后，邪气干扰胞室，水血并结所致，故原文自释"此水与血俱结在血室也"，治以大黄甘遂汤，攻血逐水兼施。

方中大黄攻瘀，甘遂逐水；配伍阿胶养血扶正，使攻邪而不伤正。

## 抵当汤

【原文】

妇人经水不利下，抵当汤主之。亦治男子膀胱满急有瘀血者。

【解析】

妇人经水不通利，继而闭阻不下，用抵当汤主治。

【药物组成】

水蛭三十个(熬)　虻虫三十枚(熬，去翅足)　桃仁二十个(去皮尖)　大黄三两(酒浸)

上四味，为末，以水五升，煮取三升，去滓，温服一升。

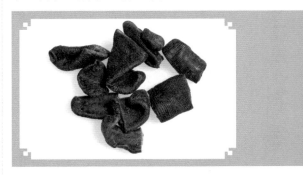

【功效】

破血祛瘀。

【方药分析】

第十条谓"经水不利"，系指月经过期不至，或经行不畅；本条言"经水不利下"，即指病由经水不利，继而发展为月经停闭，如尤在泾所云："经水不利下者，经脉闭塞而不下，比前条下而不利者有别矣。"（《心典》）故彼为病之初，此为病之渐；彼属月经不调，此属闭经。妇人闭经的原因虽多，但总不离虚、实两端。虚者为精血不足，血海空虚、无血可下；实者乃邪气阻隔，脉道不通，经血不得下行。本条妇人闭经，结合方药测知，应当属瘀血内结之实证。故除经水不利下以外，尚具有小腹硬满疼痛，或腹不满，而病人自诉腹满，唇口干燥，小便自利，舌青或舌有瘀斑，脉象沉涩有力，若病程日久，还可见肌肤甲错等症状表现。治用抵当汤，破血逐瘀。

方中虻虫、水蛭皆为吮血虫

类，专攻瘀血；大黄、桃仁逐瘀破血，四味药同用，遂成破血逐瘀之峻剂，非瘀血实热证，切勿轻投。本方亦可治男子下焦蓄血，而见少腹急满之证。

## 矾石丸

【原文】

妇人经水闭不利，脏坚癖不止①，中有干血，下白物②，矾石丸主之。

【解析】

妇人经水闭塞而不通，子宫内有凝结的坚积不去，是其中有干血，又时下白带，用坐药矾石丸主治。

【注释】

①脏坚癖不止："脏"，即子宫，谓子宫内有干血坚结不散。如沈明宗云："脏，即子宫也。坚癖不止，上当作'散'字，坚癖不散，子宫有干血也。"（《编注》）

②白物：指白带。

【药物组成】

矾石三分(烧)　杏仁一分

上二味，末之，炼蜜和丸，枣核大，内脏中，剧者再内之。

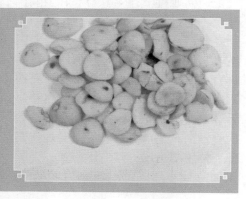

【功效】

局部清湿热止白带。

【方药分析】

妇人经水闭塞不通，原因为"脏坚癖不止"，即胞宫内因瘀血停留，积久化热，热灼血干，则干血坚结不散，以致经血受阻而不得下行，实属瘀热内结之经闭。若干血日久不散，则可滞而为湿，郁而化热，湿热下注而下白带，此属干血经闭继发湿热带下。故除有经水闭塞不通以外，尚具有带下量多，色黄或赤、质稠黏、秽臭，或有小腹痛，前阴瘙痒等症。治当先去其胞宫之湿热，用矾石丸为坐药，纳入阴中。

方中矾石酸、涩、寒，以收敛燥湿，解毒杀虫；杏仁苦润，以利气而润燥，佐之白蜜滋润，三味合用，具有清热除湿，敛涩止带，杀虫止痒之效。本方润涩相伍，既能止带，又不致干涩不适，实属简便效优的局部坐药。

## 红蓝花酒

【原文】

妇人六十二种风，及腹中血气刺痛，红蓝花酒主之。

【解析】

妇人感受了六十二种风，导致腹中血气刺痛，用红蓝花酒主治。

【药物组成】

红蓝花一两

上一味，以酒一大升，煎减半，顿服一半，未止再服。

【功效】

活血止痛。

【方药分析】

所谓"六十二种风"，魏念庭说："此六十二种之风名，不过言风之致证多端，为百病之长耳，不必拘其文而凿求之。"(《金匮要略方论本义》)意即泛指风邪。后世多从此说，但有风自外入，与风自内生两种认识，如赵以德、尤在泾等认为是风邪自外入，尤氏说："妇女经尽、产后，风邪最易袭入腹中，与气血相搏而作刺痛。"(《金匮要略心典》)黄坤载则认为因肝失所养而风自内生，谓"风疾总因荣血之瘀，风木之失养也。"(《金匮悬解》)但无论风自外入或风自内生，皆因风为病。风与气血相搏，血瘀气滞，经脉阻滞不通，则腹中刺痛，痛如针刺，乃瘀血之征，故治以红蓝花酒活血行瘀，通经止痛。

方中红蓝花辛温活血通经，借酒之辛热，以助血行，血行风自灭，故方中不用祛风之药，而能治风血相搏之证。

## 蛇床子散

【原文】

蛇床子散方，温阴中坐药①。

【解析】

妇人阴中寒冷，用温阴中坐药蛇床子散主治。

【注释】

①坐药：系指药纳入阴中的外治法。古人席地而坐，坐时两膝着地，臀部压在脚跟上，故谓之坐药。

【药物组成】

蛇床子仁

上一味，末之，以白粉少许，和令相得，如枣大，棉裹内之，自然温。

【功效】

暖宫除湿，杀虫止痒。

【方药分析】

妇人阴寒，即前阴寒冷，为肾阳虚，寒湿凝着下焦所致。常伴有带下量多、质清稀、腰重、阴部瘙痒等症状。治疗当"温阴中"，故以蛇床子散作坐药，直达病所，以温其受邪之处，如沈明宗说："胞门阳虚受寒……但寒从阴户所受，不从表出，当温其受邪之处，则病得愈。"(《金匮要略编注》)

本方以蛇床子为主药，配合少许白粉而成，具有温肾散寒，燥湿杀虫之效。至于方中之"白粉"，有两种说法，赵以德认为"白粉即米粉，借之以和合也"，(《金匮玉函经二注》)而《药征》则认为"白粉即铅粉，今胡粉也"。根据原方白粉用量仅少许，结合临床外用药多用铅粉，以铅粉解毒、杀虫、生肌，故似可从。但铅粉有毒，用之宜量小，且不宜连续使用，若有阴部糜烂者，则不可用。

## 狼牙汤

**【原文】**

少阴脉滑而数者，阴中即生疮，阴中蚀疮烂者，狼牙汤洗之。

**【解析】**

少阴脉滑而兼数的，必是前阴生疮，前阴生疮腐蚀糜烂的，治用狼牙汤洗涤。

**【药物组成】**

狼牙三两

上一味，以水四升，煮取半升，以绵缠箸如茧①，浸汤沥阴中，日四遍。

**【注释】**

①以绵缠箸如茧：箸，即筷子。将绵缠裹筷子上，如蚕茧大。

**【功效】**

清热燥湿，杀虫止痒。

**【方药分析】**

本条着重以脉象阐释阴中生疮的病理。"少阴脉滑而数者"，曹颖甫谓之"少阴脉，手太阴动脉之尺部也，属下焦，脉滑而数，属下焦湿热"。(《金匮发微》)即阐明少阴脉指两尺脉，尺脉以候肾，肾主前后二阴，阴中为肾之窍，脉滑为湿，数主热，故少阴脉滑而数是为下焦湿热盛的征象。湿热蕴结于前阴，日久则热瘀血腐而蚀烂成疮，以致痒痛交加，时时带下秽臭，黄稠如脓，或亦白相杂，腹痛等症丛生。治用狼牙汤，洗涤阴中，旨在清热燥湿，杀虫止痒。

本方仅狼牙一味，狼牙，非狼之牙，乃是狼牙草，但狼牙草究系何

药？后世多认为无可查考，《医宗金鉴》与《金匮要略浅注》均主张以狼毒代之。但狼毒为大毒之品，阴疮蚀烂证，是否当用？尚置疑虑。此外，考《中药大辞典》，在仙鹤草条下，有狼牙草为仙鹤草别名的记载。近年有人以仙鹤草煎浓汁冲洗阴道，治疗滴虫性阴道炎所致阴部湿痒证，或熬膏调蜜外涂，治疮疖痈肿，痔肿等。因此，以仙鹤草代之，似有参考价值。

## 小儿疳虫蚀齿方

**【原文】**

疑非仲景方。

**【药物组成】**

雄黄　葶苈

上二味，末之，取腊日猪脂熔，以槐枝绵裹头四五枚，点药烙之。

**【功效】**

行气活血，消肿杀虫。

**【方药分析】**

小儿因喂养不当，饮食积滞，以致出现能食易饥，大便溏结不调，睡眠不安，多汗、齿、面黄肌瘦等脾胃虚损，营养不良的证候，此为疳积。小儿患疳积病，由于胃中饮食积滞，易化生湿热，湿热熏蒸，则可见牙龈糜烂，或湿热郁遏而生虫，牙齿为虫所蛀蚀等口齿疾患。可用小儿疳虫蚀齿方外治。

本方中雄黄、葶苈、猪脂、槐枝均有行气活血，消肿杀虫之功，以猪脂初熔，乘热烙其患齿，则更具有直接杀虫的作用。

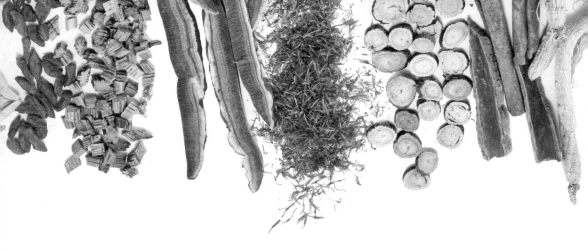

# 辨太阳病脉证并治上方

## 桂枝汤（方一）

【原文】

太阳中风，阳浮而阴弱①，阳浮者，热自发，阴弱者，汗自出，啬啬②恶寒，淅淅③恶风，翕翕④发热，鼻鸣干呕者，桂枝汤主之。

【解析】

太阳中风证，卫阳抗邪而浮盛于外，营阴不能内守而弱于内，卫阳浮盛于外就发热，营阴不能内守则汗自出，患者畏缩怕冷，瑟瑟畏风，发热像有皮毛覆盖身上一样，鼻塞气息不利，干呕的，应当用桂枝汤主治。

【注释】

①阳浮阴弱：既指病机，又指脉象。从病机看，阳浮指卫气浮盛，阴弱指营阴不足。从脉象看，阳浮指轻按脉浮，阴弱指重按脉弱。

②啬啬：畏怯怕冷貌。

③淅淅：风声，形容如寒风侵入肌肤一样的畏风。

④翕翕：发热轻浅貌。

【药物组成】

桂枝三两，去皮　芍药三两　甘草二两，炙　生姜三两，切片　大枣十二枚，剖开

【用法用量】

以上五味药，捣碎前三味药，与后两味药混合，加水七升，用微火煎煮成三升，去掉药渣，待药汁冷热适当时，服药一升，一日服三次。服药一会儿后，喝一大碗热稀粥，以助药力，并覆盖棉被约两个小时，取暖保温来帮助发汗。发汗程度最好是周身微微出汗，不要让汗出如流水般淋漓不断，否则伤阳耗阴，疾病就一定不能解除。如果服了第一次药后汗出疾病痊愈，就停止服药，不需要把一剂药都服尽。若服第一次药不出汗，可以依照以上服药方法服第二次药。如果服第二次药还不出汗，那么，第三次药可适当提前服，可在半天左右将一剂服完。若病情严重的，可以昼夜服药，一天二十四小时进行严密观察。如果服完一剂药后，病症仍然未

消除的，可以再继续服药，倘若服药后仍不出汗，那么，就可一直服药两三剂。

服药期间、禁食生冷、黏滞滑腻、油腻、大蒜、小蒜、芸薹、胡荽、动物乳类及其制品，腐败变质及不良气味的食品。

【功效】

解肌发表，调和营卫。

## 桂枝汤（方二）

【原文】

太阳病，头痛，发热，汗出，恶风，桂枝汤主之。方二。用前第一方。

【解析】

太阳病，只要有头痛、发热、汗出、畏风症状出现的，桂枝汤则可主治。

## 桂枝加葛根汤

【原文】

太阳病，项背强几几①，反汗出恶风者，桂枝加葛根汤主之。方三。

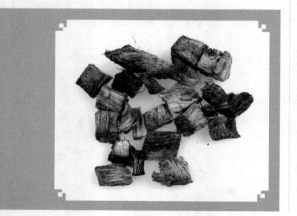

【解析】

太阳病，项背部紧固不柔和、俯仰不能自如，本应当无汗，反而有汗出、怕风等太阳中风症状出现的，用桂枝加葛根汤主治。

【注释】

①几几：音紧紧(jǐnjǐn)，紧固拘急，不柔和貌。

【药物组成】

葛根四两　　芍药三两　　生姜三两，切片　　甘草二两，炙　　大枣十二枚，剖开　桂枝二两，去皮

【用法用量】

以上六味药，用水一斗，先加入葛根煎煮，煮去水分二升，除去上面的白沫，再加入其他药物，共煎煮成三升，去掉药渣，每次温服一升。服药后覆盖棉被取暖保温以助发汗，使病人周身微微出汗为度。除服药后不需喝热粥外，其余的调养护理方法及服药禁忌皆同于桂枝汤。

## 方四

【原文】

太阳病，下之后，其气上冲者，可与桂枝汤，方用前法。若不上冲者，不得与之。方四。

【解析】

太阳病，误用了泻下药之后，病人自觉胸中有气逆上冲感觉的，可以用桂枝汤治疗，服药方法同于前。若误下后没有气逆上冲感觉的，则不能用桂枝汤治疗。

## 方五

【原文】

太阳病三日，已发汗，若吐、若下、若温针，仍不解者，此为坏病①，桂枝②不中③与之也。观其脉证，知犯何逆，随证治之。桂枝本为解肌，若其人脉浮紧，发热汗不出者，不可与之也。常须识④此，勿令误也。方五。

【解析】

太阳病第三天，已经用了发汗的方法，或者用了吐法，或者用了攻下法，或者用了温针的方法，病情仍然不缓解的，即为坏病，已不再适用服桂枝汤。对于坏病，应该详细诊察其脉象、症状，了解使用了何种错误治法及演变为何种病症，因证立法，随证治疗。

桂枝汤本来是解肌和营的方剂，适用于太阳中风证。若病人脉象浮紧、发热、汗不出的，属太阳伤寒证，桂枝汤则不可治疗。医者务须牢记这一点，千万不要发生错误。

【注释】

①坏病：误治或自身恶化，病情变坏，难以六经正其名者。

②桂枝：指桂枝汤。

③不中：不当。

④识：通志，记住的意思。

## 桂枝汤加厚朴杏子

【原文】

喘家①，作桂枝汤，加厚朴杏子佳。方六。

【解析】

平素有喘疾的病人，患了太阳中风证，引动喘疾发作的，最好用桂枝汤加厚朴、杏子治疗。

【注释】

①喘家：素有喘病的人。

## 桂枝加附子汤

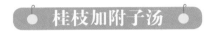

【原文】

太阳病，发汗，遂漏①不止，其人恶风，小便难，四肢微急，难以屈伸者，桂枝加附子汤主之。方七。

【解析】

太阳病，发汗太过，导致汗出淋漓不止、病人怕冷、小便短小、四肢微感紧固疼痛、屈伸困难，若仍然存在头痛、发热等表证的，用桂枝加附子汤主治。

【注释】

①漏：汗出淋漓不止。

【药物组成】

桂枝三两，去皮　　芍药三两　　甘草三两，炙　　生姜三两，切　　大枣十二枚，擘　　附子一枚，炮，去皮，破成八片

【用法用量】

以上六味药，加水七升，煎煮成三升，去掉药渣，每次温服一升。旧本说：现用桂枝汤加入附子，其调养护理的方法同前。

## 桂枝去芍药汤

【原文】

太阳病，下之后，脉促①一作纵胸

满者，桂枝去芍药汤主之。方八。

【解析】

太阳病，误用攻下之后，有脉象急促、短促，胸部胀闷症状出现的，用桂枝去芍药汤主治。

【注释】

①脉促：脉急促、短促。

【药物组成】

桂枝三两，去皮　　甘草二两，炙　生姜三两，切片　大枣十二枚，剖开

【用法用量】

以上四味药，用水七升，煎煮成三升，去药渣，每次温服一升。旧本说：现用桂枝汤去掉芍药，调养护理方法同前。

## ◉ 桂枝去芍药加附子汤 ◉

【原文】

若微寒者，桂枝去芍药加附子汤主之。方九。

【解析】

若误下后，出现胸部满闷、脉微、畏风寒较重的，用桂枝去芍药加附子汤主治。

【药物组成】

桂枝三两，去皮　甘草二两，炙　生姜三两，切片　大枣十二枚，剖开　附子一枚，炮制去皮破成八片

【用法用量】

以上五味药，用水七升，煎煮成三升，去掉药渣，每次温服一升。旧本说：现用桂枝汤去掉芍药加入附

子，其调养护理方法同前。

## ◉ 桂枝麻黄各半汤 ◉

【原文】

太阳病，得之八九日，如疟状，发热恶寒，热多寒少，其人不呕，清便欲自可①，一日二三度发。脉微缓②者，为欲愈也；脉微而恶寒者，此阴阳俱虚③，不可更发汗、更下、更吐也；面色反有热色④者，未欲解也，其不能得小汗出，身必痒，宜桂枝麻黄各半汤。方十。

【解析】

太阳病，已经得了八九天，患者发热怕冷，发热的时间较长，怕冷的时间较短，一天发作两三次，似疟疾般，病人不呕吐，大小便正常，即邪气郁滞在表的表现。此时，若脉象渐趋调匀和缓的，是邪气去、正气复的征象，疾病即将痊愈。若脉象微弱而怕冷的，这是表里阳气皆虚，可能系误用汗、吐、下所致，因此，就不能再用发汗、攻下、涌吐的方法治疗了。若面部反而出现红色的，表明邪气仍郁滞在肌表未能解除，病人皮肤还一定有瘙痒的症状，适宜用桂枝麻黄各半汤治疗。

【注释】

①清便欲自可：谓大小便趋于正常。

②脉微缓：脉象和缓。

③阴阳俱虚：指表里俱虚。

④热色：红色。

168

【药物组成】

桂枝一两十六铢，去皮　　芍药
生姜切片　甘草炙　麻黄各一两，去节
大枣四枚剖开　杏仁二十四枚，用水浸泡，
去掉皮尖及双仁的

【用法用量】

以上七味药，用水五升，先加入麻黄煎煮，待煮一两沸，除去上面的白沫，再加入其余各药，煎煮成一升八合，去掉药渣，每次温服六合。旧本说：取桂枝汤三合，麻黄汤三合，合为六合，一次服完。调养护理方法同前。

## 方十一

【原文】

太阳病，初服桂枝汤，反烦不解者，先刺风池、风府，却与桂枝汤则愈。方十一。用前第一方。

【解析】

太阳病，服了一遍桂枝汤，不仅表证未解，反而增添了烦闷不安的感觉，此乃邪气郁滞太甚所致。治疗应当先针刺风池、风府，以疏经泄邪，然后再给予桂枝汤就可以痊愈。

## 桂枝二麻黄一汤

【原文】

服桂枝汤，大汗出，脉洪大者，与桂枝汤如前法。若形似疟，一日再发者，汗出必解，宜桂枝二麻黄一汤。方十二。

【解析】

服桂枝汤发汗，汗不遵法，有

大汗出、脉象洪大症状出现，而发热，畏寒，头痛等表证仍然未解的，为病仍在表，仍应给予桂枝汤治疗，服药方法同前。如果病人发热怕冷，发热的时间长，怕冷的时间短，似发疟疾一样，一天发作两次的，用小发汗法就能治愈，适宜用桂枝二麻黄一汤。

【药物组成】

桂枝一两十七铢，去皮　　芍药一两六
铢　麻黄十六铢，去节　生姜一两六铢，
切片　杏仁十六个，去皮尖　甘草一两二
铢，炙　大枣五枚，剖开

【用法用量】

以上七味药，用水五升，先加入麻黄，煮开一两滚，除去上面的白沫，再加入其他药物，煎煮成二升，去掉药渣，每次温

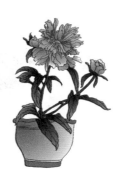

服一升，一日服两次。旧本说：取桂枝汤两份，麻黄汤一份，混合成二升，分两次服。调养护理方法同前。

## 白虎加人参汤

【原文】

服桂枝汤，大汗出后，大烦渴不解，脉洪大者，白虎加人参汤主之。方十三。

【解析】

太阳中风证，服了桂枝汤后，

辨太阳病脉证并治上方

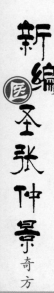

出很多的汗，病人出现心烦口渴很厉害、饮水不能缓解、脉象洪大症状的，为邪传阳明，热盛而津伤，用白虎加人参汤主治。

【药物组成】

知母六两　　石膏一斤，打碎，用布包　甘草二两，炙　粳米六合　人参三两

【用法用量】

以上五味药，加水一斗煎煮，待粳米煮熟，去掉药渣，每次温服一升，一天服三次。

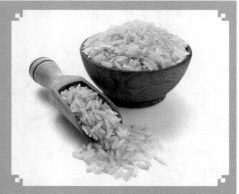

## 桂枝二越婢一汤

【原文】

太阳病，发热恶寒，热多寒少。脉微弱者，此无阳①也，不可发汗。宜桂枝二越婢一汤。方十四。

【解析】

太阳病，发热怕冷，发热的时间长，怕冷的时间短，一天发作两三次，并见心烦、口渴的，为表郁兼内热之证，可用桂枝二越婢一汤治疗。

若病人脉象微弱的，这是阳气虚弱，发汗法不能治愈。

【注释】

①无阳：指阳虚。

【药物组成】

桂枝去皮　芍药　麻黄　甘草各十八铢，炙　大枣四枚，剖开　生姜一两二铢，切片　石膏二十四铢，打碎，用布包

【用法用量】

以上七味药，用水五升，先加入麻黄，煮开一两滚，除去浮在上面的白沫，再加入其他药物，煎煮成二升，去掉药渣，每次温服一升。旧本说：应当是将越婢汤、桂枝汤的煎剂混合，每次温服一升。现将二方混合成一方，取桂枝汤二份药量，越婢汤一份药量。

## 桂枝去桂加茯苓白术汤

【原文】

服桂枝汤，或下之，仍头项强痛，翕翕发热，无汗，心下满微痛，小便不利者，桂枝去桂加茯苓白术汤主之。方十五。

【解析】

服了桂枝汤，或使用了泻下法后，患者仍然头痛，项部紧固不柔和，犹如皮毛覆盖在身上一样发热、无汗，胃脘部胀满，微感疼痛，小便不通畅者，用桂枝去桂加茯苓白术汤主治。

【药物组成】

芍药三两　甘草二两，炙　生姜切片

白术　茯苓各三两　大枣十二枚，剖开

【用法用量】

以上六味药，用水八升，煎煮成三升，去掉药渣，每次温服一升，服药后小便通畅的就可痊愈。旧本说：现用桂枝汤去掉桂枝，加入茯苓、白术。

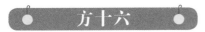

## 方十六

【原文】

伤寒脉浮，自汗出，小便数，心烦，微恶寒，脚挛急，反与桂枝欲攻其表，此误也。得之便厥，咽中干，烦躁，吐逆者，作甘草干姜汤与之，以复其阳；若厥愈足温者，更作芍药甘草汤与之，其脚即伸；若胃气不和，谵语者，少与调胃承气汤；若重发汗，复加烧针者，四逆汤主之。方十六。

### 甘草干姜汤方

【药物组成】

甘草四两，炙　干姜二两

【用法用量】

以上二味药，用水三升，煎至一升五合，去掉药渣，分两次温服。

### 芍药甘草汤方

【药物组成】

白芍药　甘草各四两，炙

【用法用量】

以上二味药，加水三升煎煮，煮至一升五合，去掉药渣，分两次温服。

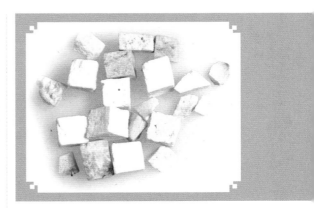

调胃承气汤方

【药物组成】

大黄四两，去皮，用陈米酒洗　甘草二两，炙　芒硝半升

【用法用量】

以上三味药，用水三升，先加入大黄、甘草，煎煮成一升，去掉药渣，再加入芒硝，然后放在火上稍煮至开即成，每次温服少量。

### 四逆汤方

【药物组成】

甘草二两，炙　干姜一两半　附子一枚，用生的，去皮，破成八片

【用法用量】

以上三味药，用水三升，煎煮成一升二合，去掉药渣，分两次温服。身体强壮的人可以用大的附子一枚，干姜三两。

【解析】

伤寒病，出现脉浮、自汗出、小便频数、心烦、轻微怕冷、两小腿肚紧固疼痛、难以屈伸症状的，

是太阳中风兼阳虚阴亏证，治当扶阳解表，反而单用桂枝汤来解表，这是错误的治法。服药后就出现了四肢冰冷，咽喉干燥、烦躁不安、呕吐等症，是误治导致阴阳两虚。治疗应该先给予甘草干姜汤，使阳气来复，若服了甘草干姜汤后四肢厥冷转愈而见两腿温暖的，说明阳气已复。

然后，再给予芍药甘草汤来复阴，阴液恢复，病人两小腿肚紧固疼痛即可解除，两腿即可自由伸展。若误汗伤津，致肠胃燥实而气机不调和，有谵言妄语等症出现的，可以少量调胃承气汤治疗。若反复发汗，再加上用烧针强迫发汗，汗多亡阳，导致少阴阳衰的，应当用四逆汤主治。

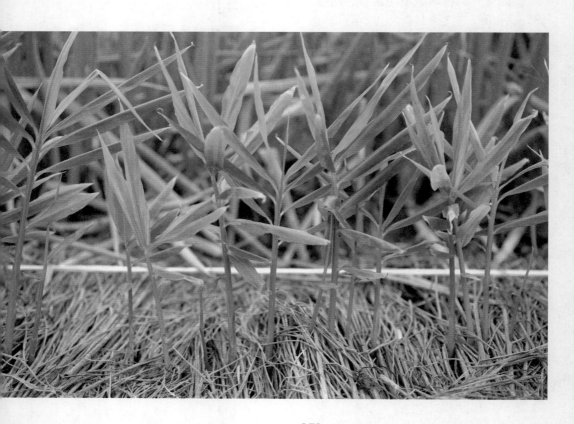

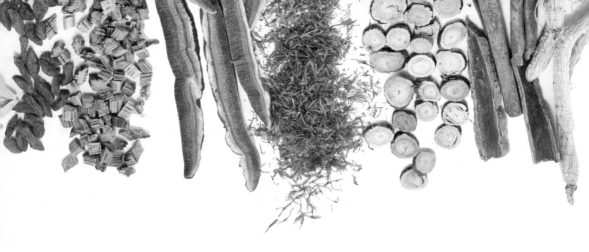

# 辨太阳病脉证并治中方

合六十六法，方三十九首。并见太阳阳明合病法

## 葛根汤

【原文】

太阳病，项背强几几，无汗恶风，葛根汤主之。方一。

【解析】

太阳病，项背部紧固不柔和，不能自如俯仰，且无汗畏风的，用葛根汤主治。

【药物组成】

葛根四两　麻黄三两，去节　桂

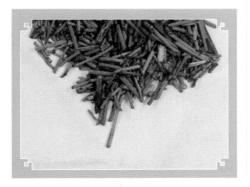

枝二两，去皮　生姜三两，切片　甘草二两，蜜炙　芍药二两　大枣十二枚，剖开

【用法用量】

以上七味药，用水一斗，先加入麻黄、葛根煎煮，煮去水分二升，除去上面的白沫，再加入其他药物，煎煮成三升，去掉药渣，每次温服一升。服药后覆盖衣被，取暖保温以助发汗，使之微微汗出。调养护理方法及禁忌同桂枝汤，其他汤剂煎服法都可以依照此方。

## 方二

【原文】

太阳与阳明合病①者，必自下利，葛根汤主之。方二。用前第一方。一云，用后第四方。

【解析】

太阳与阳明两经同时感受外邪而

发病，出现发热、畏寒、头痛无汗等表证，又见腹泻的，用葛根汤主治。

【注释】

①合病：二经或三经同时受邪而发病。

## ● 葛根加半夏汤 ●

【原文】

太阳与阳明合病，不下利但呕者，葛根加半夏汤主之。方三。

【解析】

太阳与阳明两经同时感受外邪而发病，出现发热、畏寒、头痛、无汗等表证，又见呕吐而不腹泻，用葛根加半夏汤主治。

【药物组成】

葛根四两　麻黄三两，去节　甘草二两，炙　芍药二两　桂枝二两，去皮　生姜二两，切片　半夏半升，用水洗　大枣十二枚，剖开

【用法用量】

以上八味药，用水一斗，先加入麻黄、葛根煎煮，煮去二升水分，

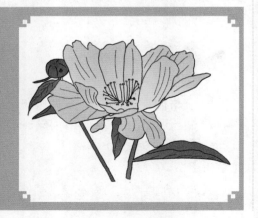

除去上面的白沫，再加入其他药物，煎煮成三升，去掉药渣，每次温服一升。服药后覆盖衣被取暖保温，以获得微微汗出。

## ● 葛根黄芩黄连汤 ●

【原文】

太阳病，桂枝证，医反下之，利遂不止，脉促，一作纵者，表未解也；喘而汗出者，葛根黄芩黄连汤主之。方四。

【解析】

太阳病，证属桂枝汤证，本当用汗法，医生却反用下法，导致腹泻不止，脉象急促、短促的，是表证尚未解除的表现，若出现气喘、汗出等内热证的，用葛根黄芩黄连汤主治。

【药物组成】

葛根半斤　甘草二两，炙　黄芩三两　黄连三两

【用法用量】

以上四味药，用水八升，先加入葛根煎煮，煮去二升水分，再加入其他药物，煎煮成二升，去掉药渣，分两次温服。

## ● 方五 ●

【原文】

太阳病，头痛发热，身疼腰痛，骨节疼痛，恶风无汗而喘者，麻黄汤主之。方五。

【解析】

太阳病，头痛、发热、身体疼

痛，腰痛，关节疼痛，怕风，无汗而气喘，脉浮紧的，属太阳伤寒证，用麻黄汤主治。

【药物组成】

麻黄三两，去节　　桂枝二两，去皮　甘草一两，炙　杏仁七十个，去掉皮尖

【用法用量】

以上四味药，用水九升，先加入麻黄煎煮，煮去二升水分，除去上面的白沫，再加入其他药物，煎煮成二升半，去掉药渣，每次温服八合。服药后，覆盖衣被，取暖保温，以获得微微汗出。药后不须喝热稀粥，其他调养护理方法均同桂枝汤。

## 方六

【原文】

太阳与阳明合病，喘而胸满者，不可下，宜麻黄汤。方六。用前第五方。

【解析】

太阳与阳明同时感受外邪而发病，气喘而胸部出现胀闷者，表明表邪郁闭比较严重，病情偏重于表，不可攻下，宜用麻黄汤发汗解表。

## 小柴胡汤

【原文】

太阳病，十日以去，脉浮细而嗜卧者，外已解也。设胸满胁痛者，与小柴胡汤。脉但浮者，与麻黄汤。方七。用前第五方。

【解析】

太阳表证，已经过了十天，若脉象由浮紧转浮细，总想睡觉的，是表证已经解除的征象；若胸胁出现满闷疼痛的，是病转少阳，可用小柴胡汤治疗；若仅见脉浮等表证的，是病仍在太阳，可用麻黄汤治疗。

【药物组成】

柴胡半斤　黄芩　人参　甘草炙　生姜各三两，切片　大枣十二枚，剖开　半夏半升，用水洗

【用法用量】

以上七味药，用水一斗二升，煎煮至六升，去掉药渣，取药液再煎煮至三升，每次温服一升，一日服三次。

## 大青龙汤

【原文】

太阳中风，脉浮紧，发热恶寒，身疼痛，不汗出而烦躁者，大青龙汤主之。若脉微弱，汗出恶风者，不可服之。服之则厥逆[①]，筋惕肉瞤[②]，此为逆也。大青龙汤方。方八。

【解析】

太阳病感受风邪，脉象浮紧，发热，怕冷，身体疼痛，浑身无汗，心中烦躁不安的，是太阳伤寒兼有郁热证，主治用大青龙汤。若脉象微弱、汗出怕风的，属于表、里俱虚证，不能服大青龙汤。若误服，则大汗亡阳，就会有四肢冰冷，全身筋肉跳动的症状出现，这就是误治的变证。

辨太阳病脉证并治中方

【注释】

①厥逆：四肢冰冷。

②筋惕肉瞤：筋肉跳动。

【药物组成】

麻黄六两，去节　　桂枝二两，去皮 甘草二两，炙　　杏仁四十枚，去掉皮尖 生姜三两，切片　　大枣十枚，剖开　　石膏 鸡蛋大一块，打碎

【用法用量】

以上七味药，用水九升，先加入麻黄煎煮，煮去二升水分，除去上面的白沫，再加入其他药物煎煮成三升，去掉药渣，每次温服一升，以获得微微汗出。如果服药后汗出过多的，用米粉炒温外敷以止汗。若服一遍药汗出的，可以停服第二、第三遍药，倘若继续服用，就会出汗太多，阳气外亡，导致阳虚，出现怕风、烦躁不安、不能睡眠等症。

## 大青龙汤

【原文】

伤寒脉浮缓，身不疼但重，乍有轻时，无少阴证者，大青龙汤发。方九。用前第八方。

【解析】

外感风寒之邪，证见脉象浮缓，身体不疼痛，仅感沉重，偶有减轻，若有发热、畏寒、无汗、烦躁等大青龙汤证主症，而又无少阴阳衰阴盛征象的，可以用大青龙汤发汗解表兼以清里。

## 小青龙汤

【原文】

伤寒表不解，心下有水气，干呕，发热而咳，或渴，或利，或噎①，或小便不利、少腹满，或喘者，小青龙汤主之。方十。

【解析】

外感病，太阳表证未解，而水饮又停聚，出现发热，怕冷，咳嗽，干呕，或见口渴，或见腹泻，或见咽喉哽塞不畅，或见小便不通畅、小腹部胀满，或见气喘的，用小青龙汤主治。

【注释】

①噎：咽喉有哽塞的感觉。

【药物组成】

麻黄去节　　芍药　　细辛　　干姜 甘草炙　　桂枝各三两，去皮　　五味子半 升　　半夏半升，用水洗

【用法用量】

以上八味药，用水一斗，先加入麻黄煎煮，煮去二升水分，除去上面的白沫，再加入其他药物，煎煮成三升，去掉药渣，每次温服一升。若口渴的，去半夏，加栝楼根三两；如果轻微腹泻的，去麻黄，加荛花如鸡蛋大一团，炒成红色；若咽喉有哽塞不畅感觉的，去麻黄，加炮附子一枚；若小便不通畅，小腹部胀满的，去麻黄加茯苓四两；若气喘的，去麻黄加杏仁半升，去掉其皮尖。但是荛花不能治腹泻，麻黄主治气喘，而以上加减法正好与此相反，故怀疑不是

仲景的原意。

## 方十一

【原文】

伤寒心下有水气，咳而微喘，发热不渴。服汤已渴者，此寒去欲解也。小青龙汤主之。方十一。用前第十方。

【解析】

外感病，表证未解，水饮停聚，出现咳嗽、气喘、发热、畏寒、口不渴的，可用小青龙汤主治。若服小青龙汤后口渴的，是外寒得去，内饮得化，为病情将要解除的征象。

## 方十二

【原文】

太阳病，外证未解，脉浮弱者，当以汗解，宜桂枝汤。方十二。

【解析】

太阳病，表证未解除，发热、畏寒、头痛等症尚在，而见脉浮弱的，应当用解肌发汗法治疗，适宜用桂枝汤。

【药物组成】

桂枝去皮　芍药　生姜各三两，切　甘草二两，炙　大枣十二枚，擘

【用法用量】

上五味，以水七升，煮取三升，去滓，温服一升。须臾啜热稀粥一升，助药力，取微汗。

## 桂枝加厚朴杏子汤

【原文】

太阳病，下之微喘者，表未解故也，桂枝加厚朴杏子汤主之。方十三。

【解析】

太阳表证，误用攻下法，表证未除，而又出现轻度气喘的，这是表邪郁闭、内迫于肺的缘故，用桂枝加厚朴杏子汤主治。

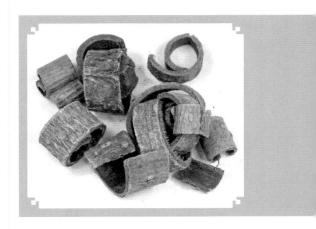

【药物组成】

桂枝三两，去皮　甘草二两　生姜三两，切片　芍药三两　大枣十二枚，剖开　厚朴二两，炙，去皮　杏仁五十枚，去皮尖

【用法用量】

以上七味药，加水七升，用小火煎煮成三升，去掉药渣，每次温服一升。服药后覆盖衣被取暖保温，以获得微微汗出。

辨太阳病脉证并治中方

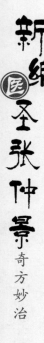

## 方十四

【原文】

太阳病，外证未解，不可下也，下之为逆，欲解外者，宜桂枝汤。方十四。用前第十二方。

【解析】

太阳病，表证未解除的，不可使用攻下法。若使用攻下法，则违背了治疗规律，属于误治。若要解除表邪，适宜用桂枝汤治疗。

## 方十五

【原文】

太阳病，先发汗不解，而复下之，脉浮者不愈。浮为在外，而反下之，故令不愈。今脉浮，故在外，当须解外则愈，宜桂枝汤。方十五。用前第十二方。

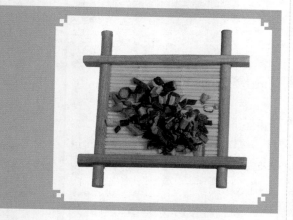

【解析】

太阳病，先使用发汗法而表证不解，却反而用泻下的治法，若下后脉象仍浮的，是疾病还未痊愈。这是

因为，脉浮主病在表，应用汗法以解表散邪，却反而用泻下法治疗，所以不能治愈。现在虽经误下，但脉象仍浮，所以可以推断邪未内陷，其病仍在表，应当解表才能治愈，适宜用桂枝汤治疗。

## 麻黄汤

【原文】

太阳病，脉浮紧，无汗，发热，身疼痛，八九日不解，表证仍在，此当发其汗。服药已微除，其人发烦目瞑①，剧者必衄，衄乃解。所以然者，阳气重故也。麻黄汤主之。方十六。用前第五方。

【解析】

太阳病，脉象浮紧，无汗、发热、身体疼痛，病情迁延八九天而不除，表证证候仍然存在的，仍应当用发汗法治疗，可用麻黄汤主治。服了麻黄汤以后，病人病情已稍微减轻，有心中烦躁、闭目懒睁的症状出现，严重的会出现鼻衄，衄血后，邪气得以外泄，其病才能解除。之所以出现这种情况，是邪气郁滞太甚的缘故。

【注释】

①目瞑：眼睛昏花不明。

## 方十七

【原文】

脉浮者，病在表，可发汗，宜麻黄汤。方十七。用前第五方。法用桂枝汤。

【解析】

脉象浮的，主病在表，治疗可用发汗法，如见发热、畏寒、身疼痛，无汗等太阳伤寒见症的，适宜用麻黄汤。

## 方十八

【原文】

脉浮而数者，可发汗，宜麻黄汤。方十八。用前第五方。

【解析】

脉象浮而数的，主病在表，治疗可用发汗法，如见发热、畏寒、头身疼痛、无汗等太阳伤寒见症的，适宜用麻黄汤。

## 方十九

【原文】

病常自汗出者，此为荣气和，荣气和者，外不谐，以卫气不共荣气谐和故尔。以荣行脉中，卫行脉外。复发其汗，荣卫和则愈。宜桂枝汤。十九。用前第十二方。

【解析】

病人经常自汗出，这是卫气不能外固，营阴不能内守，以致营卫失调的原因。因为营行于脉中，卫行于脉外，卫负责卫外，营负责营养内守，营卫相互协调方能健康无病。因此，必须使用发汗的方法，使不相协调的营卫重趋调和，病则可痊愈，适宜用桂枝汤治疗。

## 方二十

【原文】

病人藏无他病，时发热自汗出而不愈者，此卫气不和也，先其时发汗则愈，宜桂枝汤。方二十。用前第十二方。

【解析】

病人内脏没有其他的疾病，时而发热，自汗出而不能痊愈的，原因是卫气不和，不能卫外为固。可在病人发热汗出之前，用桂枝汤发汗，使营卫重趋调和，病则可愈。

## 方二十一

【原文】

伤寒脉浮紧，不发汗，因致衄者，麻黄汤主之。二十一。用前第五方。

【解析】

太阳伤寒证，脉象浮紧，没有使用发汗法治疗，而出现衄血，衄血后表证仍未解的，可以用麻黄汤主治。

## 方二十二

【原文】

伤寒不大便六七日，头痛有热者，与承气汤。其小便清者一云大便青，知不在里，仍在表也，当须发汗。若头痛者，必衄，宜桂枝汤。二十二。用前第十二方。

【解析】

外感病，不解大便六七天，头痛发热，若小便黄赤的，是阳明里热

辨太阳病脉证并治中方

179

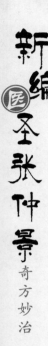

结实，可用承气汤泻其在里的实热；若小便清白的，是内无邪热，病不在里，仍然在表，应当用发汗法治疗，可用桂枝汤。若头痛发热等证持续不解，表示表邪郁滞较重，可能会出现衄血证。

## 方二十三

【原文】

伤寒发汗已解，半日许复烦，脉浮数者，可更发汗，宜桂枝汤。方二十三。用前第十二方。

【解析】

太阳伤寒证，使用了发汗法后，病症已经解除。半天过后，病人又出现发热，脉象浮数等表证的，可以再发汗，适合用桂枝汤。

## 干姜附子汤

【原文】

下之后，复发汗，昼日烦躁不得眠，夜而安静，不呕，不渴，无表证，脉沉微，身无大热者，干姜附子汤主之。方二十四。

【解析】

误用泻下之后，又误发其汗，致肾阳虚弱，病人出现白天烦躁、不能安静睡眠，夜晚精神萎靡昏昏欲睡而不烦躁，不作呕，无口渴，无表证，脉象沉微，身有微热的，用干姜附子汤主治。

【药物组成】

干姜一两　　附子一枚，用生的，去

皮，切成八片

【用法用量】

以上二味药，用水三升，煎煮成一升，去掉药渣，一次服下。

## 桂枝加芍药生姜各一两人参三两新加汤

【原文】

发汗后，身疼痛，脉沉迟者，桂枝加芍药生姜各一两人参三两新加汤主之。方二十五。

【解析】

发汗以后，出现身体疼痛、脉象沉迟的，是发汗太过，损伤到了营气，用桂枝加芍药、生姜各一两，人参三两，新加汤主治。

【药物组成】

桂枝三两，去皮　芍药四两　甘草二两，炙　　人参三两　大枣十二枚，剖开　生姜四两

【用法用量】

以上六味药，用水一斗二升，煎煮成三升，去掉药渣，每次温服一升。旧本说：现用桂枝汤加芍药、生姜、人参。

## 麻黄杏仁甘草石膏汤

【原文】

发汗后，不可更行①桂枝汤，汗出而喘，无大热者，可与麻黄杏仁甘草石膏汤。方二十六。

【解析】

发汗以后，出现汗出、气喘，而

畏寒症状的，但头痛等表证已除的，为热邪壅肺所致，不能再用桂枝汤，可以用麻黄杏仁甘草石膏汤治疗。

【药物组成】

麻黄四两，去节　杏仁五十个，去皮尖　甘草二两，炙　石膏半斤打碎，用布包

【注释】

①更行：再用。

【用法用量】

以上四味药，用水七升，先加入麻黄煎煮，煮去二升水分，除去上面的白沫，再加入其他各药，煎煮成二升，去掉药渣，每次温服一升。旧本说：服一黄耳杯(古代饮具，容量一升)。

## 桂枝甘草汤

【原文】

发汗过多，其人叉手自冒心①，心下悸，欲得按者，桂枝甘草汤主之。方二十七。

【解析】

发汗太甚，出汗太多，致心阳虚弱，病人出现双手交叉覆盖心胸部、心神不宁症状的，须用手按捺方感舒适的，用桂枝甘草汤主治。

【注释】

①叉手自冒心：双手交叉按捺心胸部位。

【药物组成】

桂枝四两，去皮　甘草二两，炙

【用法用量】

以上二味药，用水三升，煎煮成一升，去掉药渣，一次服下。

## 茯苓桂枝甘草大枣汤

【原文】

发汗后，其人脐下悸者，欲作奔豚①，茯苓桂枝甘草大枣汤主之。方二十八。

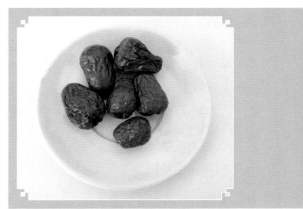

【解析】

发了汗以后，病人出现脐下跳动不宁，似奔豚将要发作的征象，用茯苓桂枝甘草大枣汤主治。

【注释】

①奔豚：病症名。豚即猪，其病发时自觉气从少腹上冲心胸，犹如豚之奔，故名。

【药物组成】

茯苓半斤　桂枝四两，去皮　甘草二两，炙　大枣十五枚，剖开

【用法用量】

以上四味药，用甘澜水一斗，

181

先加入茯苓煎煮，煮去二升水分，再加入其他药物，煎煮成三升，去掉药渣，每次温服一次，一日服三次。

制作甘澜水的方法：用水二斗，倒入大盆内，用勺扬盆内的水，直至水面上出现无数水珠，即可取来使用。

## 厚朴生姜半夏甘草人参汤

【原文】

发汗后，腹胀满者，厚朴生姜半夏甘草人参汤主之。方二十九。

【解析】

发了汗以后，致脾虚气滞，腹部出现胀满的，用厚朴生姜半夏甘草人参汤主治。

【药物组成】

厚朴半斤，炙，去皮　生姜半斤，切片　半夏半升，用水洗　甘草二两，炙　人参一两

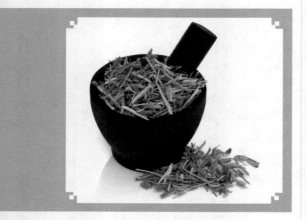

【用法用量】

以上五味药，用水一斗，煎煮

成三升，去掉药渣，每次温服一升，一日服三次。

## 茯苓桂枝白术甘草汤

【原文】

伤寒，若吐、若下后，心下逆满，气上冲胸，起则头眩①，脉沉紧，发汗则动经，身为振振摇②者，茯苓桂枝白术甘草汤主之。方三十。

【解析】

外感病，经过涌吐，或泻下以后，出现胃脘部胀满不适，气逆上冲胸膈，起立时就感头昏目眩，脉象沉紧的，用茯苓桂枝白术甘草汤主治。若误用发汗法治疗，就会使经脉之气耗伤，出现身体震颤摇晃、站立不稳的变证。

【注释】

①头眩：即头目昏眩。

②身为振振摇：身体动摇不定。

【药物组成】

茯苓四两　桂枝三两，去皮　白术甘草各二两，炙

【用法用量】

以上四味药，用水六升，煎煮成三升，去掉药渣，分三次温服。

## 芍药甘草附子汤

【原文】

发汗，病不解，反恶寒者，虚故也，芍药甘草附子汤主之。方三十一。

【解析】

　　使用发汗法，病还未解除，反而出现畏寒、脉沉微细等症状，这是正气不足、阴阳两虚的缘故，用芍药甘草附子汤主治。

【药物组成】

　　芍药　　甘草各三两，炙　　附子一枚，炮，去皮，破成八片

【用法用量】

　　以上三味药，用水五升，煎煮成一升五合，去掉药渣，分三次温服。

## 茯苓四逆汤

【原文】

　　发汗，若下之，病仍不解，烦躁者，茯苓四逆汤主之。方三十二。

【解析】

　　经用发汗，或泻下以后，病仍然未解除，出现烦躁不安、恶寒、肢冷、腹泻、脉沉微细等症的，用茯苓四逆汤主治。

【药物组成】

　　茯苓四两　　人参一两　　附子一枚，用生的，去皮，破成八片　　甘草二两，炙　　干姜一两半

【用法用量】

　　以上五味药，用水五升，煎煮成三升，去掉药渣，每次温服七合，每日服两次。

## 方三十三

【原文】

　　发汗后恶寒者，虚故也。不恶寒，但热者，实也，当和胃气，与调胃承气汤。方三十三。《玉函》云，与小承气汤。

【解析】

　　发汗以后，怕冷的，这是正气虚弱的原因；不怕冷，只有发热等症状的，是邪气盛实的表现，应当泻实和胃，可给予调胃承气汤治疗。

【药物组成】

　　芒硝半升　　甘草二两，炙　　大黄四两，去皮，用陈米酒洗

【用法用量】

　　以上三味药，用水三升，先加入大黄、甘草煮成一升，去掉药渣，然后加入芒硝，再煮一两滚即成，一次服下。

## 方三十四

【原文】

　　太阳病，发汗后，大汗出，胃中干，烦躁不得眠，欲得饮水者，少少与饮之，令胃气和则愈。若脉浮，小便不利，微热消渴①者，五苓散主之。方三十四。即猪苓散。

【解析】

　　太阳表证，使用发汗法，汗出很多，会使津液受到损伤，致胃中津液不足，出现烦躁不安、不能安静睡眠，口干想要喝水的，可以给予少量的水，使胃津恢复，胃气调和，就可

辨太阳病脉证并治中方

瘗愈。若出现脉象浮、轻微发热、怕冷、小便不通畅、口干饮水而不止，是太阳蓄水证，用五苓散主治。

【注释】

①消渴：渴而能饮水的症状，与杂病中消渴病不同。

【药物组成】

猪苓十八铢，去皮　泽泻一两六铢　白术十八铢　茯苓十八铢　桂枝半两，去皮

【用法用量】

以上五味药，捣成极细末，做成散剂，每次用米汤冲服一方寸匕(古代量具，为边长一寸的方形药匙)，一天服三次。并要多喝温开水，让病人出汗，就可痊愈。调养护理方法同常。

## 方三十五

【原文】

发汗已，脉浮数，烦渴者，五苓散主之。三十五。用前第三十四方。

【解析】

发汗后，出现脉象浮数、发热、心烦、口渴、小便不通畅的，用五苓散主治。

## 方三十六

【原文】

伤寒汗出而渴者，五苓散主之；不渴者，茯苓甘草汤主之。方三十六。

【解析】

外感病，发热汗出而又口渴

的，用五苓散主治；口不渴，并见四肢冷、心悸等症的，用茯苓甘草汤主治。

【药物组成】

茯苓二两　桂枝二两，去皮　甘草一两，炙　生姜三两，切片

【用法用量】

以上四味药，用水四升，煎煮成二升，去掉药渣，分成三次温服。

## 方三十七

【原文】

中风发热，六七日不解而烦，有表里证，渴欲饮水，水入则吐者，名曰水逆，五苓散主之。三十七。用前第三十四方。

【解析】

太阳中风证，经过六七天而不解除，既有发热、畏寒、头痛等表证，又有心烦、小便不利等里证，若出现口渴想喝水，而喝水即呕吐，这就叫水逆，用五苓散主治。

## 方三十八

【原文】

发汗后，水药不得入口为逆，若更发汗，必吐下不止。发汗吐下后，虚烦不得眠，若剧者，必反覆颠倒。心中懊憹①，栀子豉汤主之；若少气者，栀子甘草豉汤主之；若呕者，栀子生姜豉汤主之。方三十八。

## 【解析】

发汗以后，出现服药即吐，水药不能下咽的，即误治的变证。若再进行发汗，一定会出现呕吐，腹泻不止的见症。

发汗或涌吐泻下以后，无形邪热内扰，有心烦不能安眠症状出现，且严重的，就会出现心中烦闷尤甚，翻来覆去，不可名状，用栀子豉汤主治。若出现气少不足以息的，用栀子甘草豉汤主治；若有呕吐出现的，用栀子生姜豉汤主治。

## 【注释】

①心中懊憹：心中极为烦闷。

### 栀子豉汤方

【药物组成】

栀子十四个，剖开　　香豉四合，用布包

【用法用量】

以上二味药，用水四升，先加入栀子煎煮至二升半，再加入豆豉，煎煮成一升半，去掉药渣，分两次服。如果温服一次，出现呕吐的，停服剩余之药。

### 栀子甘草豉汤方

【药物组成】

栀子十四个，剖开　　甘草二两，炙
香豉四合，用布包

【用法用量】

以上三味药，先加入栀子、甘草煎煮，煮至二升半，再加入豆豉煎煮成一升半，去掉药渣，分两次服。

如果温服一次，出现呕吐的，停止服剩余的药。

### 栀子生姜豉汤方

【药物组成】

栀子十四个，剖开　　生姜五两，切片
香豉四合，用布包

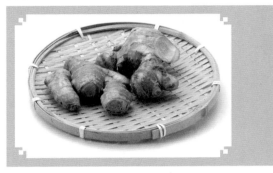

以上三味药，用水四升，先加入栀子、生姜煎煮至二升半，再加入豆豉共煎煮成一升半，去掉药渣，分两次服。如果温服一次，出现呕吐的，停止服剩余的药。

## 方三十九

【原文】

发汗若下之，而烦热胸中窒①者，栀子豉汤主之。三十九。用上初方

【解析】

发汗过后，或泻下以后，出现心胸烦热不适，胸中窒塞不舒的，是热郁胸膈、气机阻滞，用栀子豉汤主治。

【注释】

①胸中窒：胸中堵塞不适。

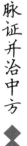

## 方四十

【原文】

伤寒五六日，大下之后，身热不去，心中结痛者，未欲解也，栀子豉汤主之。四十。用上初方

【解析】

外感病，得了五六天，用峻泻药攻下后，身热不除，胃脘部疼痛的，是因为热郁胸膈，气机郁结不畅，其病还没有解除，用栀子豉汤主治。

## 栀子厚朴汤

【原文】

伤寒下后，心烦腹满，卧起不安者，栀子厚朴汤主之。方四十一。

【解析】

外感病，使用泻下药以后，有心烦不宁、腹部胀闷、坐卧不安症状出现的，是热郁胸膈、气滞于腹，用栀子厚朴汤主治。

【药物组成】

栀子十四个，剖开　　厚朴四两，炙，

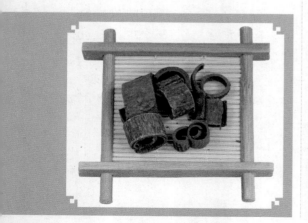

去皮　　枳实四枚，用水浸泡，炙成黄色

【用法用量】

以上三味药，加水三升半，煎煮成一升半，去掉药渣，分两次服。若温服一次，出现呕吐的，剩下的药则停服。

## 栀子干姜汤

【原文】

伤寒，医以丸药大下之，身热不除，微烦者，栀子干姜汤主之。方四十二。

【解析】

太阳伤寒证，医生误用泻下丸药峻猛攻下，出现身热不退，轻度心烦不安，并见腹满痛便溏等中寒证的，用栀子干姜汤主治。

【药物组成】

栀子十四个　　干姜二两

【用法用量】

以上二味药，加水三升半，煎煮成一升半，去掉药渣，分两次服。若温服一次后，出现呕吐的，剩下的药停服。

## 真武汤

【原文】

太阳病发汗，汗出不解，其人仍发热，心下悸，头眩，身瞤动①，振振欲擗一作僻地②者，真武汤主之。方四十三。

【解析】

太阳病，经用发汗，汗出而病

186

未除，病人仍然发热、心慌、头目昏眩、全身肌肉跳动、身体震颤摇晃、站立不稳、像要跌倒，这是肾阳虚弱、水饮泛滥而致，用真武汤主治。

【注释】

①身瞤动：身体肌肉跳动。

②振振欲擗地：身体摇晃，欲跌仆倒地。

【药物组成】

茯苓　芍药　生姜各三两，切片
白术二两　附子一枚，炮，去皮，破成八片

【用法用量】

以上五味药，加水八升，煎煮成三升，去掉药渣，每次温服七合，一天服三次。

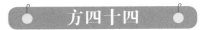

方四十四

【原文】

汗家①，重发汗，必恍惚心乱，小便已阴疼，与禹余粮丸。方四十四。方本阙。

【解析】

病人若平素爱出汗，多属阳虚不固，不能用发汗法。汗本出而又再发其汗，就会形成心神恍惚、心中烦乱不安、小便后尿道疼痛的变证，用禹余粮丸治疗。

【注释】

①汗家：平素汗多之人。

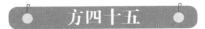

方四十五

【原文】

伤寒，医下之，续得下利清谷①

不止，身疼痛者，急当救里；后身疼痛，清便②自调者，急当救表。救里宜四逆汤，救表宜桂枝汤。四十五。用前第十二方

【解析】

太阳伤寒证，治疗时本应用发汗法，医生却反而使用泻下法，致脾肾阳衰，出现腹泻完谷不化，泻下不止，虽存在身体疼痛等表证，也应当先治疗里证。经治疗后，里证解除，大便转正常，身体疼痛仍未除的，再治疗表证。治疗里证用四逆汤，治疗表证用桂枝汤。

【注释】

①清谷：大便完谷不化。

②清便：大小便。

方四十六

【原文】

太阳病未解，脉阴阳俱停，停，一作微。必先振栗汗出而解。但阳脉微者，先汗出而解，但阴脉微一作尺脉实者，下之而解。若欲下之，宜调胃承气汤。四十六。用前第三十三方。一云用大柴胡汤。

【解析】

太阳表证未解除，若出现畏寒战栗，并见尺部寸部的脉象皆沉伏不显，继之高热汗出而病解的，即战汗证。此时，若先触摸到寸部脉微微搏动的，主病在表，应当先发汗解表，则病可解。若先触摸到尺部脉微微搏动的，主病在里，用泻下法则病可愈。若要用泻下法，适

辨太阳病脉证并治中方

187

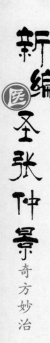

宜用调胃承气汤。

## 方四十七

【原文】

太阳病，发热汗出者，此为荣弱卫强，故使汗出，欲救邪风者，宜桂枝汤。四十七。**方用前法。**

【解析】

太阳表证，发热汗出的，即卫气浮盛于外与邪相争，卫外失固，营阴不能内守所致，治疗宜祛风散邪，用桂枝汤最为适宜。

## 方四十八

【原文】

伤寒五六日，中风，往来寒热，胸胁苦满，嘿嘿①不欲饮食，心烦喜呕②，或胸中烦而不呕，或渴，或腹中痛，或胁下痞硬，或心下悸、小便不利，或不渴、身有微热，或咳者，小柴胡汤主之。方四十八。

【解析】

外感风寒之邪，五六天过后，出现发热怕冷交替出现，胸胁满闷不舒，表情沉默，不思饮食，心中烦躁，总想呕吐，或者出现胸中烦闷而不作呕，或者口渴，或者腹中疼痛，或者胁下痞胀硬结，或者心慌，小便不通畅，或者口不渴，身体稍有发热，或者咳嗽的，为邪入少阳，用小柴胡汤主治。

【注释】

①嘿嘿：心中郁闷不爽。

②喜呕：善呕。

【药物组成】

柴胡半斤　　黄芩三两　　人参三两
半夏半斤，用水洗　甘草炙　生姜各三两
大枣十二枚，剖开

【用法用量】

以上七味药，加水一斗二升，煮至六升，去掉药渣，再煎煮成三升，每次温服一升，一日服三次。

若出现胸中烦闷而不作呕的，方中去半夏、人参、加栝楼实一枚；若出现口渴的，加人参一两半，与以上用量相合为四两半，并加栝楼根四两；若腹中出现疼痛的，去黄芩，加芍药三两；若出现胁下痞胀硬结的，去大枣，加牡蛎四两；若出现心慌、小便不通畅的，去黄芩，加茯苓四两；若出现口不渴、体表稍有发热的，去人参，加桂枝四两，服药后覆盖衣被，取暖保温让病人微微汗出，就可痊愈；若有咳嗽出现的，去人参、大枣、生姜，加五味子半升、干姜二两。

## 方四十九

【原文】

血弱气尽，腠理开，邪气因入，与正气相搏，结于胁下。正邪分争，往来寒热，休作有时，嘿嘿不欲饮食。藏府相连，其痛必下，邪高痛下，故使呕也。一云藏府相违，其病必下，胁膈中痛。小柴胡汤主之。服柴胡汤已，渴者属阳明，以法治之。四十九。**用前方。**

【解析】

气血虚弱，腠理开豁，邪气得以乘虚而入，与正气相搏结，留居在少阳经，正气与邪气相搏击，故发热、畏寒交替出现，发作与停止皆有其时；由于胆气内郁，影响脾胃，故表情沉默、不思饮食；脏与腑相互关联，肝木乘脾土，故出现腹痛。邪气在胆、在上，疼痛在腹、在下，这就叫邪高痛下。胆热犯胃，故出现呕吐，当用小柴胡汤主治。服了小柴胡汤后，出现口渴欲饮等阳明见症的，表示病已转属阳明，治疗必须按阳明的治法进行。

## 方五十

【原文】

伤寒四五日，身热恶风，颈项强，胁下满，手足温而渴者，小柴胡汤主之。五十。用前方。

【解析】

外感病，四五天过后，身体发热、怕风，颈项紧固不舒，胁下胀满，手足温暖而又口渴的，属三阳合病之证，用小柴胡汤主治。

## 方五十一

【原文】

伤寒，阳脉涩，阴脉弦，法当腹中急痛①，先与小建中汤，不瘥者，小柴胡汤主之。方五十一。用前方。

【解析】

外感病，脉象浮取见涩、沉取见弦的，为中虚而少阳邪乘，腹中应当出现拘急疼痛，治疗应先给予小建中汤以温中健脾、调补气血，用药后少阳证仍未解的，再用小柴胡汤和解少阳。

【注释】

①急痛：拘急疼痛。

### 小建中汤方

【药物组成】

桂枝三两，去皮　　甘草二两，炙　大枣十二枚，剖开　芍药六两　生姜三两，切片　胶饴一升

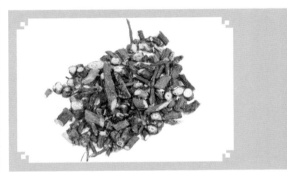

【用法用量】

以上六味药，用水七升，先加入前五味药煎煮成三升，去掉药渣，再加入饴糖，然后放在小火上将饴糖溶化，每次温服一升，一日服三次，平素经常呕吐的人，不适宜用小建中汤，因为小建中汤味甜。

## 方五十二

【原文】

伤寒二三日，心中悸而烦者，小建中汤主之。五十二。用前第

五十一方。

【解析】

　　患外感病两三天，心中悸动不宁、烦躁不安的，主治用小建中汤。

## 方五十三

【原文】

　　太阳病，过经十余日，反二三下之，后四五日，柴胡证仍在者，先与小柴胡。呕不止，心下急①，一云，呕止小安。郁郁微烦者，为未解也，与大柴胡汤，下之则愈。方五十三。

【解析】

　　太阳病，邪传少阳十多天，医生反而多次攻下，又经过四五天，若柴胡证尚存的，可先给予小柴胡汤治疗。若出现呕吐不止，上腹部拘急疼痛，心中郁闷烦躁的，是少阳兼阳明里实，病情未解的，用大柴胡汤攻下里实，就可痊愈。

【注释】

　　①心下急：剑突下急迫不适感。

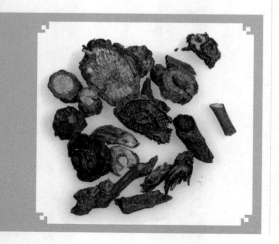

## 大柴胡汤方

【药物组成】

　　柴胡半斤　黄芩三两　芍药三两　半夏半升，用水洗　生姜五两，切片　枳实四枚，炙　大枣十二枚，剖开

【用法用量】

　　以上七味药，用水一斗二升，煎煮至六升，去掉药渣，再煎煮成三升，每次温服一升，一日服三次。另一方加大黄二两，如果不加，恐怕不是大柴胡汤。

## 柴胡加芒硝汤

【原文】

　　伤寒十三日不解，胸胁满而呕，日晡所发潮热，已而微利，此本柴胡证，下之以不得利，今反利者，知医以丸药下之，此非其治也。潮热者，实也，先宜服小柴胡汤以解外，后以柴胡加芒硝汤主之。五十四。

【解析】

　　外感病，十三天后仍不解的，胸胁满闷而呕吐，午后发潮热，接着出现轻微腹泻。这本来是大柴胡汤证，医生应当用大柴胡汤攻下，却反而用峻下的丸药攻下，这是错误的治法。结果导致实邪未去而正气受到损伤，出现潮热、腹泻等症。潮热，是内有实邪的见症，治疗应当先服小柴胡汤以解除少阳之邪，然后用柴胡加芒硝汤主治。

【药物组成】

　　柴胡二两十六铢　黄芩一两　人

参一两　甘草一两，炙　生姜一两，切片
半夏二十铢，旧本为五枚，用水洗　大枣四
枚，剖开　芒硝二两

【用法用量】

以上八味药，以水四升，先加
入前七味药煎煮成二升，去掉药渣，
再加入芒硝，煮至微开，分两次温
服。服药后大便不解的，可继续服。

## 方五十五

【原文】

伤寒十三日；过经谵语者，以
有热也，当以汤下之。若小便利者，
大便当硬，而反下利，脉调和者，知
医以丸药下之，非其治也。若自下利
者，脉当微厥，今反和者，此为内实
也，调胃承气汤主之。五十五。用前
第三十三方。

【解析】

外感病，经过十三天后，邪传
阳明而见谵语的，原因是胃肠有实
热，应当用汤药攻下。若小便通利
的，大便应当坚硬，现却反而出现腹
泻、脉象实大，可以断定这是医生误
用丸药攻下所致，为错误的疗法。若
不是误治而是邪传三阴的腹泻，脉象
应当微细，四肢应冷，现脉象反而实
大，表明内有实邪，说明是医生误用
丸药攻下，其大便虽通而实邪未去，
应当用调胃承气汤主治。

## 桃核承气汤

【原文】

太阳病不解，热结膀胱，其人
如狂，血自下，下者愈。其外不解
者，尚未可攻，当先解其外；外解
已，但少腹急结①者，乃可攻之，宜
桃核承气汤。方五十六。后云，解外宜
桂枝汤。

【解析】

太阳表证未解，邪热内入与瘀
血互结于下焦膀胱部位，出现有似发
狂、少腹拘急硬痛等症状，若病人能
自行下血的，就可痊愈。若表证还未
解除的，尚不能攻里，应当先解表，
待表证解除后，只有少腹拘急硬痛等
里证的，才能攻里，适宜用桃核承
气汤。

【注释】

①少腹急结：自觉小腹部如物
结聚。

【药物组成】

桃仁五十个，去皮尖　大黄四两　桂
枝二两，去皮　甘草二两，炙　芒硝二两

【用法用量】

以上五味药，用水七升，先加
入前三味药煎煮成二升半，去掉药
渣，再加入芒硝，然后放在火上，微
微煮开后离火，每次饭前温服五合，
一日服三次。服药后应当出现轻度
腹泻。

## 柴胡加龙骨牡蛎汤

【原文】

伤寒八九日，下之，胸满烦
惊，小便不利，谵语，一身尽重，不
可转侧者，柴胡加龙骨牡蛎汤主之。
方五十七。

辨太阳病脉证并治中方

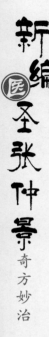

**【解析】**

外感病，经过八九天，误用攻下，出现胸部满闷、烦躁惊惕不安、小便不通畅、谵语、全身沉重、不能转侧的，用柴胡加龙骨牡蛎汤主治。

**【药物组成】**

柴胡四两　龙骨　黄芩　生姜切片　铅丹　人参　桂枝去皮　茯苓各一两半　半夏二合半，用水洗　大黄二两　牡蛎一两半，炒　大枣六枚，剖开

**【用法用量】**

以上十二味药，将大黄切成围棋子大小，余药用水八升，煎煮成四升，然后加入大黄，再煮一两开，去掉药渣，每次温服一升。旧本说：现用柴胡汤加入龙骨等药。

### 方五十八

**【原文】**

伤寒，腹满谵语，寸口脉浮而紧，此肝乘脾也，名曰纵，刺期门。方五十八。

**【解析】**

外感病，腹部胀满，谵语，寸口脉浮而紧，即肝木克伐脾土的征象，名"纵"，进行治疗用针刺期门的方法。

### 方五十九

**【原文】**

伤寒发热，啬啬恶寒，大渴欲饮水，其腹必满，自汗出，小便利，

其病欲解，此肝乘肺也，名曰横，刺期门。方五十九。

**【解析】**

外感病，发热，畏缩怕冷，甚为口渴，想要喝水，腹部胀满，即肝木反克肺金的表现，名"横"，治疗当用针刺期门法。治疗后若汗自出，小便通畅的，为肝气得泄，病将痊愈。

### 方六十

**【原文】**

伤寒脉浮，医以火迫劫之，亡阳必惊狂，卧起不安者，桂枝去芍药加蜀漆牡蛎龙骨救逆汤主之。方六十。

**【解析】**

太阳伤寒证，脉象浮，本应当发汗解表，医生却用火治法强迫发汗，导致心阳外亡、神气浮越，出现惊恐狂乱、坐卧不安的，主治用桂枝去芍药加蜀漆牡蛎龙骨救逆汤。

**桂枝去芍药加蜀漆牡蛎龙骨救逆汤方**

**【药物组成】**

桂枝三两，去皮　甘草二两，炙生姜三两，切片　大枣十二枚，剖开　牡蛎五两，炒　蜀漆三两，用水洗去腥味龙骨四两

**【用法用量】**

以上七味药，用水一斗二升，先加入蜀漆煎煮，煮去二升水分，再加入其他药物，煎煮成三升，去掉药

渣，每次温服一升。旧本说：现用桂枝汤去芍药，加蜀漆、牡蛎、龙骨。

## 方六十一

【原文】

烧针令其汗，针处被寒，核起而赤者，必发奔豚。气从少腹上冲心者，灸其核上各一壮①，与桂枝加桂汤更加桂二两也。方六十一。

【解析】

用烧针的方法强迫病人出汗，以致损伤心阳，下寒上逆，一定会发作奔豚，出现气从少腹上冲心胸、时作时止的症状。同时，由于针刺的部位被寒邪侵袭，肿起红包块。可内服汤药，用桂枝加桂汤治疗；外用灸法，在肿起的包块上各灸一艾柱。

【注释】

①一壮：灸一艾柱为一壮。

### 桂枝加桂汤方

【药物组成】

桂枝五两，去皮　芍药三两　生姜三两，切片　甘草二两，炙　大枣

【用法用量】

以上五味药，加水七升，煎煮成三升，去掉药渣，每次温服一升。旧本说：现用桂枝汤加桂枝达到五两，加桂枝的原因，是因为桂枝能降奔豚气。

## 方六十二

【原文】

火逆下之，因温针①烦躁者，桂枝甘草龙骨牡蛎汤主之。方六十二。

【解析】

误用火攻而又行攻下，因火攻发汗致损伤心阳，出现烦躁不安的，用桂枝甘草龙骨牡蛎汤主治。

【注释】

①温针：即烧针。

### 桂枝甘草龙骨牡蛎汤方

【药物组成】

桂枝一两，去皮　甘草二两，炙　牡蛎二两，炒　龙骨二两

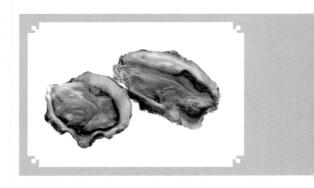

【用法用量】

以上四味药，用水五升，煎煮成二升半，去掉药渣，每次温服八合，每日服三次。

## 方六十三

【原文】

太阳病，过经十余日，心下温温①欲吐，而胸中痛，大便反溏，腹微满，郁郁微烦。

先此时自极吐下者，与调胃承

气汤。若不尔者，不可与。但欲呕，胸中痛，微溏者，此非柴胡汤证，以呕故知极吐下也。调胃承气汤。方六十三。用前第三十三方。

【解析】

太阳病，病传阳明已经十多天，病人胃脘部烦闷不舒服，恶心欲呕，胸部疼痛，大便反而稀溏，腹部微有胀满，心中郁闷烦躁，若是误用峻猛涌吐或泻下药所致的，可用调胃承气汤治疗；若不是吐下所致的，就不能用调胃承气汤。此症虽有只想呕吐，胸部疼痛，大便稍溏泄的症状，但并非柴胡汤证。因为病人泛泛想吐，故可以推知是上吐下泻所致的。

【注释】

①温温：恶心之意。

## 方六十四

【原文】

太阳病六七日，表证仍在，脉微而沉，反不结胸，其人发狂者，以热在下焦，少腹当硬满，小便自利

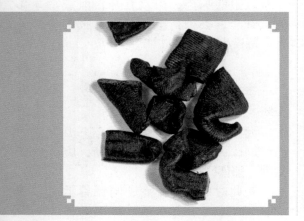

者，下血乃愈。所以然者，以太阳随经，瘀热①在里故也，抵当汤主之。方六十四。

【解析】

太阳病，六七天过后，表证尚存的，脉象沉滞不起，没有结胸的见证，神志发狂的，这是邪热与瘀血互结于下焦的缘故，当有小腹部坚硬胀满、小便通畅等症，攻下瘀血则可痊愈。之所以出现这种情况，是因为太阳之邪随经入里，邪热与瘀血互结于下焦的缘故。主治用抵当汤。

【注释】

①瘀热：邪热郁滞。

### 抵当汤方

【药物组成】

水蛭炒　虻虫各三十个，去翅足，炒　桃仁二十个，去皮尖　大黄三两，用酒洗

【用法用量】

以上四味药，用水五升，煎煮成三升，去掉药渣，每次温服一升，服药后不下血的，可以继续服。

## 方六十五

【原文】

太阳病身黄，脉沉结，少腹硬，小便不利者，为无血也。小便自利，其人如狂者，血证谛①蛆也，抵当汤主之。六十五。用前方。

【解析】

太阳病，出现皮肤发黄，脉象沉结，小腹坚硬的症状，若小便不

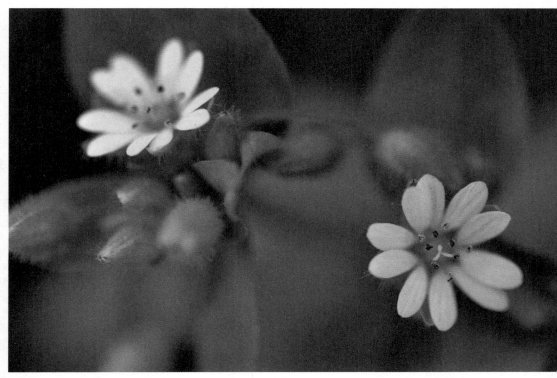

通畅的，则非蓄血证，而是湿热发黄证；若小便通畅，并有狂乱征兆的，则无疑是蓄血发黄证，用抵当汤主治。

【注释】

①谛：审也。此言审查确实。

## 方六十六

【原文】

伤寒有热，少腹满，应小便不利，今反利者，为有血也，当下之，不可余药，宜抵当丸。方六十六。

【解析】

外感病，发热，小腹部胀满，若内蓄水饮，小便应当不能通畅，现反而小便通畅者，是下焦蓄血证，应当攻下瘀血，不可用其他药物，适宜用抵当丸。

### 抵当丸方

【药物组成】

水蛭二十个，炒　　虻虫二十个，去翅足，炒　桃仁二十五个，去皮尖　大黄三两

【用法用量】

以上四味药，共捣成细末，分做成四个药丸，用水一升，取一个丸药煎煮，煮至七合，连药渣一起服下。服后24小时应当下血，若不下血的，可以再服。

辨太阳病脉证并治中方

195

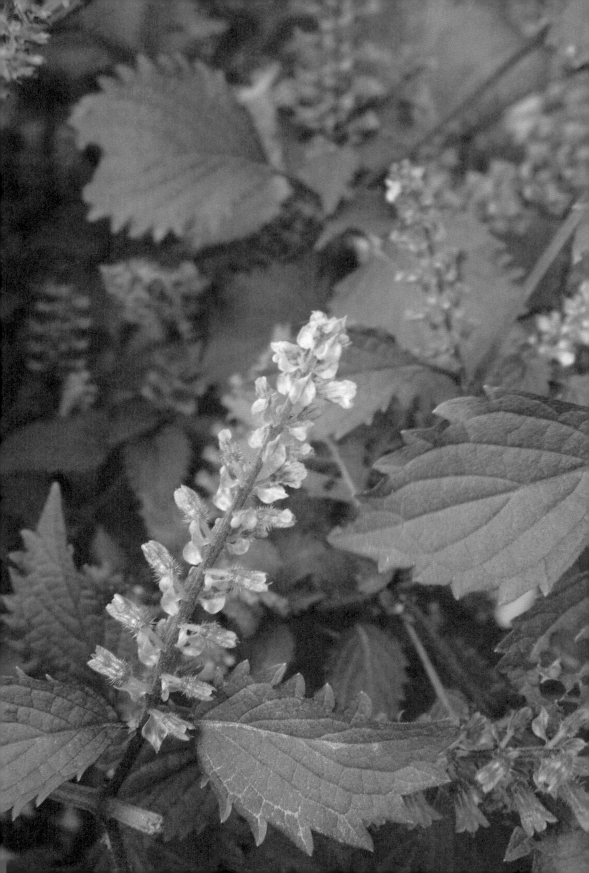

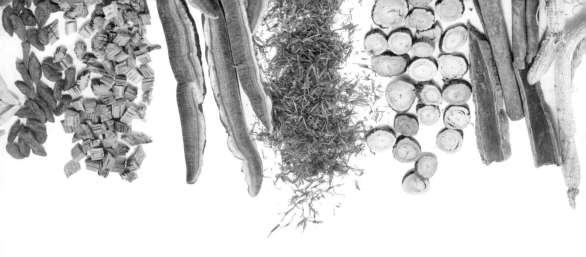

# 辨太阳病脉证并治下方

## 大陷胸丸

【原文】

病发于阳，而反下之，热入因作结胸；病发于阴，而反下之，一作汗出。因作痞也。所以成结胸者，以下之太早故也。结胸者，项亦强，如柔痉状，下之则和，宜大陷胸丸。方一。

【解析】

疾病在表，治疗时却反而用攻下的方法，邪热内入与水饮相结，因而形成结胸证。之所以形成结胸，是攻下太早的缘故。疾病在里，内无实邪，治疗时却反而用攻下法，致胃虚气逆，所以形成痞证。有结胸证的表现，若项部出现紧固不柔和，症状类似于柔痉的，用攻下的方法治疗就可痊愈，适宜用大陷胸丸。

【药物组成】

大黄半斤　葶苈子半升，炒　芒硝半升　杏仁半升，去皮尖，炒黑

【用法用量】

以上四味药，先将大黄、葶苈子捣细筛沫，再加入杏仁、芒硝，共研如膏脂，用水调和做成约弹子大小药丸。另外将甘遂捣成细末，用白蜜二合，水二升，加入上药丸一粒及甘遂末一钱匕共煮，煮至二升，一次温服下。服药，一晚过后，应该腹泻，如果不腹泻，可以继续服，直至出现腹泻为度。服药禁忌同《药法》。

## 方二

【原文】

太阳病，脉浮而动数，浮则为风，数则为热，动则为痛，数则为虚，头痛发热，微盗汗出，而反恶寒

辨太阳病脉证并治下方

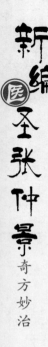

者，表未解也。医反下之，动数变迟，膈内拒痛。一云头痛即眩。胃中空虚，客气①动膈，短气躁烦，心中懊憹，阳气②内陷，心下因硬，则为结胸，大陷胸汤主之。若不结胸，但头汗出，余处无汗，剂颈而还，小便不利，身必发黄。大陷胸汤。方二。

【解析】

太阳病，脉象浮而动数，脉浮主风邪在表，数主有热，动脉主痛，数又主虚，证见头痛发热，轻微盗汗，反而怕冷，这是太阳表证未除。医生本应从表论治，却反而用攻下的方法治疗，由于胃中空虚而无实邪，误下后邪气内陷，邪热与水饮相结于胸膈，所以出现脉动数变迟，胸胁心下疼痛拒按，短气，烦躁不安，这样结胸证就形成了，主治用大陷胸汤。如果不形成结胸，只见头部汗出，到颈部为止，其他部位不出汗，小便不通畅，身体发黄的，则是湿热郁蒸发黄证。

【注释】

①客气：邪气。

②阳气：指邪热。

【药物组成】

大黄一两，去皮　芒硝一升　甘遂一钱匕

【用法用量】

以上三味药，用水六升，先煮大黄至二升，去掉药渣，再加入芒硝煮一、二开，然后再加进甘遂末，每次温服一升。服药后很快腹泻的，停服后药。

## 方三

【原文】

伤寒六七日，结胸热实，脉沉而紧，心下痛，按之石硬者，大陷胸汤主之。方三。用前第二方。

【解析】

外感病六七天过后，形成热实结胸证，脉象沉而紧，胸脘部疼痛，触按像石头一样坚硬的，主治用大陷胸汤。

## 方四

【原文】

伤寒十余日，热结在里，复往来寒热者，与大柴胡汤；但结胸，无大热者，此为水结在胸胁也，但头微汗出者，大陷胸汤主之。方四。用前第二方。

【解析】

外感病十多天后，邪热内结在里，又有发热畏寒交替往来出现的，用大柴胡汤主治。只有结胸证的表现，体表无高热的，这是水与热互结在胸胁，若头上轻微汗出，而全身无汗的，主治用大陷胸汤。

### 大柴胡汤方

柴胡半斤　枳实四枚，炙　生姜五两，切　黄芩三两　芍药三两　半夏半升，洗　大枣十二枚，擘

上七味，以水一斗二升，煮取六升，去滓，再煎，温服一升，日三服。一方加大黄二两，若不加，恐不

名大柴胡汤。

## 方五

【原文】

太阳病，重发汗而复下之，不大便五六日，舌上燥而渴，日晡所小有潮热，一云日晡所发心胸大烦。从心下至少腹硬满而痛，不可近者，大陷胸汤主之。方五。用前第二方。

【解析】

太阳表证，反复发汗而又行攻下，五六天不解大便，舌上干燥，口渴，午后微有潮热，从剑突下一直到少腹部坚硬胀满疼痛，不能用手触摸的，主治用大陷胸汤。

## 小陷胸汤

【原文】

小结胸病，正在心下，按之则痛，脉浮滑者，小陷胸汤主之。方六。

【解析】

小结胸病的症状，是正当胃脘部位，用手触按感觉疼痛，脉象浮滑的，主治用小陷胸汤。

【药物组成】

黄连一两　　半夏半升，用水洗　栝楼实大的一枚

【用法用量】

以上三味药，用水六升，先加入栝楼，煮至三升，去掉药渣，再加入其他药共煎煮成二升，去掉药渣，分三次服温。

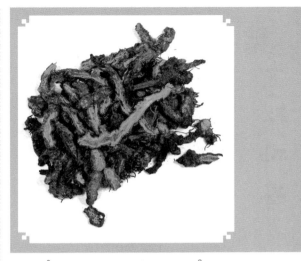

## 方七

【原文】

病在阳，应以汗解之，反以冷水①之，若灌之，其热被劫不得去，弥更②益烦，肉上粟起，意欲饮水，反不渴者，服文蛤散；若不瘥者，与五苓散。寒实结胸，无热证者，与三物小陷胸汤。用前第六方。

白散亦可服。方七。一云与三物小白散。

【解析】

病在表，应用发汗法解表去邪，却反而用冷水喷洒浇洗来退热，热邪被水饮郁遏不能解除，使热更甚，怕冷，皮肤上起鸡皮疙瘩，想喝水，但又不是很口渴的，可给予文蛤散治疗。若服药后仍不愈的，可以用五苓散治疗。

寒实结胸，有结胸证，无热证证候表现的，治疗可用三物白散。

辨太阳病脉证并治下方

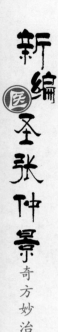

【注释】

①渳：用冷水喷洒。

②弥更：更加。

## 文蛤散方

【药物组成】

文蛤五两

【用法用量】

上药研成细末做成散剂，用开水五合冲服，每次服一方寸匕。

## 三物白散方

【药物组成】

桔梗三分　　巴豆一分，去皮尖，炒黑，研如膏脂　贝母一分

【用法用量】

以上三味药，先将桔梗、贝母研细成散，再加入巴豆，在药臼中杵成细沫，用米汤冲服，强壮的人每次服半钱匕，瘦弱的人减量服用，服药后，若病在胸膈以上的，一定会出现呕吐，病在胸膈以下的一定腹泻。若服药后腹泻未发生的，可饮热粥一

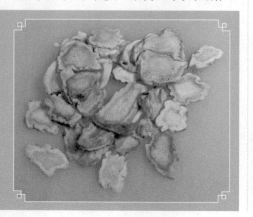

杯，以助药力；如果腹泻过度而不停止的，可饮冷粥一杯，以抑制药性。身体发热、畏寒、皮肤起鸡皮疙瘩而不解除，想拿衣服覆盖身上，医生若用冷水喷洒、浇洗，更使邪热郁闭而不能外散，本应当汗出却汗不能出，故出现烦热更甚。若已经汗出，而腹中疼痛，可用芍药三两，煎服药方法同上。

## 方八

【原文】

太阳与少阳并病，头项强痛，或眩冒，时如结胸，心下痞硬者，当刺大椎第一间、肺俞、肝俞，慎不可发汗；发汗则谵语，脉弦。五日谵语不止，当刺期门。方八。

【解析】

太阳与少阳两经皆病，出现头痛项强，或者眩晕昏冒，时而心下痞塞硬结、如结胸状的，应当针刺大椎、肺俞、肝俞，千万不能发汗。误用发汗就会出现谵语、脉弦，若经过五天，谵语仍然不止者，应当针刺期门，以泄其邪。

## 方九

【原文】

妇人中风，发热恶寒，经水适来，得之七八日，热除而脉迟身凉。胸胁下满，如结胸状，谵语者，此为热入血室也，当刺期门，随其实而取之。方九。

【解析】

外感风邪的妇女，出现发热畏寒的症状，适逢月经来潮，经过七八天，发热退而身体凉，脉象变迟，胸胁下满闷疼痛，似结胸，谵语的，这是热入血室，应当针刺期门穴，以泄其实邪。

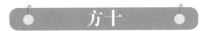

**方十**

【原文】

妇人中风，七八日续得寒热，发作有时，经水适断者，此为热入血室，其血必结，故使如疟状，发作有时，小柴胡汤主之。方十。

【解析】

外感风邪的妇人，七八天过后，出现了发热怕冷定时发作的症状，月经恰在这时中止，这是热入血室。因为邪热内入血室与血相结，故发热怕冷定时发作，似疟疾，主治用小柴胡汤。

【药物组成】

柴胡半斤　　黄芩三两　　人参三两　半夏半升，洗　甘草三两　生姜三两，切　大枣十二枚，擘

【用法用量】

上七味，以水一斗二升，煮取六升，去滓，再煎取三升，温服一升，日三服。

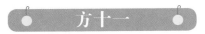

**方十一**

【原文】

妇人伤寒，发热，经水适来，昼日明了，暮则谵语，如见鬼状者，此为热入血室，无犯胃气，及上二焦[1]，必自愈。方十一。

【解析】

妇人外感寒邪，出现发热、畏寒等表证，正逢月经到来，白天病人神志清楚，夜晚谵语如见鬼神的，这是热入血室，不可用汗吐下法损伤胃气及上二焦，每可热退身和而自愈。

【注释】

[1]上二焦：即上中二焦。

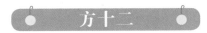

**方十二**

【原文】

伤寒六七日，发热微恶寒，支节[1]烦疼，微呕，心下支结[2]，外证未去者，柴胡桂枝汤主之。方十二。

【解析】

外感病六七天，发热，微微怕冷，四肢关节疼痛，微微作呕，胸脘部满闷如物支撑结聚，表证还未解除的，主治用柴胡桂枝汤。

【注释】

[1]支节：四肢关节。
[2]心下支结：心下如物支撑结聚。

【药物组成】

桂枝一两半，去皮　　黄芩一两半　人参一两半　甘草一两，炙　半夏二合半　芍药一两半　大枣六枚，剖开　生姜一两半，切片　柴胡四两

【用法用量】

以上九味药，用水七升，煎煮成三升，去掉药渣，每次温服一升。

旧本说：用人参汤加半夏、柴胡、黄芩，取人参一半的量，煎服方法既同桂枝汤，又同柴胡汤。

## ● 柴胡桂枝干姜汤 ●

【原文】

伤寒五六日，已发汗而复下之，胸胁满微结，小便不利，渴而不呕，但头汗出，往来寒热，心烦者，此为未解也，柴胡桂枝干姜汤主之。方十三。

【解析】

外感病五六天后，已经发汗又用泻下，出现胸胁满闷微有硬结，口渴，不呕，头部出汗，发热畏寒交替而作，心中烦躁不安的，这是病未除的缘故，主治用柴胡桂枝干姜汤。

【药物组成】

柴胡半斤　桂枝三两，去皮　干姜三两　栝楼根四两　黄芩三两　牡蛎二两，炒　甘草二两，炙

【用法用量】

以上七味药，用水一斗二升，煎煮至六升，去掉药渣，再煎煮成三升，每次温服一升，每日服三次。第一次药服后可出现轻度心烦，第二次药服后汗出就会痊愈。

## 方十四

【原文】

伤寒五六日，头汗出，微恶寒，手足冷，心下满，口不欲食，大便硬，脉细者，此为阳微结，必有表，复有里也。脉沉，亦在里也，汗出为阳微①，假令纯阴结，不得复有外证，悉入在里，此为半在里半在外也。脉虽沉紧，不得为少阴病，所以然者，阴不得有汗，今头汗出，故知非少阴也，可与小柴胡汤。设不了了者，得屎而解。方十四。用前第十方。

【解析】

外感病五六天后，头部出汗，微感畏寒，手足冷，脘腹部胀满，口中不想进食，大便坚硬，脉象沉紧而细，属阳微结证，必然既有表证又有里证。脉沉，主病在里，汗出是阳微结的表现。若是纯阴结证，病邪应完全入里，不应该再有表证，而此证是半在里半在表，表证仍然未解。脉虽然沉紧，却不是少阴病，因为阴证不应该出汗，现有头部出汗，则可知不是少阴病。治疗可以用小柴胡汤。若服小柴胡汤后仍然不爽快的，可微通其大便，大便一通，即可痊愈。

【注释】

①阳微：指阳微结。

## ● 半夏泻心汤 ●

【原文】

伤寒五六日，呕而发热者，柴胡汤证具，而以他药下之，柴胡证仍在者，复与柴胡汤。此虽已下之，不为逆，必蒸蒸而振，却发热汗出而解。若心下满而硬痛者，此为结胸也，大陷胸汤主之。但满而不痛者，此为痞①，柴胡不中与之，宜半夏泻心汤。方十五。

## 【解析】

外感病五六天后，呕吐而发热的，则已经具备柴胡汤证，治疗本应用柴胡汤，却用其他药攻下，误下后如果柴胡证仍然存在的，可以再给予柴胡汤治疗。这虽然误用攻下，但变证尚未形成。由于误下正气受损，故服小柴胡汤后，一定会出现先振振畏寒，继之蒸蒸发热，随之汗出而病解的战汗现象。若误下后邪气内陷，与水饮相结，出现心下坚硬胀满疼痛的，这是结胸，用大陷胸汤主治。若误下损伤胃气，胃虚气逆，气结心下，出现胃脘胀满而不疼痛的，即痞证，治疗适宜用半夏泻心汤，而不能用柴胡汤。

## 【注释】

①痞：自觉心下堵塞胀闷的症状。

## 【药物组成】

半夏半升，用水洗　黄芩　干姜
人参　甘草炙，各三两　黄连一两　大枣十二枚，剖开

## 【用法用量】

以上七味药，加水一斗，煎煮至六升，去掉药渣，再煎煮成三升，每次温服一升，每日服三次。

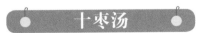

## 十枣汤

## 【原文】

太阳中风，下利呕逆，表解者，乃可攻之。其人汗出，发作有时，头痛，心下痞硬满，引胁下痛，干呕短气，汗出不恶寒者，此表解里未和也，十枣汤主之。方十六。

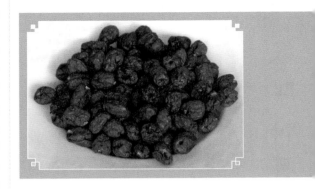

## 【解析】

太阳中风，表证未解，又见下利、呕逆等水饮证，证属表里同病，治当先解表，解表证后，才能攻逐在里的水饮。若见微微出汗，定时而发，头痛，胸脘部痞结胀硬，牵引胸胁疼痛，干呕、短气、汗出不怕冷的，这是表证已解，而水饮停聚胸胁，主治用十枣汤。

## 【药物组成】

芫花炒　甘遂　大戟

## 【用法用量】

以上三味药，各取等分，分别捣细混合成散，用水一升半，先加入肥大的大枣十个，煎煮至八合，去渣，再加入上药药末服用，强壮的人服一钱匕，瘦弱的人服半钱匕，在清晨温服。服药后如果泻下太少，病不解除的，第二天可以增加半钱匕药量继续服用。服药后迅速出现腹泻的，用稀粥调养。

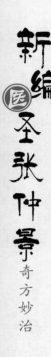

## 大黄黄连泻心汤

【原文】

　　心下痞，按之濡，其脉关上浮者，大黄黄连泻心汤主之。方十七。

【解析】

　　胃脘部痞满，按之柔软，关部脉浮的，主治用大黄黄连泻心汤。

【药物组成】

　　大黄二两　　黄连一两

【用法用量】

　　以上二味药，用沸开水二升，浸泡一会儿，挤压泌汁，去掉药渣，分两次温服。

## 附子泻心汤

【原文】

　　心下痞，而复恶寒汗出者，附子泻心汤主之。方十八。

【解析】

　　胃脘部痞满，而又畏寒汗出的，主治用附子泻心汤。

【药物组成】

　　大黄二两　　黄连一两　　黄芩一两

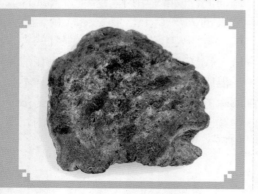

附子一枚，炮，去皮，破开，另煎取汁

【用法用量】

　　以上四味药，将前三味药切细，用滚沸开水二升浸泡一会儿，挤压取汁，去掉药渣，再加入附子汁，分两次温服。

## 方十九

【原文】

　　本以下之，故心下痞，与泻心汤。痞不解，其人渴而口燥烦，小便不利者，五苓散主之。十九。一方云，忍之一日乃愈。用前第七证方。

【解析】

　　本来因为误下，形成胃脘部痞满，给予泻心汤治疗，痞满却不能消除，且见口干燥、心烦、小便不通畅，这是水饮内蓄所致，主治用五苓散。

## 生姜泻心汤

【原文】

　　伤寒汗出解之后，胃中不和，心下痞硬，干噫食臭①，胁下有水气，腹中雷鸣②，下利者，生姜泻心汤主之。方二十。

【解析】

　　伤寒表证，经用发汗，汗出表证已解，而损伤胃气，胃中不和，水食停滞，出现胃脘部痞满硬结，嗳气有食物腐臭气味，肠鸣声响，腹泻的，主治用生姜泻心汤。

204

【注释】

①干噫食臭：干噫，即嗳气。干噫食臭，即嗳气中有饮食气味。

②腹中雷鸣：即肠鸣。

【药物组成】

生姜四两，切片　甘草三两，炙　人参三两　干姜一两　黄芩三两　半夏半升，用水洗　黄连一两　大枣十二枚，剖开

【用法用量】

以上八味药，加水一斗，煮至六升，去掉药渣，再煎煮成三升，每次温服一升，一日服三次。旧本说：附子泻心汤，即用大黄黄连泻心汤加附子。半夏泻心汤与甘草泻心汤，药物组成相同而名称不同。生姜泻心汤是用理中人参黄芩汤去桂枝、白术，加黄连，并用泻肝之法。

## ● 甘草泻心汤 ●

【原文】

伤寒中风，医反下之，其人下利日数十行，谷不化，腹中雷鸣，心下痞硬而满，干呕心烦不得安，医见心下痞，谓病不尽，复下之，其痞益甚，此非结热，但以胃中虚，客气上逆，故使硬也，甘草泻心汤主之。方二十一。

【解析】

太阳伤寒或中风证，医生本应发汗解表，反而用攻下法，损伤脾胃，导致病人一日腹泻数十次，泻下不消化食物，肠鸣厉害，胃脘部痞满硬结，干呕，心中烦躁不安，医生见

胃部痞硬，认为是邪热内结，病邪未尽，又行攻下，致痞胀更甚。这种情况并非邪热内结，而是中气虚弱，浊气上逆，气结心下，故胃脘部痞硬，主治用甘草泻心汤。

【药物组成】

甘草四两，炙　黄芩三两　干姜三两　半夏半升，用水洗　大枣十二枚，剖开　黄连一两　人参三两

【用法用量】

以上七味药，加水一斗，煮至六升，去掉药渣，再煎煮成三升，每次温服一升，一日服三次。

## ● 赤石脂禹余粮汤 ●

【原文】

伤寒服汤药，下利不止，心下痞硬。服泻心汤已，复以他药下之，利不止，医以理中与之，利益甚。理中者，理中焦，此利在下焦，赤石脂禹余粮汤主之。复不止者，当利其小便。赤石脂禹余粮汤。方二十二。

【解析】

伤寒表证，泻下的汤药服后，导致腹泻不止，胃脘部痞胀硬结。医生用泻心汤治疗，又用其他药攻下，导致腹泻不止，医生又以理中汤投之，致腹泻更甚。究其原因，是因为理中汤是治疗中焦虚寒腹泻证之剂，而此种下利责在下焦不固，主治应当用赤石脂禹余粮汤。若用赤石脂禹余粮汤仍然腹泻不止的，则恐怕属水湿内盛之腹泻，治疗应当用分利小便法。

辨太阳病脉证并治下方

【药物组成】

赤石脂一斤，打碎　太一禹余粮一斤，打碎

【用法用量】

以上二味药，用水六升，煎煮成三升，去掉药渣，分三次温服。

## 旋覆代赭汤

【原文】

伤寒发汗，若吐若下，解后心下痞硬，噫气不除者，旋覆代赭汤主之。方二十三。

【解析】

太阳伤寒证，经用发汗，或涌吐，或攻下，表证已解，而胃气损伤，胃虚气逆，出现胃脘部痞胀而硬，嗳气不止的，主治用旋覆代赭汤。

【药物组成】

旋覆花三两　人参二两　生姜五两代赭石一两　甘草二两　半夏半升，用水洗　大枣十二枚，剖开

【用法用量】

以上七味药，加水一斗，煮至六升，去掉药渣，再煎煮药汁成三升，每次温服一升，一日服三次。

## 方二十四

【原文】

下后不可更行桂枝汤，若汗出而喘，无大热者，可与麻黄杏子甘草石膏汤。方二十四。

【解析】

表证攻下后，外邪内入，热邪壅肺，出现汗出、气喘，表热证已除的，不能再用桂枝汤，可治疗用麻黄杏子甘草石膏汤。

【药物组成】

麻黄四两　　杏仁五十个，去皮尖甘草二两，炙　石膏半斤，碎，绵囊

【用法用量】

上四味，以水七升，先煮麻黄，减二升，去白沫，内诸药，煮取三升，去滓，温服一升。本云黄耳杯。

## 桂枝人参汤

【原文】

太阳病，外证未除，而数下之，遂协热而利，利下不止，心下痞硬，表里不解者，桂枝人参汤主之。方二十五。

【解析】

太阳病，表证未解，反而屡次攻下，致损伤脾气，出现腹泻不止，胃脘部痞结胀硬，而发热畏寒等表证尚存的，主治用桂枝人参汤。

【药物组成】

桂枝四两，另外切　甘草四两，炙白术三两　人参三两　干姜三两

【用法用量】

以上五味药，用水九升，先加入后四味药煎煮至五升，再加入桂枝共煎煮成三升，去掉药渣，每次温服一升，白天服两次，晚上服一次。

## 方二十六

【原文】

伤寒大下后，复发汗，心下痞，恶寒者，表未解也。不可攻痞，当先解表，表解乃可攻痞。解表宜桂枝汤，攻痞宜大黄黄连泻心汤。二十六。泻心汤用前第十七方。

【解析】

伤寒表证，用峻泻药攻下后，再发其汗，导致心下痞塞，若出现发热畏寒等见证的，是表证仍未解除，不能先泻热消痞，而应先解表，表证解除以后才能泻热消痞。桂枝汤适宜解表，而大黄黄连泻心汤适宜泻热消痞。

## 方二十七

【原文】

伤寒发热，汗出不解，心中痞硬，呕吐而下利者，大柴胡汤主之。方二十七。用前第四方。

【解析】

外感病，发热，汗出而热不退，上腹部痞结胀硬，呕吐而又腹泻的，主治用大柴胡汤。

## 瓜蒂散

【原文】

病如桂枝证，头不痛，项不强，寸脉微浮，胸中痞硬，气上冲喉咽，不得息者，此为胸有寒也。当吐之，宜瓜蒂散。方二十八。

【解析】

病的表现像桂枝汤证，但头不痛，项部不紧固，寸部脉微浮，胸脘痞胀硬结，气上冲咽喉，呼吸不畅，这是痰实之邪停滞胸中，应当采用吐法，可用瓜蒂散。

【药物组成】

瓜蒂一分，炒黄　　赤小豆一分

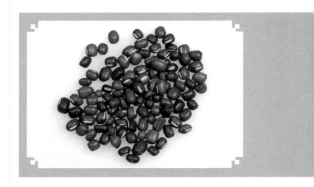

【用法用量】

以上二味药，分别捣碎过筛做散，然后混合在一起研制。另用香豉一合，热开水七合，共煮成稀粥，去掉药渣，再取上药末一钱匕，与稀粥混合，一次温服。服药后不呕吐的，稍稍增加药量继续服用；服药后则呕吐很快出现的，应停止服药。各种失血、虚弱的患者，瓜蒂散不宜用。

## 方二十九

【原文】

病胁下素有痞①，连在脐旁，痛引少腹，入阴筋者，此名藏结，死。方二十九。

207

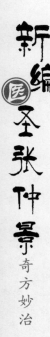

【解析】

病人胁下宿有痞块，连及脐旁，疼痛牵引少腹，甚至痛彻阴茎，即脏结，为死候。

【注释】

①痞：此指痞块。

## 方三十

【原文】

伤寒若吐若下后，七八日不解，热结在里，表里俱热，时时恶风，大渴，舌上干燥而烦，欲饮水数升者，白虎加人参汤主之。方三十。

【解析】

伤寒表证，误用涌吐或泻下法后，病经七八天尚不解除，邪热内入，结聚在里，热邪充斥内外，出现时有畏风，甚为口渴，想喝水数升，舌干燥，心烦不安的，主治用白虎加人参汤。

【药物组成】

知母六两　石膏一斤，打碎　甘草二两，炙　人参二两　粳米六合

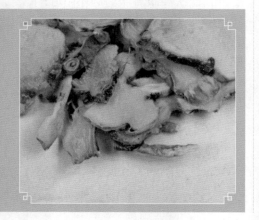

【用法用量】

以上五味药，加水一斗煎煮，待米熟汤成，去掉药渣，每次温服一升，一日服三次。本方在立夏后、立秋前才能服用，立秋后不宜服用。正月、二月、三月天气尚寒冷，也不宜服用。此时服用就会伤中而出现呕吐、腹泻、腹痛。各种失血，虚弱的人也不宜服用，若服用也会有腹痛，腹泻出现。此时，可用温里散寒法救治，则会痊愈。

## 方三十一

【原文】

伤寒无大热，口燥渴，心烦，背微恶寒者，白虎加人参汤主之。方三十一。用前方。

【解析】

外感病，表无大热而里热炽盛，出现口干燥而渴，心中烦躁不安，背部微感畏冷的，主治用白虎加人参汤。

## 方三十二

【原文】

伤寒脉浮，发热无汗，其表不解，不可与白虎汤。渴欲饮水，无表证者，白虎加人参汤主之。方三十二。用前方。

【解析】

外感病，脉象浮，发热无汗，是表证尚未解除，不宜用白虎汤，若里热盛，津气伤，出现口渴想喝水，而无表证的，主治用白虎加人参汤。

## 方三十三

【原文】

太阳少阳并病，心下硬，颈项强而眩者，当刺大椎、肺俞、肝俞，慎勿下之。方三十三。

【解析】

太阳病未解，又并发少阳病，有胃脘部痞结胀硬，颈项紧固不舒，头目昏眩等证出现的，应当针刺大椎、肺俞、肝俞诸穴，而攻下的方法千万不可用。

## 方三十四

【原文】

太阳与少阳合病，自下利者，与黄芩汤；若呕者，黄芩加半夏生姜汤主之。方三十四。

【解析】

太阳与少阳两经同时感受外邪而发病，邪热下迫肠胃，而出现自下痢的，用黄芩汤，若呕吐的，主治用黄芩加半夏生姜汤。

### 黄芩汤方

【药物组成】

黄芩三两　芍药二两　甘草二两，炙　大枣十二枚，剖开

【用法用量】

以上四味药，用水一斗，煎煮成三升，去掉药渣，每次温服一升，白天服两次，夜晚服一次。

### 黄芩加半夏生姜汤方

【药物组成】

黄芩三两　芍药二两　甘草二两，炙　大枣十二枚，剖开　半夏半升，用水洗　生姜一两半，一方为三两，切片

【用法用量】

以上六味药，用水一斗，煎煮成三升，去掉药渣，每次温服一升，白天服两次，夜晚服一次。

## 方三十五

【原文】

伤寒胸中有热，胃中有邪气①，腹中痛，欲呕吐者，黄连汤主之。方三十五。

【解析】

外感病，胸脘部有热，腹中有寒，腹中疼痛，想呕吐的，主治用黄连汤。

【注释】

①邪气：此指寒邪。

【药物组成】

黄连三两　甘草三两，炙　干姜三两　桂枝三两，去皮　人参二两　半夏半升，用水洗　大枣十二枚，剖开

【用法用量】

以上七味药，用水一斗，煎煮成六升，去掉药渣，每次温服一升，白天服三次，夜间服两次。有人怀疑非张仲景的方子。

辨太阳病脉证并治下方

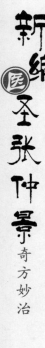

## 方三十六

【原文】

伤寒八九日，风湿相搏，身体疼烦，不能自转侧，不呕，不渴，脉浮虚而涩者，桂枝附子汤主之。若其人大便硬，一云脐下心下硬。小便自利者，去桂加白术汤主之。方三十六。

【解析】

外感病八九天后，风湿相互搏结，出现身体疼痛剧烈，不能自行转侧，不作呕，口不渴，脉象浮虚而涩症状的，主治用桂枝附子汤，若病人大便硬结、小便通畅的，主治则用去桂加白术汤。

### 桂枝附子汤方

【药物组成】

桂枝四两，去皮　附子三枚，炮，去皮，剖开　生姜三两，切片　大枣十二枚，剖开　甘草二两，炙

【用法用量】

以上五味药，用水六升，煎煮成二升，去掉药渣，分三次温服。

### 去桂加白术汤方

【药物组成】

附子三枚，炮，去皮，剖开　白术四两　生姜三两，切片　甘草二两，炙　大枣十二枚，剖开

【用法用量】

以上五味药，用水六升，煎煮成二升，去掉药渣，分三次温服。服第一次药后，病人身体感觉麻木，半天左右可再服一次，待三次药服完，病人头目昏眩，即药物的反应，是附子、白术的药力行于皮内、攻逐水湿之气而不能解除所造成的，因此不必奇怪。本方照理应当加桂枝四两，实际上，本方与桂枝附子汤是一方两法。因为大便硬结、小便通畅，故去桂枝；因为大便不硬，小便不通畅，故应当加桂枝。附子用三枚，用量恐怕过大，故虚弱者及产妇，服用时应减少用量。

## 方三十七

【原文】

风湿相搏，骨节疼烦，掣痛①不得屈伸，近之则痛剧，汗出短气，小便不利，恶风不欲去衣，或身微肿者，甘草附子汤主之。方三十七。

【解析】

风湿相互搏结，周身关节剧烈疼痛，牵引拘急不能屈伸，触按则疼痛更甚，汗出，短气，小便不通畅，畏风不愿减衣，或者身体轻度浮肿的，主治用甘草附子汤。

【注释】

①掣痛：疼痛有牵引拘急之感。

【药物组成】

甘草二两，炙　附子二枚，炮，去皮，剖开　白术二两　桂枝四两，去皮

【用法用量】

以上四味药，用水六升，煎煮成三升，去掉药渣，每次温服一升，

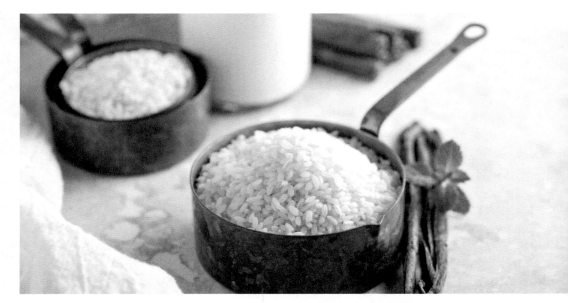

一日服三次。服第一次药，若能得汗出的，则会痊愈。若出汗停止，而又出现疼痛的，可再给病人服五合，或服六七合也可，服一升恐怕量过大。

【原文】

伤寒脉浮滑，此以表有热，里有寒，白虎汤主之。方三十八。

【解析】

外感病，脉象浮滑的，这是表有热，里也有热，主治用白虎汤。

【药物组成】

知母六两　　石膏一斤，打碎　　甘草二两，炙　　粳米六合

【用法用量】

以上四味药，用水一斗煎煮，待米熟汤成，去掉药渣，每次温服一升，一日服三次。

【原文】

伤寒脉结代，心动悸，炙甘草汤主之。方三十九。

【解析】

外感病，脉象结代，心中悸动不宁的，主治用炙甘草汤。

【药物组成】

甘草四两，炙　　生姜三两，切片人参二两　　生地黄一斤　　桂枝三两，去皮　　阿胶二两　　麦门冬半升，去心　　麻仁半升　　大枣三十枚，剖开

【用法用量】

以上九味药，用陈米酒七升，水八升，混匀，先加入阿胶外的八味药煮成三升，去掉药渣，再加入阿胶烊化溶解尽，每次温服一升，一日服三次。本方又名"复脉汤"。

辨太阳病脉证并治下方

211

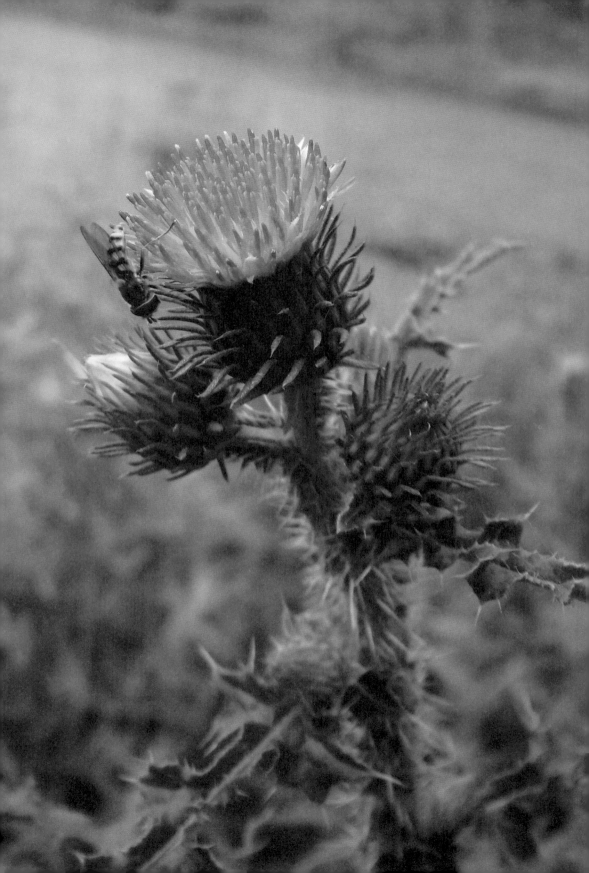

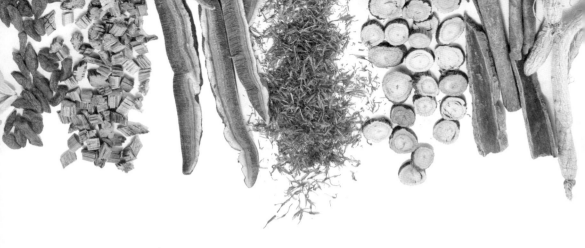

# 辨阳明病脉证并治

合四十四法，方一十首，一方附，并见阳明少阳合病法

## 调胃承气汤

【原文】

阳明病，不吐不下，心烦者，可与调胃承气汤。方一。

【解析】

阳明病，治疗时没有使用涌吐或泻下法的，外邪内入，化热化燥成实，而见心中烦躁不安的，治疗可用调胃承气汤。

【药物组成】

甘草二两，炙　芒硝半升　大黄四两，用陈米酒洗

【用法用量】

以上三味药，将大黄、甘草切细，加水三升，煎煮成一升，去掉药渣，再加入芒硝，然后放在小火上煮一两开即可。一次温服，用来调和胃气。

## 方二

【原文】

阳明病，脉迟，虽汗出不恶寒者，其身必重，短气腹满而喘，有潮热者，此外欲解，可攻里也。手足然汗出者，此大便已硬也，大承气汤主之；若汗多，微发热恶寒者，外未解也，一法与桂枝汤。其热不潮，未可与承气汤；若腹大满不通者，可与小承气汤，微和胃气，勿令至大泄下。大承气汤。方二。

【解析】

阳明病，脉象迟，汗出而不怕冷，身体沉重，短气，腹部胀满，喘息，若发潮热的，这是表证即将解除而已成里实，可以攻下里实；若手足不断汗出的，这表面大便已经硬结，用大承气汤主治。若出汗较多，轻微发热而怕冷的，这是表证未解，病人

213

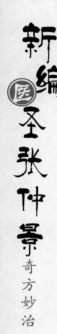

不发潮热，不能用承气汤攻下。若腹部胀满厉害、大便不通的，可用小承气汤轻微泻下来和畅胃气，而峻泻药攻下不可用。

### 大承气汤方

【药物组成】

大黄四两，用酒洗　厚朴半斤，炙，去皮　枳实五枚，炙　芒硝三合

【用法用量】

以上四味药，用水一斗，先加入厚朴、枳实煎煮至五升，去掉药渣，再加入大黄，煎煮成二升，去掉药渣，加入芒硝，然后放在小火上煮一二开，分两次温服。服药后若大便已通，停止再服余下的药。

### 小承气汤方

【药物组成】

大黄四两　厚朴二两，炙，去皮　枳实大的三个，炙

【用法用量】

以上三味药，用水四升，煎煮

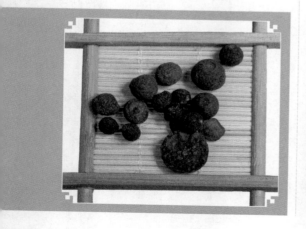

成一升二合，除药渣，分两次温服。服第一次药应当解大便，若服药后大便不解，可服完剩下的药，若大便已通，不要再服剩下的药。

## 方三

【原文】

阳明病，潮热，大便微硬者，可与大承气汤，不硬者不可与之。若不大便六七日，恐有燥屎，欲知之法，少与小承气汤，汤入腹中，转失气①者，此有燥屎也，乃可攻之。若不转失气者，此但初头硬，后必溏，不可攻之，攻之必胀满不能食也。欲饮水者，与水则哕。其后发热者，必大便复硬而少也，以小承气汤和之。不转失气者，慎不可攻也。小承气汤。方三。用前第二方。

【解析】

阳明病，发潮热，大便微有硬结的，为燥屎内阻、里实已成，可以用大承气汤攻下里实；若大便不硬结的，是内无燥屎，则大承气汤不能用。若六七天不解大便，恐有燥屎内阻，预测的方法，可给予少量小承气汤。服药后若失气转动而放屁的，即为有燥屎的征象，才能够攻下；若服药后不放屁的，则是大便初出硬结、后部稀溏，不能攻下，若攻下就会形成腹部胀满，不能进食，甚至饮水就呃逆的变证。若攻下后又出现发热的，这一定是燥屎复结，大便再次变硬而量较少，此时，应当用小承气汤和畅胃气而攻下。可见，若服小承气汤不转失气的，千万不能攻下。

【注释】

①转失气：失气又称"矢气"。转失气，即肛门排气，俗称放屁。

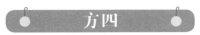

**方四**

【原文】

伤寒若吐若下后不解，不大便五六日，上至十余日，日晡所发潮热，不恶寒，独语如见鬼状。若剧者，发则不识人，循衣摸床①，惕而不安，一云顺衣妄撮，怵惕不安。微喘直视，脉弦者生，涩者死。微者，但发热谵语者，大承气汤主之。若一服利，则止后服。方四。用前第二方。

【解析】

伤寒表证，误用吐法或下法之后，病未除，出现五六天甚至十余天不解大便，午后发潮热，不怕冷，谵言妄语，如见鬼神般。病情严重的，则会出现神志迷糊、目不识人、两手无意识地乱摸衣被床帐、惊惕不安、微微喘息、两目直视，若脉象弦的，还有生机；若脉象涩的，属于死候。若病情较轻，只见发潮热、谵语等症，主治用大承气汤。服药后，若大便已通的，应停服剩余的药。

【注释】

①循衣摸床：患者神志不清，两手不自觉地反复摸弄衣被，多见于疾病的危重阶段。

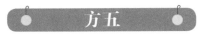

**方五**

【原文】

阳明病，其人多汗，以津液外出，胃中燥，大便必硬，硬则谵语，小承气汤主之；若一服谵语止者，更莫复服。方五。用前第二方。

【解析】

阳明病，病人太多地出汗，导致津液外泄，肠中干燥，大便势必硬结；大便硬结，腑气不通，浊邪上扰，则发生谵语，主治用小承气汤。若服一次药谵语就停止的，则停服剩余的药。

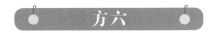

**方六**

【原文】

阳明病，谵语发潮热，脉滑而疾者，小承气汤主之。因与承气汤一升，腹中转气①者，更服一升，若不转气者，勿更与之。明日又不大便，脉反微涩者，里虚也，为难治，不可更与承气汤也。方六。用前第二方。

【解析】

阳明病，谵语，发潮热，脉象滑而疾的，主治用小承气汤。于是给病人服小承气汤一升，服药后腹中转矢气而放屁的，可以再服一升；服药后腹中不转矢气的，就不要再服。若第二天又不解大便，脉象反见微弱而滞涩的，这是正气虚弱而实邪阻滞，正虚邪实，攻补两难，治疗十分棘手，故治疗不能再用承气汤了。

【注释】

①转气：即转失气。

辨阳明病脉证并治

## 方七

【原文】

阳明病，谵语有潮热，反不能食者，胃中①必有燥屎五六枚也；若能食者，但硬耳，宜大承气汤下之。方七。用前第二方。

【解析】

阳明病，谵语，发潮热，反而不能进食的，是肠中燥屎已成，应用大承气汤攻下燥屎；若尚能进食的，只是大便硬结，应用小承气汤和畅胃气。

【注释】

①胃中：指肠中。

## 方八

【原文】

汗汗，一作卧出谵语者，以有燥屎在胃中，此为风也，须下者，过经乃可之下之。下之若早，语言必乱，以表虚里实故也。下之愈，宜大承气汤。方八。用前第二方，一云大柴胡汤。

【解析】

汗出谵语的，这是外有太阳中风，内有燥屎阻结。燥屎内结必须用泻下法治疗，但是须待太阳表证解除后才能攻下。若过早攻下，则会导致表邪尽陷而里实益甚，出现神昏语言错乱。若表证已解而里实未除，用攻下法治疗则会痊愈，可用大承气汤。

## 方九

【原文】

三阳合病①，腹满身重，难以转侧，口不仁②，面垢③，又作枯，一云向经。谵语遗尿。

发汗则谵语。下之则额上生汗，手足逆冷。若自汗出者，白虎汤主之。方九。

【解析】

太阳、阳明、少阳三经合病，腹部胀满，身体沉重，转侧困难，口中麻木不仁，面部垢浊，谵语，小便失禁，如见身热、自汗出的，是邪热偏重于阳明，主治用白虎汤。若用发汗法治疗，就会使谵语更甚；若妄行攻下，就会造成额上出汗，四肢冰冷的变证。

【注释】

①三阳合病：即太阳、阳明、少阳三经同时发病。

②口不仁：口中麻木，知觉减退。

③面垢：面部污浊秽垢。

【药物组成】

知母六两　石膏一斤，碎　甘草二两，炙　粳米六合

【用法用量】

上四味，以水一斗，煮米熟汤成，去滓。温服一升，日三服。

## 方十

【原文】

二阳并病，太阳证罢，但发潮热，手足漐漐汗出，大便难而谵语

者，下之则愈，宜大承气汤。方十。
用前第二方。

【解析】

太阳、阳明两经并病，太阳表证已解，仅只见发潮热，手足微微出汗，大便解出困难而谵语的，是属阳明里实，攻下里实则可痊愈，适宜用大承气汤治疗。

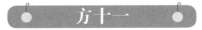

## 方十一

【原文】

阳明病，脉浮而紧，咽燥口苦，腹满而喘，发热汗出，不恶寒反恶热，身重。若发汗则燥，心愦愦①公对切反谵语。若加温针，必怵惕②烦躁不得眠。若下之，则胃中空虚，客气动膈，心中懊憹，舌上胎者，栀子豉汤主之。方十一。

【解析】

阳明病，脉象浮而紧，咽喉干燥，口中感觉苦，腹部胀满，喘息，发热，汗出，不怕冷，反而怕热，身体沉重，是属阳明里热证。若误发其汗，就会出现心中烦乱不安、甚或神昏谵语的变证；若误用温针，则可导致恐惧不安、烦躁失眠的变证；若误行攻下，就会使胃气受到损伤，致邪热扰于胸膈，出现心中烦躁厉害，舌上生薄黄苔，主治用栀子豉汤。

【注释】

①愦愦：心中烦乱不安。
②怵惕：恐惧貌。

【药物组成】

肥栀子十四枚，擘　香豉四合，绵裹

【用法用量】

上二味，以水四升，煮栀子取二升半，去滓，内豉，更煮取一升半，去滓。分二服，温进一服，得快吐者，止后服。

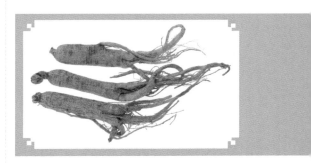

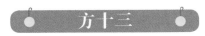

## 方十二

【原文】

若渴欲饮水，口干舌燥者，白虎加人参汤主之。方十二。

【解析】

如果误下后热盛津伤，出现口渴想喝水，口干舌燥的，主治用白虎加人参汤。

【药物组成】

知母六两　石膏一斤，碎　甘草二两，炙　粳米六合　人参三两

【用法用量】

上五味，以水一斗，煮米熟汤成，去滓，温服一升，日三服。

## 方十三

【原文】

若脉浮发热，渴欲饮水，小便

217

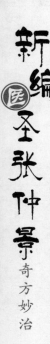

不利者，猪苓汤主之。方十三。

【解析】

如果误下后出现脉浮、发热、口渴想喝水、小便不通畅的，属阴伤有热、水热互结于下焦，主治用猪苓汤。

【药物组成】

猪苓去皮　茯苓　泽泻　阿胶　滑石打碎，各一两

【用法用量】

以上五味药，用水四升，先加入猪苓、茯苓、泽泻、滑石四味药煎煮至二升，去掉药渣，再加入阿胶烊化溶解，每次温服七合，一日服三次。

## 方十四

【原文】

脉浮而迟，表热里寒，下利清谷者，四逆汤主之。方十四。

【解析】

脉象浮而迟，外有假热内有真寒，腹泻完谷不化的，主治用四逆汤。

【药物组成】

甘草二两，炙　干姜一两半　附子

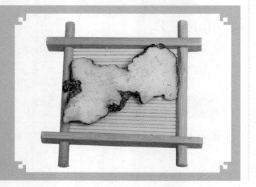

一枚，生用，去皮，破八片

【用法用量】

上三味，以水三升，煮取一升二合，去滓，分温二服。强人可大附子一枚、干姜三两。

## 方十五

【原文】

阳明病，下之，其外有热，手足温，不结胸，心中懊憹，饥不能食，但头汗出者，栀子豉汤主之。方十五。用前第十一方

【解析】

阳明病，经用泻下法治疗，身热未除，手足温暖，无结胸的表现，心中烦躁异常，嘈杂似饥而不能进食，仅头部汗出的，主治用栀子豉汤。

## 方十六

【原文】

阳明病，发潮热，大便溏，小便自可，胸胁满不去者，与小柴胡汤。方十六。

【解析】

阳明病，发潮热，大便稀溏，小便正常，胸胁胀闷不除的，为少阳之邪未尽，治疗宜用小柴胡汤。

【药物组成】

柴胡半斤　黄芩三两　人参三两　半夏半升，洗　甘草三两，炙　生姜三两，切　大枣十二枚，擘

【用法用量】

上七味，以水一斗二升，煮取

六升，去滓，再煎取三升。温服一升，日三服。

## 方十七

【原文】

阳明病，胁下硬满，不大便而呕，舌上白胎者，可与小柴胡汤，上焦得通，津液得下，胃气因和，身濈然汗出而解。方十七。用上方。

【解析】

阳明病，胁下痞硬胀满，不解大便，呕吐，舌苔白的，为柴胡证未除，治疗可用小

柴胡汤。用药后，上焦经气得以畅通，津液能够下达，胃肠机能得以恢复，全身就会畅汗而病解。

## 方十八

【原文】

阳明中风，脉弦浮大而短气，腹都满，胁下及心痛，久按之气不通，鼻干不得汗，嗜卧，一身及目悉黄，小便难，有潮热，时时哕，耳前后肿，刺之小瘥，外不解，病过十日，脉续浮者，与小柴胡汤。十八。用上方。

【解析】

阳明中风，脉象弦浮而大，全腹胀满，两胁及心下疼痛，按压很久而气仍不畅通，鼻中干燥，无汗，嗜睡，全身肌肤及目都发黄，小便解出困难，发潮热，哕逆不断，耳前后部肿胀。证属三阳合病，治疗当先用针刺法以泻里热。刺后里热得泻，病情

稍减，而未除太阳、少阳证，病邪经过了十余天，脉象弦浮的，可用小柴胡汤以解少阳之邪。

## 方十九

【原文】

脉但浮，无余证者，与麻黄汤。若不尿，腹满加哕者，不治。麻黄汤。方十九。

【解析】

若服小柴胡汤后少阳证已解，只见脉象浮等表证，无其他经见症的，可用麻黄汤治疗。若病情恶化，出现无尿、腹部胀满并且哕逆更甚的，属不治之候。

【药物组成】

麻黄三两，去节　　桂枝二两，去皮
甘草一两，炙　杏仁七十个，去皮尖

【用法用量】

上四味，以水九升，煮麻黄，减二升，去白沫，内诸药，煮取二升半，去滓。温服八合，覆取微似汗。

## 方二十

【原文】

阳明病，自汗出，若发汗，小便自利者，此为津液内竭，虽硬不可攻之，当须自欲大便，宜蜜煎导①而通之。若土瓜根及大猪胆汁，皆可为导。方二十。

【解析】

阳明病，自汗出，已伤津液，若再行发汗，而又小便通畅的，则更

辨阳明病脉证并治

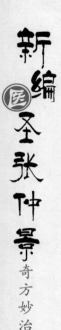

伤津液，导致肠中津液枯竭，引起大便硬结。此时大便虽硬结，泻下药攻下法也不宜用，必须待病人自己想解大便时，用蜜煎导引导通便，或土瓜根及大猪胆汁，皆可作为导药，以引导大便解出。

【注释】

①导：用润滑类药物纳入肛门，引导大便排出的方法。

### 蜜煎方

【药物组成】

食蜜七合

【用法用量】

上一味药，倒进铜器里，用小火煎熬，待熬炼至能凝结得像饴糖一样即成。煎熬时，要不断搅拌，以免焦煳黏着，煎熬到可以做丸的程度时，用双手捻蜜做成头部尖锐、大小如指头、长二寸左右的棒状物，必须趁蜜热时马上做，冷却后就会变硬。使用时，将所做的药棒塞进肛门里，用手急转，待病人想要解大便时则拔出去掉。有人怀疑此方不是仲景的原意，但已经试用，效果甚佳。

### 猪胆汁方

【药物组成】

大猪胆汁　米醋少许

【用法用量】

用大猪胆汁，与少许米醋混合，灌进肛门里，维持一顿饭左右的时间，用药后，即可解除宿食及腐败

物等，非常有效。

## 方二十一

【原文】

阳明病，脉迟，汗出多，微恶寒者，表未解也，可发汗，宜桂枝汤。方二十一。

【解析】

阳明病，脉象迟，出汗很多，微微怕冷的，这是表证仍未解除，可发汗，适宜用桂枝汤。

【药物组成】

桂枝三两，去皮　芍药三两　生姜三两　甘草二两，炙　大枣十二枚，擘

【用法用量】

上五味，以水七升，煮取三升，去滓，温服一升，须臾，啜热稀粥一升，以助药力取汗。

## 方二十二

【原文】

阳明病，脉浮，无汗而喘者，发汗则愈，宜麻黄汤。方二十二。用前第十九方。

【解析】

阳明病，脉象浮，无汗而气喘的，是太阳表实证尚解，用发汗法则可痊愈，可用麻黄汤。

## 方二十三

【原文】

阳明病，发热汗出者，此为热

越①，不能发黄也。但头汗出，身无汗，剂颈而还，小便不利，渴引水浆者，此为瘀热在里，身必发黄，茵陈蒿汤主之。方二十三。

【解析】

阳明病，发热汗出的，这是热邪能够发越于外，故发黄证不可形成。若仅见头部出汗，到颈部为止，身上无汗，小便不通畅，口渴想喝汤水，这是湿热郁滞在里，势必出现肌肤发黄，主治用茵陈蒿汤。

【注释】

①热越：邪热发越于外。

【药物组成】

茵陈蒿六两　　栀子十四枚，剖开
大黄二两，去皮

【用法用量】

以上三味药，用水一斗二升，先加入茵陈煎煮，煮去水分六升，再加另二味药，煎煮成三升，去掉药渣，分三次温服。服药后小便应当通畅，并见尿色红，像皂荚汁一样，经过一晚上后，腹胀应当减轻，这是湿热之邪从小便而去的缘故。

## 方二十四

【原文】

阳明证，其人喜忘①者，必有畜血②。所以然者，本有久瘀血，故令喜忘。屎虽硬，大便反易，其色必黑者，宜抵当汤下之。方二十四。

【解析】

阳明病，健忘的病人，则体内

一定有蓄血。由于瘀血久停，气血阻滞，故使人健忘。其大便虽然硬结，但易解出，且颜色一定是黑的，宜用抵当汤攻下瘀血。

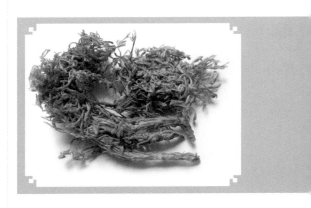

【注释】

①喜忘：善忘，健忘。
②畜血："畜"同"蓄"。畜血，即瘀血停留。

【药物组成】

水蛭熬　　虻虫去翅足，熬，各三十个
大黄三两，酒洗　　桃仁二十个，去皮尖及两仁者

【用法用量】

上四味，以水五升，煮取三升，去滓，温服一升，不下更服。

## 方二十五

【原文】

阳明病，下之，心中懊憹而烦，胃中有燥屎者，可攻。腹微满，初头硬，后必溏，不可攻之。若有燥屎者，宜大承气汤。方二十五。用前第二方。

辨阳明病脉证并治

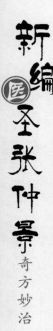

【解析】

阳明病，用泻下药攻下后，有心中烦躁异常症状出现的，若是肠中燥屎阻结所致的，可以攻下，适宜用大承气汤。若腹部轻微胀满，大便始出干硬，后出稀溏的，则不可攻下。

## 方二十六

【原文】

病人烦热，汗出则解，又如疟状，日晡所发热者，属阳明也。脉实者，宜下之；脉浮虚者，宜发汗。下之与大承气汤，发汗宜桂枝汤。方二十六。大承气汤用前第二方。桂枝汤用前第二十一方。

【解析】

病人心烦、发热，经过发汗，病已解除。现又出现午后发潮热，似发疟疾般，这是邪传阳明。若脉象实的，治疗时宜用攻下法；若脉象浮虚的，治疗时宜用发汗法。攻下用大承气汤，发汗用桂枝汤。

## 方二十七

【原文】

大下后，六七日不大便，烦不解，腹满痛者，此有燥屎也。所以然者，本有宿食故也，宜大承气汤。二十七。用前第二方。

【解析】

用峻泻药攻下后，病人又出现六七天不解大便，烦躁不解，腹部胀满疼痛的，这是肠中有燥屎的缘故。

这样的原因是下后余热未尽，与肠内宿食相结合而成燥屎，治疗时适宜用大承气汤。

## 方二十八

【原文】

病人小便不利，大便乍①难乍易，时有微热，喘冒②一作怫郁。不能卧者，有燥屎也，宜大承气汤。二十八。用前第二方。

【解析】

病人小便不通畅，大便忽而困难，忽而容易，时而有轻度发热，气喘，头昏目眩，不能平卧者，即肠中有燥屎，应用大承气汤攻下燥屎。

【注释】

①乍：或。
②喘冒：气喘而头目昏眩。

## 方二十九

【原文】

食谷欲呕，属阳明也，吴茱萸汤主之。得汤反剧者，属上焦也。吴茱萸汤。方二十九。

【解析】

病人进食后想呕吐的，属阳明胃寒证，主治可用吴茱萸汤。若服吴茱萸汤后呕吐反而增剧的，则不属胃中虚寒，而是上焦有热。

【药物组成】

吴茱萸一升，洗　人参三两　生姜六两，切片　大枣十二枚，剖开

**【用法用量】**

以上四味药，用水七升，煎煮成二升，去掉药渣，每次温服七合，每天服三次。

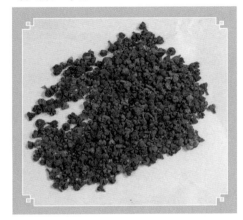

## 方三十

**【原文】**

太阳病，寸缓关浮尺弱，其人发热汗出，复恶寒，不呕，但心下痞者，此以医下之也。如其不下者，病人不恶寒而渴者，此转属阳明也。小便数者，大便必硬，不更衣十日，无所苦也。渴欲饮水，少少与之，但以法救之。渴者，宜五苓散。方三十。

**【解析】**

太阳病，寸部脉缓，关部脉浮，尺部脉弱，病人发热，汗出，怕冷，不呕吐，心下痞满不适的，这是医生误用攻下所致。若无误下，病人出现不怕冷而口渴的，这是邪传阳明。若小便次数多的，大便一定干硬，其人虽然十余天不解大便，也不会有什么痛苦。若是胃中津液不足所

致的口渴想要喝水的，可以给予少量汤水，以补充津液，津液恢复，则病可愈。若是水饮内蓄、气不化津所致的口渴的，宜用五苓散通阳化气行水。若是其他原因所致口渴的，可根据病情，依法施治。

**【药物组成】**

猪苓去皮　白术　茯苓各十八铢　泽泻一两六铢　桂枝半两，去皮

**【用法用量】**

上五味，为散，白饮和服方寸匕，日三服。

## 麻子仁丸

**【原文】**

趺阳脉浮而涩，浮则胃气强，涩则小便数，浮涩相搏，大便则硬，其脾为约，麻子仁丸主之。方三十一。

**【解析】**

趺阳脉浮而涩，浮主胃热亢盛，涩是小便频数，阴液不足。胃热津亏，肠中干燥，大便因而硬结。这是脾不能为胃转输津液所致，主治用麻子仁丸。

**【药物组成】**

麻子仁二升　芍药半斤　枳实半斤，炙　大黄一斤，去皮　厚朴一尺，炙，去皮　杏仁一升，去皮尖，炒，另外研成膏脂状

**【用法用量】**

以上六味药，共为细末，炼蜜为丸，如梧桐子大，每次服十丸，

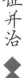

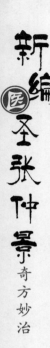

每日服三次，并逐渐加量，直至病愈为度。

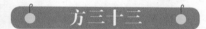

**方三十二**

【原文】

太阳病三日，发汗不解，蒸蒸发热①者，属胃也，调胃承气汤主之。方三十二。用前第一方。

【解析】

太阳病，三天过后，用发汗法治疗而病不除的，高热炽盛的，是转属阳明，主治则用调胃承气汤。

【注释】

①蒸蒸发热：高热炽盛貌。

**方三十三**

【原文】

伤寒吐后，腹胀满者，与调胃承气汤。方三十三。用前第一方。

【解析】

伤寒表证，使用吐法后，出现腹部胀满硬痛的，主治宜用调胃承气汤。

**方三十四**

【原文】

太阳病，若吐若下若发汗后，微烦，小便数，大便因硬者，与小承气汤和之愈。方三十四。用前第二方。

【解析】

太阳表证，用催吐、攻下或发汗后，出现轻微心烦，小便频数，大

便硬结的，用小承气汤和畅胃气、攻下里实，则可痊愈。

**方三十五**

【原文】

得病二三日，脉弱，无太阳、柴胡证，烦躁，心下硬。至四五日，虽能食，以小承气汤，少少与，微和之，令小安，至六日，与承气汤一升。若不大便六七日，小便少者，虽不受食，一云不大便但初头硬，后必溏，未定成硬，攻之必溏；须小便利，屎定硬，乃可攻之，宜大承气汤。方三十五。用前第二方。

【解析】

患病两三天后，脉象弱，无太阳、少阳见证，烦躁不安，胃脘部痞胀硬结，到了四五天，虽见可以饮食，也应先给予少量小承气汤，以微微调畅胃气，使病情稍挫，到了第六天，再给予小承气汤一升。若六七天不解大便者，而小便短少的，则津液当还于肠中，虽然不能饮食，也并非燥屎内结，而是大便初出干硬，后出稀溏，故攻下必成溏泄。必须小便通利，大便始会坚硬，才可攻下，宜用大承气汤。

**方三十六**

【原文】

伤寒六七日，目中不了了①，睛不和②，无表里证，大便难，身微热者，此为实也，急下之，宜大承气汤。方三十六。用前第二方。

224

【解析】

外感病六七天，出现视物模糊不清，眼球转动不灵活，既无头痛畏寒等表证，又无谵语、腹满痛等里证，大便不易解出，体表有轻微发热的，这是燥热内结成实，而又真阴欲涸，应急下存阴，适宜用大承气汤。

【注释】

①目中不了了：视物不明。

②睛不和：眼球转动不灵活。

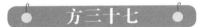

方三十七

【原文】

阳明病，发热汗多者，急下之，宜大承气汤。方三十七。用前第二方。一云大柴胡汤。

【解析】

阳明府实证，又见发热、出汗多的，应急下存阴，宜用大承气汤。

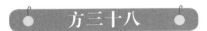

方三十八

【原文】

发汗不解，腹满痛者，急下之，宜大承气汤。方三十八。用前第二方。

【解析】

发汗以后，不仅病未除，反而出现腹部胀满疼痛，是发汗伤津，燥热迅速内结成实，应急下存阴，宜用大承气汤。

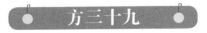

方三十九

【原文】

腹满不减，减不足言，当下之，宜大承气汤。三十九。用前第二方。

【解析】

腹部胀满持续不减轻，即使有所减轻，也是微不足道的，是实邪内阻的征象，应当攻下，可用大承气汤。

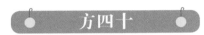

方四十

【原文】

阳明少阳合病，必下利，其脉不负①者，为顺也。负者②，失也，互相克贼，名为负也。脉滑而数者，有宿食也，当下之，宜大承气汤。方四十。用前第二方。

【解析】

阳明少阳两经合病，邪热下迫大肠，势必发生腹泻。若木不克土，而见实大滑数之脉，与阳明实热相符的，为顺证；若木邪克土，纯见少阳弦脉的，为逆证。现脉象滑而数，是阳明有宿食内停、宿滞内阻，应当攻下宿滞，可用大承气汤。

【注释】

①其脉不负：阳明属土，少阳属木，若木不克土，未见少阳之脉，而见阳明之脉，是为"其脉不负"。

②负者，失也：木邪克土，而纯见少阳弦脉，为负，为逆。

方四十一

【原文】

病人无表里证，发热七八日，虽脉浮数者，可下之。假令已下，脉数不解，合热则消谷喜饥，至六七日

辨阳明病脉证并治

不大便者，有瘀血，宜抵当汤。方四十一。用前第二十四方。

【解析】

病人发热七八天后，既无头痛、畏寒等太阳表证，又无腹满谵语等阳明里证，虽然脉象浮数，亦可用泻下法泻热。若已经攻下，脉浮已除，而脉数不解，是气分之热已解而血分之热未除，邪热与瘀血相合，故出现容易饥饿，能够饮食，六七天不解大便。这是瘀血停蓄，宜用抵当汤攻下瘀血。

## 方四十二

【原文】

伤寒七八日，身黄如橘子色，小便不利，腹微满者，茵陈蒿汤主之。方四十二。用前第二十三方。

【解析】

外感病六七天，皮肤发黄如橘子色，小便不通畅，腹部稍感胀满的，主治宜用茵陈蒿汤。

## 栀子柏皮汤

【原文】

伤寒身黄发热，栀子柏皮汤主之。方四十三。

【解析】

外感病，证见皮肤发黄，发热的，主治宜用栀子柏皮汤。

【药物组成】

肥栀子十五个，剖开　甘草一两，炙　黄柏二两

【用法用量】

以上三味药，用水四升，煎煮

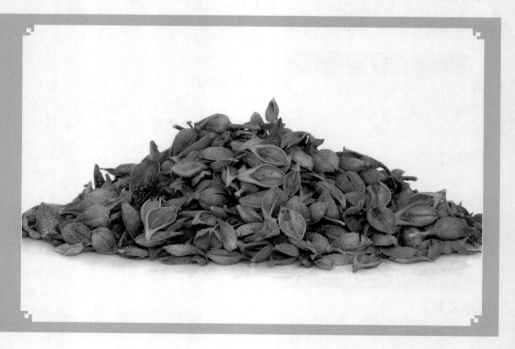

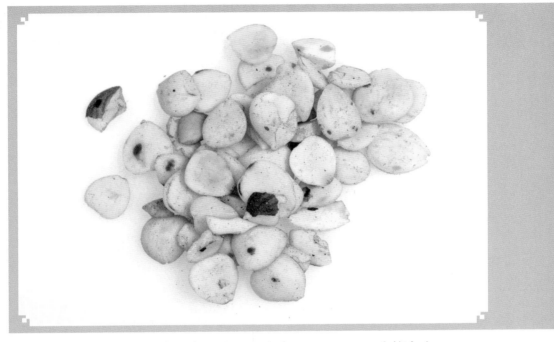

成一升半，去掉药渣，分两次温服。

## 🔴 麻黄连轺赤小豆汤 🔴

### 【原文】

伤寒瘀热在里，身必黄，麻黄连轺<sup>①</sup>赤小豆汤主之。方四十四。

### 【解析】

*外感病，湿热郁滞在里，身体必定发黄，若兼有头痛、畏寒、无汗、身痒等表证的，主治宜用麻黄连轺赤小豆汤。*

### 【注释】

①连轺：即连翘根，今用连翘。

### 【药物组成】

麻黄二两，去节　　连轺二两，即连翘根　杏仁四十个，去皮尖　　赤小豆一升

大枣十二枚，剖开　　生梓白皮切细，一升　生姜二两，切片　甘草二两，炙

### 【用法用量】

以上八味药，用雨水一斗，先加入麻黄煎煮一两滚，除去上面的白沫，再加入其他药物，共煎煮成三升，去掉药渣，分三次温服，半天服完。

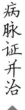

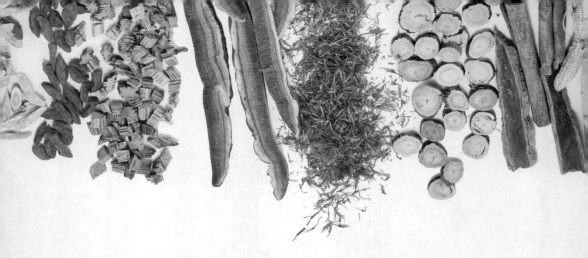

# 辨少阳病脉证并治

## 方一

【原文】

本太阳病不解，转入少阳者，胁下硬满，干呕不能食，往来寒热，尚未吐下，脉沉紧者，与小柴胡汤。方一。

【解析】

原患太阳病，未解除，病邪传入少阳，出现胁下痞硬胀满，干呕，不能进食，发热怕冷交替而作，若未使用涌吐或攻下法，而见脉沉紧的，治疗时可用小柴胡汤。

【药物组成】

柴胡八两　人参三两　甘草三两，炙　半夏半升，洗　生姜三两，切　大枣十二枚，擘

【用法用量】

上七味，以水一斗二升，煮取六升，去滓，再煎取三升。温服一升，日三服。

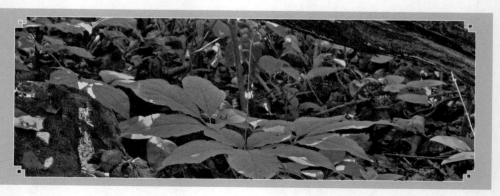

228

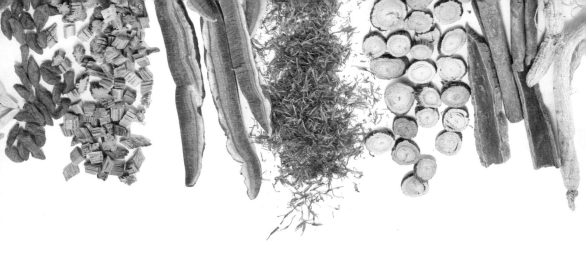

# 辨太阴病脉证并治

合三法，方三首

## 方一

【原文】

太阴病，脉浮者，可发汗，宜桂枝汤。方一。

【解析】

太阴病，脉象浮的，是外兼表证未解，治疗时可以用发汗法，宜用桂枝汤。

【药物组成】

桂枝三两，去皮　　芍药三两　甘草二两，炙　　生姜三两，切　　大枣十二枚，擘

【用法用量】

上五味，以水七升，煮取三升，去滓，温服一升。须臾，啜热稀粥一升，以助药力，温覆取汗。

## 方二

【原文】

自利不渴者，属太阴，以其藏有寒①故也，当温之，宜服四逆辈②。方二。

【解析】

腹泻而口不渴的，是属于太阴病。因为脾虚有寒，治疗时应当用温补的方法，可用四逆汤一类的方剂。

【注释】

①脏有寒：指脾脏有寒。
②四逆辈：四逆汤一类的方剂。

## 方三

【原文】

本太阳病，医反下之，因而腹满时痛者，属太阴也，桂枝加芍药汤主之；大实痛者，桂枝加大黄汤主

辨太阴病脉证并治

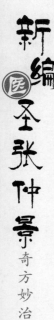

之。方三。

【解析】

本来是太阳表证，医生反而误用攻下法治疗，出现腹部胀满时作疼痛的，这是误下伤脾，邪陷太阴，主治宜用桂枝加芍药汤；若出现腹满硬痛、大便不通，是实邪内阻，主治宜用桂枝加大黄汤。

### 桂枝加芍药汤方

【药物组成】

桂枝三两，去皮　芍药六两　甘草二两，炙　大枣十二枚，剖开　生姜三两，切片

【用法用量】

以上五味药，用水七升，煎煮成三升，去掉药渣，分三次温服。旧本说：现用桂枝汤加芍药。

### 桂枝加大黄汤方

【药物组成】

桂枝三两，去皮　大黄二两　芍药六两　生姜三两，切片　甘草二两，炙大枣十二枚，剖开

【用法用量】

以上六味药，用水七升，煎煮成三升，去掉药渣，每次温服一升，一日服三次。

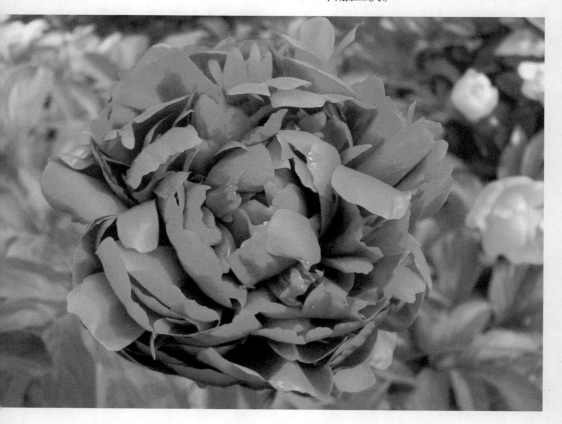

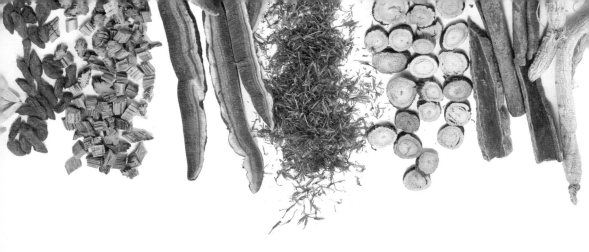

# 辨少阴病脉证并治

合二十三法，方一十九首

## 麻黄细辛附子汤

【原文】

少阴病，始得之，反发热，脉沉者，麻黄细辛附子汤主之。方一。

【解析】

少阴病，刚开始得病，既有发热等表证，又见脉沉的，是少阴阳虚兼太阳表证，主治宜用麻黄细辛附子汤。

【药物组成】

麻黄二两，去节　细辛二两　附子一枚，炮，去皮，剖成八片

【用法用量】

以上三味药，用水一斗，先加入麻黄煎煮，煮去二升水分，除去上面的白沫，再加入其他药物，煎煮成三升，去掉药渣，每次温服一升，一日服三次。

## 方二

【原文】

少阴病，得之二三日，麻黄附子甘草汤微发汗。以二三日无证[①]，故微发汗也。方二。

【解析】

少阴病，得病两三天时，既有发热等表证，亦有少阴阳虚证，用麻黄附子甘草汤温阳微汗解表。因为病才两三天，尚无吐、利等里证，故用温阳微汗解表法。

【注释】

①无证：《玉函》作"无里证"。可从。

【药物组成】

麻黄二两，去节　甘草二两，炙附子一枚，炮，去皮，剖成八片

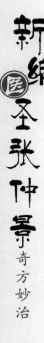

**【用法用量】**

以上三味药，用水七升，先加入麻黄煎煮一两滚，除去上面的白沫，再加入其他药物，煎煮至三升，去掉药渣，每次温服一升，一日服三次。

## 黄连阿胶汤

**【原文】**

少阴病，得之二三日以上，心中烦，不得卧，黄连阿胶汤主之。方三。

**【解析】**

少阴病，得病两三天以上，心中烦躁不安，不能够安眠的，主治宜用黄连阿胶汤。

**【药物组成】**

黄连四两　　黄芩二两　　芍药二两　鸡蛋黄二枚　阿胶三两，一为三条

**【用法用量】**

以上五味药，用水六升，先加入前三味药煎煮至二升，去掉药渣，再加入阿胶烊化溶尽，稍稍冷却，然后加入鸡蛋黄搅拌均匀即成。每次温服七合，一天服三次。

## 方四

**【原文】**

少阴病，得之一二日，口中和①，其背恶寒者，当灸之，附子汤主之。方四。

**【解析】**

少阴病，患病两三天，口中不苦不燥不渴，病人背部怕冷的，当用艾灸灸少阴经穴，主治宜用附子汤。

**【注释】**

①口中和：口中不苦不燥不渴。

**【药物组成】**

附子二枚，炮，去皮，剖成八片　茯苓三两　人参二两　白术四两　芍药三两

**【用法用量】**

以上五味药，用水八升，煎煮成三升，去掉药渣，每次温服一升，一日服三次。

## 方五

**【原文】**

少阴病，身体痛，手足寒，骨节痛，脉沉者，附子汤方之。五。用前第四方。

**【解析】**

少阴病，身体疼痛，骨关节疼痛，手足冷，脉象沉的，主治宜用附子汤。

## 桃花汤

**【原文】**

少阴病，下利便脓血者，桃花汤主之。方六。

**【解析】**

少阴虚寒证，腹泻，解脓血黏液便的，主治宜用桃花汤。

**【药物组成】**

赤石脂一斤，取一半入煎，另一半筛末冲服　干姜一两　粳米一斤

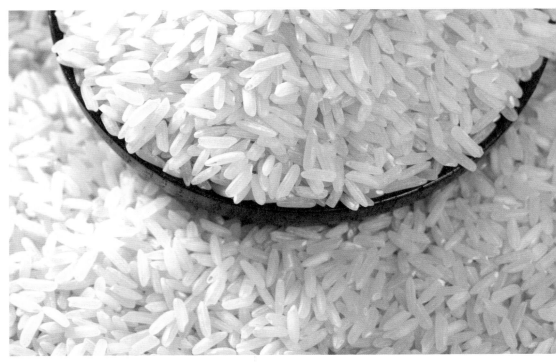

【用法用量】

以上三味药，加水七升煎煮，至米熟汤成，去掉药渣，每次取七合，加入赤石脂末一方寸匕温服，日服三次。

【原文】

少阴病，二三日至四五日，腹痛，小便不利，下利不止，便脓血者，桃花汤主之。七。用前第六方。

【解析】

少阴虚寒证，得病两三天至四五天时，腹中疼痛，小便不通畅，腹泻滑脱不尽，大便带脓血的，主治宜用桃花汤。

【原文】

少阴病，吐利，手足逆冷，烦躁欲死者，吴茱萸汤主之。方八。

【解析】

少阴虚寒证，呕吐频剧，腹泻，手足发凉，烦躁不安、心中难受的，主治宜用吴茱萸汤。

【药物组成】

吴茱萸一升　　人参二两　　生姜六两，切　　大枣十二枚，擘

【用法用量】

上四味，以水七升，煮取二升，去滓，温服七合，日三服。

辨少阴病脉证并治

233

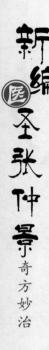

## 猪肤汤

【原文】

少阴病，下利咽痛，胸满心烦，猪肤汤主之。方九。

【解析】

少阴病，腹泻，咽喉疼痛，胸部满闷，心中烦躁不安的，是阴虚虚热上扰，主治宜用猪肤汤。

【药物组成】

猪肤①一斤

【注释】

①猪肤：即猪皮。

【用法用量】

以上一味药，加水一斗，煎煮至五升，去掉药渣，加入白蜂蜜一升，再将白米粉五合炒香，加入药汁中混匀即成，分六次温服。

## 方十

【原文】

少阴病，二三日，咽痛者，可与甘草汤，不瘥①，与桔梗汤。方十。

【解析】

少阴病，得病两三天，咽喉疼痛的，可用甘草汤；若服药后仍不见好的，用桔梗汤治疗。

【注释】

①瘥：病愈。

### 甘草汤方

【药物组成】

甘草二两

【用法用量】

以上一味药，用水三升，煎煮成一升半，去掉药渣，每次温服七合，一日服三次。

### 桔梗汤方

【药物组成】

桔梗一两　甘草二两

【用法用量】

以上二味药，用水三升，煎煮成一升，去掉药渣，分两次温服。

## 苦酒汤

【原文】

少阴病，咽中伤，生疮①，不能语言，声不出者，苦酒②汤主之。方十一。

【解析】

少阴病，咽喉部受到创伤，发生破溃，不能说话，且说话发不出声音者，用苦酒汤主治。

【注释】

①生疮：咽喉部发生溃疡。

②苦酒：米醋。

【药物组成】

半夏用水洗，破成枣核大小，十四枚　鸡蛋一个，将鸡蛋头部开一小孔，去掉蛋黄，把米醋加入其中

【用法用量】

以上二味药，把半夏加入装有米醋及蛋清的鸡蛋壳中，混匀，把鸡蛋壳置于刀环（此处"刀环"指的是

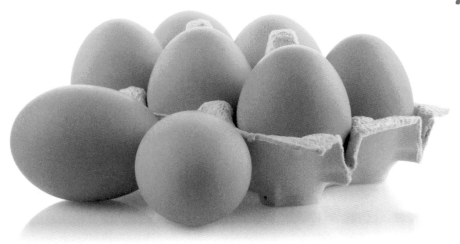

古钱，形状狭长像长刀一样）中，再放在火上煮两三开，去掉药渣，每次取小量含咽。若服药后不愈，可以再做三剂药服用。

## 半夏散及汤

【原文】

少阴病，咽中痛，半夏散及汤主之。方十二。

【解析】

少阴病，咽喉中疼痛，主治可用半夏散或半夏汤。

【药物组成】

半夏用水洗　桂枝去皮　甘草炙

【用法用量】

以上三味药，各取等分，分别捣细筛末后，混合制成散剂，用白米汤冲服一方寸匕，一日服三次。若病人不能服散剂的，可以用水七升，煮七滚，加入上述散剂两方寸匕，再煮三滚，离火稍稍冷却，取少量药汁含咽。半夏有毒，不应该

作散剂服。

## 白通汤

【原文】

少阴病，下利，白通汤主之。方十三。

【解析】

少阴虚寒证，腹泻的，主治宜用白通汤。

【药物组成】

葱白四根　干姜一两　附子一枚，生用，去皮，剖成八片

【用法用量】

以上三味药，用水三升，煎煮成一升，去掉药渣，分两次温服。

## 白通加猪胆汁汤

【原文】

少阴病，下利脉微者，与白通汤。利不止，厥逆无脉，干呕烦者，白通加猪胆汁汤主之。服汤脉暴出者死，微续者生。白通加猪胆汤。方

辨少阴病脉证并治

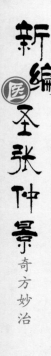

十四。白通汤用上方。

【解析】

少阴病，腹泻，脉象微的，可用白通汤。若服药后腹泻不止，四肢冰冷，且摸不到脉搏，干呕，心中烦躁不安的，是阴盛格阳所致，用白通加猪胆汁汤主治。服药后，脉搏突然出现的，是阴液枯竭、孤阳外脱的征象，预后不良；服药后脉搏逐渐恢复的，是阴液未竭、阳气渐复的征象，预后较好。

【药物组成】

葱白四根　干姜一两　附子一枚，生用，去皮，剖成八片　人尿五合　猪胆汁一合

【用法用量】

以上五味药，用水三升，先加入前三味药煎煮成一升，去掉药渣，再加入猪胆汁、人尿，混合即成，分两次温服。倘若没有猪胆汁，亦可使用。

## 真武汤

【原文】

少阴病，二三日不已，至四五日，腹痛，小便不利，四肢沉重疼痛，自下利者，此为有水气。其人或咳，或小便利，或下利，或呕者，真武汤主之。方十五。

【解析】

少阴病，两三天未好，到了四五天，出现腹中疼痛，小便不通畅，四肢沉重疼痛，自行腹泻的，这是肾阳虚弱，水气泛滥。患者亦可出现咳嗽，或者小便通畅，或者腹泻更甚，或者呕吐等，主治宜用真武汤。

【药物组成】

茯苓三两　芍药三两　白术二两　生姜三两，切片　附子一枚，炮，去皮，剖成八片

【用法用量】

以上五味药，用水八升，煎煮成三升，去掉药渣，每次温服七合，一日服三次。若出现咳嗽的，原方加五味子半升、细辛一两、干姜一两；若小便通畅的，去茯苓；若腹泻较严重的，去芍药，加干姜二两；若呕吐的，去附子，加生姜，补足上药量至半斤。

## 通脉四逆汤

【原文】

少阴病，下利清谷，里寒外热，手足厥逆，脉微欲绝，身反不恶寒，其人面色赤，或腹痛，或干呕，或咽痛，或利止脉不出者，通脉四逆汤主之。方十六。

【解析】

少阴病，腹泻完谷不化，手足冰冷，脉象微弱似有若无，身上反而不怕冷，病人面部发红，或者腹中疼痛，或者咽喉疼痛，或者腹泻过度而停止，摸不到脉搏，这是内真寒外假热的阴盛格阳证，主治宜用通脉四逆汤。

【药物组成】

甘草二两，炙　附子大的一枚，生用，去皮，剖成八片　干姜三两，强壮的人可用四两

【用法用量】

以上三味药，用水三升，煎煮至一升二合，去掉药渣，分两次温服。服药后病人脉搏马上出现的，可望痊愈。如果出现面部发红的，加葱白九根；腹中疼痛的，去葱白，加芍药二两；呕吐的，加生姜二两；咽痛的，去芍药，加桔梗一两；腹泻过度而无物可泻、脉搏摸不到的，去桔梗，加人参二两。病症必须都与方剂相对应，才能服用。

## 四逆散

【原文】

少阴病，四逆，其人或咳，或悸，或小便不利，或腹中痛，或泄利下重者，四逆散主之。方十七。

【解析】

少阴病，四肢冷，病人或有咳嗽，或见心悸，或见小便不通畅，或见腹中疼痛、腹泻、下痢兼后重的，皆因肝郁气滞所致，主治宜用四逆散。

【药物组成】

甘草炙　　枳实破开，用水浸泡，炙干
柴胡　芍药

【用法用量】

以上四味药，各用十分，捣细筛末，用白米汤调服一方寸匕，一日服三次。若咳嗽的，加五味子、干姜各五分，并主治腹泻；心悸的，加桂枝五分；小便不通畅的，加茯苓五分；腹中疼痛的，加附子一枚，炮至裂开；腹泻或下痢后重

的，先用水五升，加入薤白三升，煎煮至三升，去掉药渣，再取四逆散三方寸匕加入药汁中，煮至一升半，分两次温服。

## 猪苓汤

【原文】

少阴病，下利六七日，咳而呕渴，心烦不得眠者，猪苓汤主之。方十八。

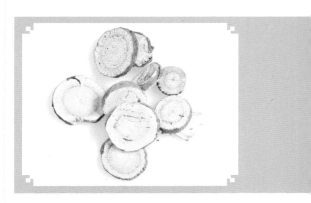

【解析】

少阴病，腹泻六七天，咳嗽，呕吐，口渴，小便不通畅，心中烦躁，不能安眠的，是阴虚水热互结，主治宜用猪苓汤。

【药物组成】

猪苓去皮　茯苓　阿胶　泽泻
滑石各一两

【用法用量】

上五味，以水四升，先煮四物，取二升，去滓，内阿胶烊尽，温服七合，日三服。

辨少阴病脉证并治

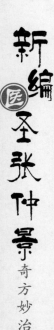

## 方十九

【原文】

少阴病，得之二三日，口燥咽干者，急下之，宜大承气汤。方十九。

【解析】

少阴病，得了两三天，具备里实证的症状而又见咽喉干燥的，应当急以攻下，用大承气汤主治。

【药物组成】

枳实五枚，炙　　厚朴半斤，去皮，炙
大黄四两，酒洗　　芒硝三合

【用法用量】

上四味，以水一斗，先煮二味，取五升，去滓，内大黄，更煮取二升，去滓，内芒硝，更上火令一两沸，分温再服。一服得利，止后服。

## 方二十

【原文】

少阴病，自利清水，色纯青，心下必痛，口干燥者，可①下之，宜大承气汤。方二十。用前第十九方。一法用大柴胡汤。

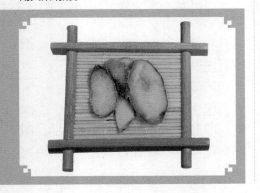

【解析】

少阴病，腹泻稀水，颜色青黑，脘腹疼痛，口干燥的，应当急以攻下，宜用大承气汤主治。

【注释】

①可：《玉函》作"急"。

## 方二十一

【原文】

少阴病，六七日，腹胀不大便者，急下之，宜大承气汤。方二十一。用前第十九方。

【解析】

少阴病，经过六七天，腹部胀满，大便不通的，应当急以攻下，主治宜用大承气汤。

## 方二十二

【原文】

少阴病，脉沉者，急温之，宜四逆汤。方二十二。

【解析】

少阴虚寒证，脉见沉的，当急用温法治疗，适宜用四逆汤主之。

【药物组成】

甘草二两，炙　　干姜一两半　　附子
一枚，生用，去皮，破八片

【用法用量】

上三味，以水三升，煮取一升二合，去滓，分温再服。强人可大附子一枚、干姜三两。

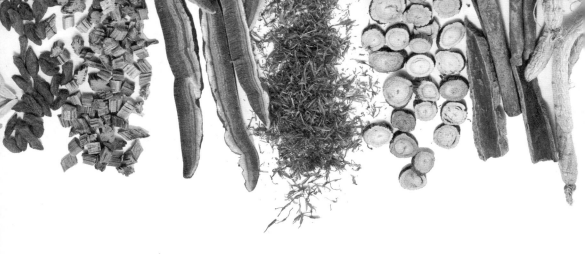

# 辨厥阴病脉证并治

## 乌梅丸

**【原文】**

伤寒脉微而厥，至七八日肤冷，其人躁无暂安时者，此为藏厥①，非蛔厥②也。蛔厥者，其人当吐蛔。令病者静，而复时烦者，此为藏寒③，蛔上入其膈，故烦，须臾复止，得食而呕，又烦者，蛔闻食臭④出，其人常自吐蛔。蛔厥者，乌梅丸主之。又主久利。方一。

**【解析】**

外感病，脉象微而四肢厥冷，时至七八天，出现周身肌肤都冰冷，病人躁扰不安，没有片刻安静，这是内脏阳气极虚所致的脏厥证，并非蛔厥证。蛔厥证的证候，是病人有发作性的心烦腹痛，让病人安静却又时而发作心烦腹痛，这是肠中有寒，蛔虫不安其位向上钻入膈内(胆管)所致，

过一会儿烦痛就会缓解。进食后，又出现呕吐、腹痛而烦的，是蛔虫闻到食物气味上扰而致。此外，病人常有呕吐蛔虫的表现。蛔厥证可用乌梅丸主治，乌梅丸还可主治久泻。

**【注释】**

①藏厥：内脏真阳衰竭所致的四肢厥冷。

②蛔厥：蛔虫窜扰所致的四肢厥冷。

③藏寒：指肠寒。

④食臭：饮食气味。

**【药物组成】**

乌梅三百枚　细辛六两　干姜十两　黄连十六两　当归四两　附子六两，炮，去皮　蜀椒四两，炒至油质渗出　桂枝去皮，六两　人参六两　黄柏六两

**【用法用量】**

以上十味药，除乌梅外，余药

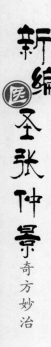

分别捣细筛末，然后混合研制。另把乌梅放入米醋中浸泡一晚上，去掉内核。再将乌梅放在蒸具内，上面覆盖五斗米共蒸，待米蒸熟后捣成泥状，与上药末混合均匀，放入药臼中，加入蜂蜜，用棒槌捣二千下，作丸如梧桐子大，每次饭前吞服十粒丸药，一日服三次。此后，再慢慢加量到每次服二十粒药丸。服药期间，禁食生冷、黏滑、有浓烈气味的食品。

## 白虎汤

【原文】

伤寒脉滑而厥者，里有热，白虎汤主之。方二。

【解析】

外感病，脉象滑而手足厥冷的，是里有邪热所致，主治宜用白虎汤。

【药物组成】

知母六两　石膏一斤，碎，绵裹　甘草二两，炙　粳米六合

【用法用量】

上四味，以水一斗，煮米熟汤

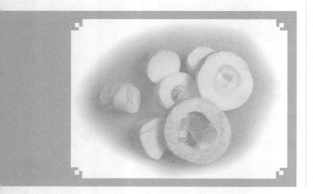

成，去滓，温服一升，日三服。

## 当归四逆汤

【原文】

手足厥寒，脉细欲绝者，当归四逆汤主之。方三。

【解析】

手足厥冷，脉象很细，好像要断绝一样的，主治用当归四逆汤。

【药物组成】

当归三两　桂枝三两，去皮　芍药三两　细辛三两　甘草二两，炙　通草二两　大枣二十五枚，劈开，另一法用十二枚

【用法用量】

以上七味药，用水八升，煎煮成三升，去掉药渣，每次温服一升，一日服三次。

## 当归四逆加吴茱萸生姜汤

【原文】

若其入内有久寒者，宜当归四逆加吴茱萸生姜汤。方四。

【解析】

若病人体内素有寒饮停滞，而又见上症的，治疗可用当归四逆加吴茱萸生姜汤。

【药物组成】

当归三两　芍药三两　甘草二两，炙　通草二两　桂枝三两，去皮　细辛三两　生姜半斤，切片　吴茱萸三升　大枣二十五枚，劈开

**【用法用量】**

以上九味药，用水六升与陈米酒六升混合，加入上药煎煮成五升，去掉药渣，分五次温服。另一方用水及陈米酒各四升。

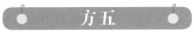
方五

**【原文】**

大汗出，热不去，内拘急①，四肢疼，又下利厥逆而恶寒者，四逆汤主之。方五。

**【解析】**

大汗淋漓，而发热仍不退，腹中拘急，四肢疼痛，又见腹泻、四肢厥冷而怕冷的，是阴盛阳亡的征象，主治用四逆汤。

**【注释】**

①内拘急：腹内拘挛急迫不舒。

**【药物组成】**

甘草二两，炙　干姜一两半　附子一枚，生用，去皮，破八片

**【用法用量】**

上三味，以水三升，煮取一升二合，去滓，分温再服。若强人可用大附子一枚，干姜三两。

方六

**【原文】**

大汗，若大下利，而厥冷者，四逆汤主之。方六。用前第五方。

**【解析】**

大汗淋漓，若腹泻很厉害，而

又四肢厥冷的，主治用四逆汤。

方七

**【原文】**

病人手足厥冷，脉乍紧者，邪①结在胸中，心下满而烦，饥不能食者，病在胸中，当须吐之，宜瓜蒂散。方七。

**【解析】**

病人手足厥冷，脉忽然出现紧象的，这是实邪结在胸中所致，应有胸脘部胀满不适，虽然饥饿却不能进食等症状，治疗当用涌吐法，可用瓜蒂散。

**【注释】**

①邪：指痰饮之邪。

**【药物组成】**

瓜蒂　赤小豆

**【用法用量】**

上二味，各等分，异捣筛，合内臼中，更治之，别以香豉一合，用热汤七合，煮作稀糜，去滓取汁，和散一钱匕，温之顿服。不吐者，少少加，得快吐乃止。诸亡血虚家，不可与瓜蒂散。

方八

**【原文】**

伤寒厥而心下悸，宜先治水，当服茯苓甘草汤，却治其厥。不尔①，水渍②入胃，必作利也。茯苓甘草汤。方八。

**【解析】**

外感病，四肢厥冷，心胸部悸

辨厥阴病脉证并治

动不宁，这是水饮内停所致，必须先治水饮，当用茯苓甘草汤，然后再治四肢厥冷。否则，水饮浸渍入肠，势必引起腹泻。

【注释】

①不尔：不这样。

②渍：浸渍，浸渗。

【药物组成】

茯苓二两　甘草一两，炙　生姜三两，切　桂枝二两，去皮

【用法用量】

上四味，以水四升，煮取二升，去滓，分温三服。

## 麻黄升麻汤

【原文】

伤寒六七日，大下后，寸脉沉而迟，手足厥逆，下部脉①不至，喉咽不利，唾脓血，泄利不止者，为难治，麻黄升麻汤主之。方九。

【解析】

外感病六七天，峻下以后，出现寸部脉沉而迟，尺部脉不现，手足厥冷，咽喉疼痛，吞咽困难，唾吐脓血，腹泻不停的，属难治之症，主治用麻黄升麻汤。

【注释】

①下部脉：指尺脉。

【药物组成】

麻黄二两半，去节　升麻一两一分　当归一两一分　知母十八铢　黄芩十八铢　葳蕤十八铢，一方用菖蒲　芍药六铢　天门冬六铢，去心　桂枝六铢，去皮　茯苓

六铢　甘草六铢，炙　石膏六铢，打碎，布包　白术六铢　干姜六铢

【用法用量】

以上十四味药，用水一斗，先加入麻黄煮一两开，除去上面的白沫，再加入其他药物，共煎煮成三升，去掉药渣，分三次温服。在大约相距做熟一顿饭的时间内把药服完，服药后出汗就会痊愈。

## 干姜黄芩黄连人参汤

【原文】

伤寒本自寒下，医复吐下之，寒格①更逆吐下，若食入口即吐，干姜黄芩黄连人参汤主之。方十。

【解析】

外感病，本属虚寒腹泻，医生却误用涌吐、泻下法治疗，致使上热与下寒相格拒，若再次误用吐下，出现饮食进口就吐的，主治宜用干姜黄芩黄连人参汤。

【注释】

①寒格：上热与下寒相格拒。

【药物组成】

干姜　黄芩　黄连　人参各三两

【用法用量】

以上四味药，用水六升，煎煮成二升，去掉药渣，分两次温服。

## 通脉四逆汤

【原文】

下利清谷，里寒外热，汗出而厥者，通脉四逆汤主之。方十一。

242

【解析】

腹泻完谷不化，发热、汗出而四肢厥冷，证属里真寒、外假热，主治宜用通脉四逆汤。

【药物组成】

甘草二两，炙　附子大者一枚，生，去皮，破八片　干姜三两，强人可四两

【用法用量】

上三味，以水三升，煮取一升二合，去滓，分温再服，其脉即出者愈。

## 白头翁汤

【原文】

热利下重者，白头翁汤主之。方十二。

【解析】

热性下痢，里急后重的，主治宜用白头翁汤。

【药物组成】

白头翁二两　黄柏三两　黄连三两　秦皮三两

【用法用量】

以上四味药，用水七升，煎煮成二升，去掉药渣，每次温服一升，服药后病仍不好的，再服一升。

## 方十三

【原文】

下利腹胀满，身体疼痛者，先温其里，而后攻其表，温里宜四逆汤，攻表宜桂枝汤。方十三。四逆

汤，用前第五方。

【解析】

虚寒腹泻，腹部胀满，身体疼痛的，是表里皆病，应当先温里寒，而后再解表邪。温里宜用四逆汤，解表宜用桂枝汤。

【药物组成】

桂枝三两　芍药去皮三两　甘草二两，炙　生姜三两，切　大枣十二枚，擘

【用法用量】

上五味，以水七升，煮取三升，去滓，温服一升，须臾，啜热稀粥一升，以助药力。

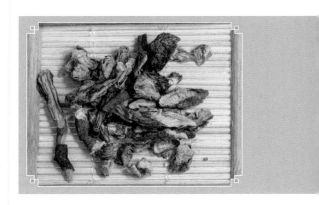

## 方十四

【原文】

下利欲饮水者，以有热故也，白头翁汤主之。十四。用前第十二方。

【解析】

下痢，口渴想喝水的，是里有热的缘故，主治宜用白头翁汤。

辨厥阴病脉证并治

新编
圣张仲景
奇方妙治

## 方十五

【原文】

下利谵语者，有燥屎也，宜小承气汤。方十五。

【解析】

腹泻并见谵语、腹部硬痛的，是肠中有燥屎阻结，治疗可用小承气汤。

【药物组成】

大黄四两，酒洗　枳实三枚，炙
厚朴二两，去皮，炙

【用法用量】

上三味，以水四升，煮取一升二合，去滓，分二服。初一服谵语止，若更衣者，停后服。不尔尽服之。

## 方十六

【原文】

下利后更烦，按之心下濡者，为虚烦也，宜栀子豉汤。方十六。

【解析】

腹泻后心烦更甚，触按胃脘部柔软，这是无形邪热内扰胸膈所致，治疗宜用栀子豉汤。

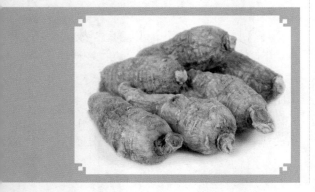

【药物组成】

肥栀子十四个，擘　香豉四合，绵裹

【用法用量】

上二味，以水四升，先煮栀子，取二升半，内豉，更煮取一升半，去滓，分再服。一服得吐，止后服。

## 方十七

【原文】

呕而脉弱，小便复利，身有微热，见厥者难治，四逆汤主之。方十七。用前第五方。

【解析】

呕吐而见脉弱，小便通畅，体表有轻度发热，若见到四肢厥冷的，是阴盛虚阳外越之候，治疗较为困难，主治可用四逆汤。

## 方十八

【原文】

干呕吐涎沫，头痛者，吴茱萸汤主之。方十八。

【解析】

干呕，吐涎沫，头痛的，是肝寒犯胃、浊阴上逆所致，主治宜用吴茱萸汤。

【药物组成】

吴茱萸一升，汤洗七遍　人参三两
大枣十二枚，擘　生姜六两，切

【用法用量】

上四味，以水七升，煮取二升，去滓，温服七合，日三服。

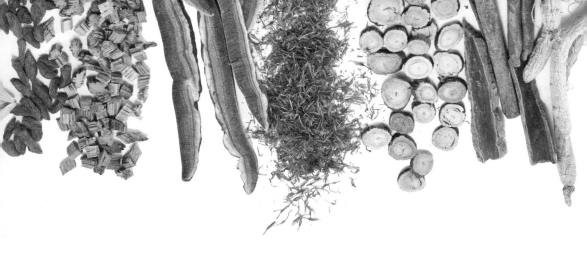

# 辨霍乱病脉证并治

## 四逆加人参汤

【原文】

恶寒脉微—作缓而复利，利止亡血①也，四逆加人参汤主之。方一。

【解析】

畏寒、脉微而又腹泻，因泻利过度、津液内竭而腹泻停止的，主治宜用四逆加人参汤。

【注释】

①亡血：指亡津液。

【药物组成】

甘草二两，炙　附子一枚，生用，去皮，破成八片　干姜一两半　人参一两

【用法用量】

以上四味药，用水三升，煎煮成一升二合，去掉药渣，分两次温服。

## 方二

【原文】

霍乱，头痛发热，身疼痛，热多①欲饮水者，五苓散主之；寒多不用水者，理中丸主之。

【解析】

霍乱病，吐泻，头痛发热，身疼痛，为霍乱表里同病，若表热较重而想喝水的，主治宜用五苓散；若中焦寒湿偏盛而不想喝水的，主治宜用理中丸。

【注释】

①热多：表证偏重，发热明显。

### 五苓散方

【药物组成】

猪苓去皮　白术　茯苓各十八铢桂枝半两，去皮　泽泻一两六铢

【用法用量】

上五味，为散，更治之，白饮和服方寸匕，日三服，多饮暖水，汗

出愈。

### 理中丸方

【原文】

下有作汤加减法。

【药物组成】

人参 干姜 甘草炙 白术各三两

【用法用量】

以上四味药，捣细筛末，用蜜混合做成鸡蛋黄大小的药丸，然后用开水数合，与一粒药丸混合研碎，趁热服用，白天服三四次，夜晚服两次。服药后，腹中未感觉热的，可加至三四药丸。然而，丸药的效果不如汤剂。汤剂的制作方法：将以上四味药稍切细，用水八升，煎煮成三升，去掉药渣，每次温服一升，一日服三次。若出现脐上筑①筑然悸动的，是肾气上逆，去白术，加桂枝四两；若

呕吐厉害的，去白术，加生姜三两；若腹泻严重的，仍用白术；若心悸不宁的，加茯苓二两；口渴要喝水的，加白术，补足上用量到四两半；腹中疼痛的，加人参，补足上药量到四两半；腹部胀满的，去白术，加附子一枚。服药后约一顿饭的时间，吃热稀粥一升左右，以助药力；并取暖保温，不要脱衣揭被。

【注释】

①脐上筑：脐上跳动不宁，有如物捣。

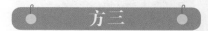

方三

【原文】

吐利止，而身痛不休者，当消息和解其外，宜桂枝汤小和之。方三。

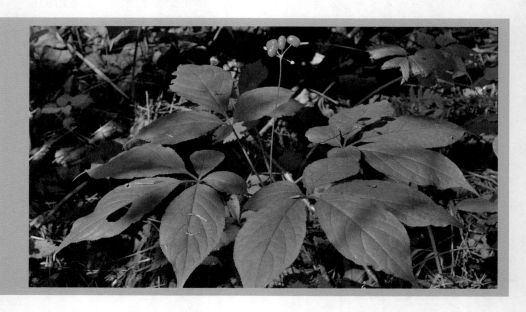

【解析】

　　呕吐腹泻停止，而身体疼痛仍不解的，是里和表未解，应当斟酌使用解表的方法，可用桂枝汤解肌去风，微微和解表邪。

【药物组成】

　　桂枝三两，去皮　　芍药三两　　生姜三两　　甘草二两，炙　　大枣十二枚，擘

【用法用量】

　　上五味，以水七升，煮取三升，去滓，温服一升。

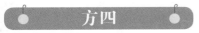

【原文】

　　吐利汗出，发热恶寒，四肢紧固，手足厥冷者，四逆汤主之。方四。

【解析】

　　呕吐腹泻，出汗，发热畏寒，四肢拘挛紧急，手足厥冷的，是阴盛阳亡的征象，急用四逆汤回阳救逆。

【药物组成】

　　甘草二两，炙　　干姜一两半　　附子一枚，生，去皮，破八片

【用法用量】

　　上三味，以水三升，煮取一升二合，去滓，分温再服。强人可大附子一枚，干姜三两。

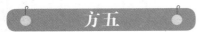

【原文】

　　既吐且利，小便复利，而大汗出，下利清谷，内寒外热，脉微欲绝者，四逆汤主之。五。用前第四方。

【解析】

　　呕吐、腹泻交作，而小便又通畅，大汗淋漓，所泻之物完谷不化，体表发热，脉微弱至极、似有似无，即内真寒外假热的阴盛格阳证，急用四逆汤回阳救逆。

## ●通脉四逆加猪胆汁汤●

【原文】

　　吐已下断①，汗出而厥，四肢拘急②不解，脉微欲绝者，通脉四逆加猪胆汤主之。方六。

【解析】

　　呕吐腹泻已经停止，却见汗出而手足厥冷，四肢拘急不解，脉象微弱、似有似无的，属阴竭阳亡的危候，主治宜用通脉四逆加猪胆汤。

【注释】

　　①吐已下断：吐利停止。
　　②四肢拘急：四肢拘挛紧急，后世称为转筋。

【药物组成】

　　甘草二两炙　　干姜三两，强壮的人可用四两　　附子大的一枚，生用，去皮，破成八片　　猪胆汁半合

【用法用量】

　　以上四味药，用水三升，先加入前三味药煎煮至一升二合，去掉药渣，再加入猪胆汁，分两次温服。服药后，病人脉搏就会恢复。若没有猪胆，用羊胆也可以代替。

辨霍乱病脉证并治

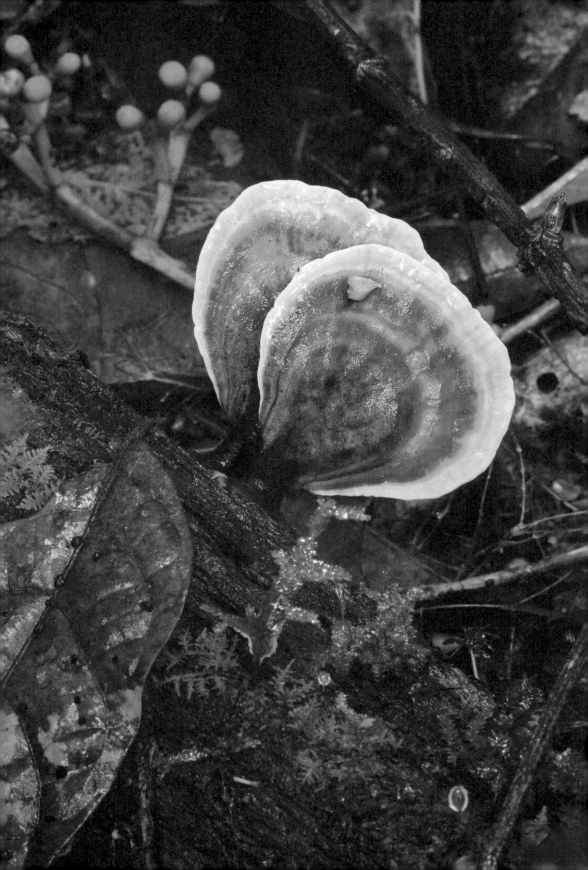

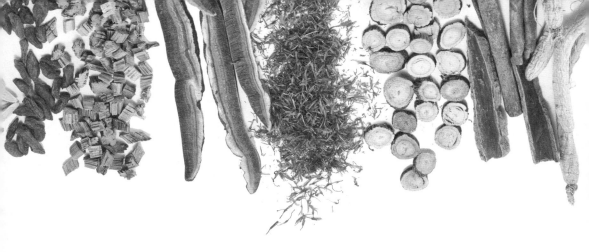

# 辨阴阳易瘥后劳复病脉证并治方

## 枳实栀子豉汤

【原文】

大病①瘥后，劳复②者，枳实栀子豉汤主之。方二。

【解析】

伤寒大病初愈，因劳累过度而复发，见发热、心烦、脘腹胀满症的，主治用枳实栀子豉汤。

【注释】

①大病：伤寒热病。《诸病源候论》："大病者，中风、伤寒、热劳、温疟之类是也。"

②劳复：大病初愈，因劳累而复发。

【药物组成】

枳实三枚，炙　栀子十四个，剖开
豆豉一升，布包

【用法用量】

取淘米水七升，空煮至四升，加入枳实、栀子，煎煮成二升，再加入豆豉，煮五六滚，去掉药渣，

分两次温服。服药后，应覆盖衣被，使病人微微出汗。如果内有宿食、大便不通的，可加围棋子大小的大黄五六颗，服药后就会瘥愈。

## 方三

【原文】

伤寒瘥以后，更发热，小柴胡汤主之。脉浮者，以汗解之；脉沉实一作紧。者，以下解之。方三。

【解析】

伤寒病，病已瘥愈，又再发热，若兼见少阳脉证的，主治宜用小柴胡汤；若也兼见脉浮的，用发汗法以解表祛邪；若兼见脉沉实有力的，用攻下法去除里实。

【药物组成】

柴胡八两　人参二两　黄芩二两
甘草二两，炙　生姜二两　半夏半升，洗
大枣十二枚，擘

【用法用量】

上七味，以水一斗二升，煮取

辨阴阳易瘥后劳复病脉证并治方

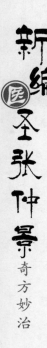

六升，去滓，再煎取三升，温服一升，日三服。

## 牡蛎泽泻散

【原文】

大病瘥后，从腰以下有水气者，牡蛎泽泻散主之。方四。

【解析】

患伤寒大病，瘥愈后，自腰以下出现水肿、小便不通畅的，主治宜用牡蛎泽泻散。

【药物组成】

牡蛎炒　泽泻　蜀漆用温水洗，去掉腥味　葶苈子炒　商陆根炒　海藻用水洗，去掉咸味　栝楼根

【用法用量】

以上七味药，分别捣细过筛为散，再放入药臼中研制。每次用米汤调服一方寸匕，每日服三次。服后小便通畅的，停止服药。

## 方五

【原文】

大病瘥后，喜唾①，久不了了②，胸上有寒，当以丸药温之，宜理中丸。方五。

【解析】

大病愈后，总爱泛吐唾沫，不能自制，长期迁延不愈的，这是脾虚不能摄津、寒饮停聚胸膈所致，应当用丸药温补，可用理中丸。

【注释】

①喜唾：时时泛吐唾沫。

②久不了了：迁延不愈。

【药物组成】

人参　白术　甘草炙　干姜各三两

【用法用量】

上四味，捣筛，蜜和为丸，如鸡子黄许大，以沸汤数合，和一丸，研碎，温服之，日三服。

## 竹叶石膏汤

【原文】

伤寒解后，虚赢①少气，气逆欲吐，竹叶石膏汤主之。方六。

【解析】

伤寒热病，大热已解，余热未尽，气阴俱伤，出现虚弱消瘦、气少不足以息、气逆要呕吐的，主治宜用竹叶石膏汤。

【注释】

①虚赢：虚弱消瘦。

【药物组成】

竹叶二把　石膏一斤　半夏半升，用水洗　麦门冬一升，去心　人参二两　甘草二两炙　粳米半斤

【用法用量】

以上七味药，用水一斗，先加入前六味药煎煮至六升，去掉药渣，再加入粳米煎煮，待米熟汤成，去掉米，每次温服一升，每日服三次。

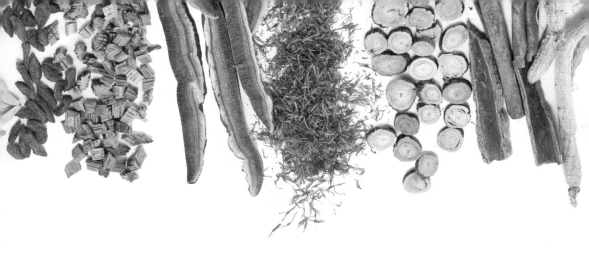

# 辨不可发汗病脉证并治方

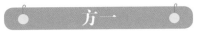

**方一**

【原文】

汗家不可发汗，发汗必恍惚心乱，小便已阴疼，宜禹余粮丸。方一。方本阙。

【解析】

经常出汗的人，也不可发汗，若误发汗必会神情恍惚，慌乱不宁，小便则会阴道疼痛，宜用禹余粮丸主治。

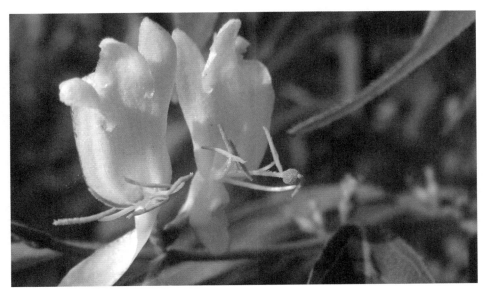

251

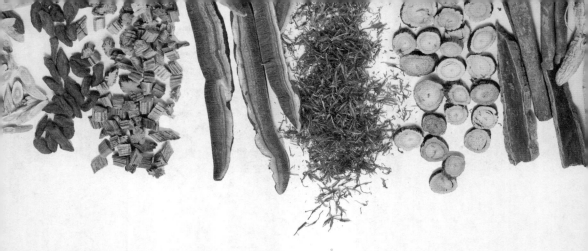

# 辨可发汗病脉证并治方

合四十一法，方一十四首

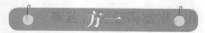

**【原文】**

太阳病，外证未解，脉浮弱者，当以汗解，宜桂枝汤。方一。

**【解析】**

太阳病，外邪未去，脉象浮弱者，应当用汗法解其表证，宜用桂枝汤主治。

**【药物组成】**

桂枝三两，去皮　芍药三两　甘草二两，炙　生姜三两，切　大枣十二枚，擘

**【用法用量】**

上五味，以水七升，煮取三升，去滓，温服一升。啜粥，将息如初法。

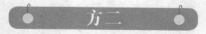

**【原文】**

脉浮而数者，可发汗，属桂枝汤证。方二。用前第一方。一法用麻黄汤。

**【解析】**

脉象浮而数者，可以用汗法，宜用桂枝汤主治。

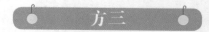

**【原文】**

阳明病，脉迟，汗出多，微恶寒者，表未解也，可发汗，属桂枝汤证。方三。用前第一方。

**【解析】**

阳明病患者，脉象迟缓，出汗过多，微微恶寒者，这是表邪未解的缘故，可以用发汗法，用桂枝汤主治。

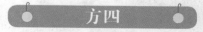

**【原文】**

病人烦热，汗出即解，又如疟状，日晡所发热者，属阳明也。脉浮

252

虚者，当发汗，属桂枝汤证。方四。
用前第一方。

【解析】

病人烦热的，用汗法，汗出病邪即解，若又如疟疾状的，而午后至傍晚时分发热者，为阳明病的症状。脉象浮虚者，当用汗法，用桂枝汤主治。

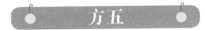

【原文】

病常自汗出者，此为荣气和，荣气和者，外不谐，以卫气不共荣气谐和故尔。以荣行脉中，卫行脉外，复发其汗，荣卫和则愈，属桂枝汤证。方五。用前第一方。

【解析】

病人经常自己出汗者，这是营气独自和谐的缘故，营气和谐者，外气必不和谐，收于卫气不能与营气谐和，所以常自出汗。因为营气行于脉中，卫行于脉外，可以再发其汗，荣卫气和谐的则可痊愈，方用桂枝汤主治。

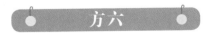

【原文】

病人脏无他病，时发热自汗出，而不愈者，此卫气不和也。先其时发汗则愈，属桂枝汤证。方六。用前第一方。

【解析】

病人脏腑没有其他的疾病，只

是时而自汗出而久久不愈者，这是卫气不和的缘故。在病人自己未出汗前用发汗法，病则可痊愈，用桂枝汤主治方可。

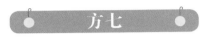

【原文】

脉浮而紧，浮则为风，紧则为寒，风则伤卫，寒则伤荣，荣卫俱病，骨节烦疼，可发其汗，宜麻黄汤。方七。

【解析】

脉象浮而紧，脉浮为外感风邪，脉紧为外感寒邪，感受风邪则损伤卫气，感受寒邪则损伤营阴。风寒之邪同时感受，则营卫都发生病变，故出现骨节疼痛、身痛等症，治疗可用发汗解表法，宜用麻黄汤主治。

【药物组成】

麻黄三两，去节　桂枝二两　甘草一两，炙　杏仁七十个，去皮尖

【用法用量】

上四味，以水八升，先煮麻黄，减二升，去上沫，再下诸药，煮取二升半，去滓，温服八合。温覆取微似汗，不须啜粥，余如桂枝法将息。

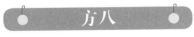

【原文】

太阳病不解，热结膀胱，其人如狂，血自下，下者愈。其外未解者，尚未可攻，当先解其外，属桂枝汤证。方八。用前第一方。

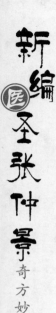

【解析】

太阳病表证未解，而热邪结聚在少腹下焦部位，病人出现发狂症，如果可自动下血者，则可痊愈。外邪未解，还不可使用攻下法，应当先解其外邪，用桂枝汤主治。

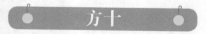

**方九**

【原文】

太阳病，下之微喘者，表未解也，宜桂枝加厚朴杏子汤。方九。

【解析】

太阳病，使用下法后而出现微喘者，这是表邪未解的缘故，宜用桂枝加厚朴杏子汤主治。

【药物组成】

桂枝三两，去皮　芍药三两　生姜三两，切　甘草二两，炙　厚朴二两，炙，去皮　杏仁五十个，去皮尖　大枣十二枚，擘

【用法用量】

上七味，以水七升，煮取三升，去滓，温服一升。

**方十**

【原文】

伤寒脉浮紧，不发汗，因致衄者，属麻黄汤证。方十。用前第七方。

【解析】

患有伤寒，呈现脉象浮紧者，没有即使使用发汗法，而致鼻中出血的，用麻黄汤主治。

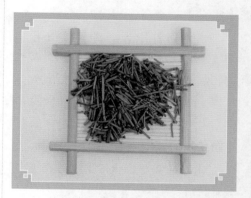

**方十一**

【原文】

阳明病，脉浮无汗而喘者，发汗则愈，属麻黄汤证。方十一。用前第七方。

【解析】

患有阳明病，脉象浮弱无汗而喘息者，宜用发汗法，发汗后病则愈，用麻黄汤主治。

**方十二**

【原文】

太阴病，脉浮者，可发汗，属桂枝汤证。方十二。用前第一方。

【解析】

患有太阴病，脉象浮弱者，可以用发汗法，用桂枝汤主治。

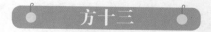

**方十三**

【原文】

太阳病，脉浮紧，无汗发热，身疼痛，八九日不解，表证仍在，当

复发汗。服汤已微除，其人发烦目瞑，剧者必衄，衄乃解。所以然者，阳气重故也。属麻黄汤证。方十三。用前第七方。

【解析】

太阳病，脉象浮紧，证见无汗、发热、身体疼痛，病邪八九天不得解除，这表明表证仍然存在，应当发汗。服用汤药后，症状略有好转，病人却出现烦躁闭目懒睁症状，严重者必会鼻出血，鼻出血后病才得以解除。之所以这样，这是阳气太重的缘故，用麻黄汤主治。

## 方十四

【原文】

脉浮者，病在表，可发汗，属麻黄汤证。方十四。用前第七方。一法用桂枝汤。

【解析】

病人脉象浮弱者，表明病邪停留在表面，可以用发汗法，属于麻黄汤证，用麻黄汤主治。

## 方十五

【原文】

伤寒不大便六七日，头痛有热者，与承气汤。其小便清者，一云大便青，知不在里，续在表也，当须发汗。若头痛者，必衄，属桂枝汤证。方十五。用前第一方。

【解析】

患有伤寒，已六七天不大便，

且头痛有热者，也难怪承气汤主治。若病人小便清白，可知病邪不在里，而在表，当用发汗法。若头痛者，必会鼻中出血，用桂枝汤主治。

## 方十六

【原文】

下利腹胀满，身体疼痛者，先温其里，乃攻其表，温里宜四逆汤，攻表宜桂枝汤。十六。用前第一方。

### 四逆汤方

【药物组成】

甘草二两，炙　　干姜一两半　　附子一枚，生，去皮，破八片

【解析】

下利腹部胀满，且身体疼痛者，应先用温法解除里证，再攻其表证，温里用四逆汤，而攻表则用桂枝汤主治。

【用法用量】

上三味，以水三升，煮取一升二合，去滓，分温再服。强人可大附子一枚，干姜三两。

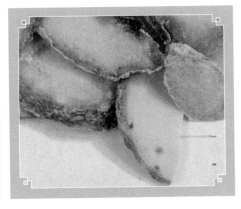

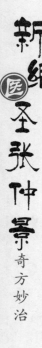

## 方十七

【原文】

下利后，身疼痛，清便自调者，急当救表，宜桂枝汤发汗。方十七。用前第一方。

【解析】

下利后，身体疼痛，排便恢复正常者，应急用发汗法攻其表证，用桂枝汤主治。

## 方十八

【原文】

太阳病，头痛发热，汗出恶风寒者，属桂枝汤证。方十八。用前第一方。

【解析】

患有太阳病，头痛发热，汗出且恶风寒者，用桂枝汤主治。

## 方十九

【原文】

太阳中风，阳浮而阴弱，阳浮者，热自发，阴弱者，汗自出，啬啬恶寒，淅淅恶风，翕翕发热，鼻鸣干呕者，属桂枝汤证。方十九。用前第一方。

【解析】

太阳中风证，脉象呈现寸浮而尺弱，寸脉浮的，自有发热，尺脉弱的，自会汗出，病人内气虚弱便会畏缩怕冷，外体疏则不禁风寒，发热好像皮毛披覆在身上一般，并伴有鼻息

鸣响和干呕等症状，用桂枝汤主治。

## 方二十

【原文】

太阳病，发热汗出者，此为荣弱卫强，故使汗出，欲救邪风，属桂枝汤证。方二十。用前第一方。

【解析】

太阳病，发热汗出者，这是荣气弱卫气强的缘故，用桂枝汤主治。

## 方二十一

【原文】

太阳病，下之后，其气上冲者，属桂枝汤证。方二十一。用前第一方。

【解析】

太阳病，使用了泻下法后，病人觉得胸中有气息上逆者，用桂枝汤主治。

## 方二十二

【原文】

太阳病，初服桂枝汤，反烦不解者，先刺风池风府，却与桂枝汤则愈。方二十二。用前第一方。

【解析】

太阳病，服第一剂桂枝汤后，反而心烦不解者，先用针刺刺风池和风府穴位，再续服桂枝汤，病方可痊愈。

## 方二十三

【原文】

烧针令其汗，针处被寒，核起而赤者，必发奔豚，气从少腹上撞心者，灸其核上各一壮，与桂枝加桂汤。方二十三。

【解析】

用烧针的方法令其发汗，针刺部位受到寒邪，发生红色核块的，必见奔豚状，气从小腹奔撞到心下部者，外用艾火在其核上各灸一壮，内服桂枝加桂汤，方可痊愈。

【药物组成】

桂枝五两，去皮　甘草二两，炙　大枣十二枚，擘　芍药三两　生姜三两，切

【用法用量】

上五味，以水七升，煮取三升，去滓，温服一升。本云，桂枝汤，今加桂满五两。所以加桂者，以能泄奔豚气也。

## 方二十四

【原文】

太阳病，项背强几几，反汗出恶风者，宜桂枝加葛根汤。方二十四。

【解析】

太阳病，脖子背部强直不柔和的，反汗出而恶风者，用桂枝加葛根汤主治。

【药物组成】

葛根四两　麻黄三两，去节　甘草

二两，炙　芍药三两　桂枝二两　生姜三两　大枣十二枚，擘

【用法用量】

上七味，以水一斗，煮麻黄、葛根，减二升，去上沫，内诸药，煮取三升，去滓，温服一升。覆取微似汗，不须喝粥助药力，余将息依桂枝法。

## 方二十五

【原文】

太阳病，项背强几几，无汗恶风者，属葛根汤证。方二十五。用前第二十四方。

【解析】

太阳病，脖子背部强直不柔和，无汗出恶风者，用葛根汤主治。

## 方二十六

【原文】

太阳与阳明合病，必自下利，不呕者，属葛根汤证。方二十六。用前方。一云，用后第二十八方。

【解析】

太阳与阳明两脉合病者，必见下利症，不呕吐者，用葛根汤主治。

## 方二十七

【原文】

太阳与阳明合病，不下利，但呕者，宜葛根加半夏汤。方二十七。

辨可发汗病脉证并治方

【解析】

太阳与阳明同时生病，不下利，但呕吐者，宜用葛根加半夏汤主治。

【药物组成】

葛根四两　半夏半升，洗　大枣十二枚，擘　桂枝二两，去皮　芍药二两　甘草二两，炙　麻黄三两，去节　生姜三两

【用法用量】

上八味，以水一斗，先煮葛根、麻黄，减二升，去上沫，内诸药，煮取三升，去滓，温服一升，覆取微似汗。

## 方二十八

【原文】

太阳病，桂枝证，医反下之，利遂不止，脉促纵者，表未解也；喘而汗出者，宜葛根黄芩黄连汤。方二十八。

【解析】

太阳病，表现为桂枝证，医生反而误用下法，以致伤于肠胃而腹泻不止，脉象浮盛而急促者，表明表邪未解。喘息而汗出者，用葛根黄芩黄连汤主治。

【药物组成】

葛根八两　黄连三两　黄芩三两　甘草二两，炙

【用法用量】

上四味，以水八升，先煮葛根，减二升，内诸药，煮取二升，去滓，分温再服。

## 方二十九

【原文】

太阳病，头痛发热，身疼腰痛，骨节疼痛，恶风无汗而喘者，属麻黄汤证。二十九。用前第七方。

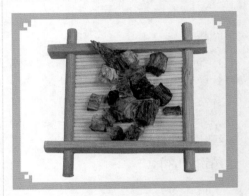

【解析】

太阳病，头痛发热，身体、骨节疼痛，恶风无汗而喘息者，用麻黄汤主治。

## 方三十

【原文】

太阳与阳明合病，喘而胸满者，不可下，属麻黄汤证。方三十。用前第七方。

【解析】

太阳与阳明二经同时生病，喘息而胸部胀满者，不可攻下，宜用麻黄汤主治。

## 方三十一

【原文】

太阳中风，脉浮紧，发热恶

寒，身疼痛，不汗出而烦躁者，大青龙汤主之。若脉微弱，汗出恶风者，不可服之，服之则厥逆，筋惕肉，此为逆也。大青龙汤方。三十一。

【解析】

太阳中风证，脉象浮紧，发热恶寒，身体疼痛，无汗出而烦躁者，用大青龙汤主治。若脉象微弱，汗出恶风者，则不可服用大青龙汤，若误服，必会导致四肢厥冷，筋肉跳动不安，这是因误治而加剧病情，宜用大青龙汤主治。

【药物组成】

麻黄六两，去节　　桂枝二两，去皮杏仁四十枚，去皮尖　甘草二两，炙　石膏如鸡子大，碎　　生姜三两，切　大枣十二枚，擘

【用法用量】

上七味，以水九升，先煮麻黄，减二升，去上沫，内诸药，煮取三升，温服一升。覆取微似汗。汗出多者，温粉粉之。一服汗者，勿更服。若复服，汗出多者，亡阳遂一作逆。虚，恶风烦躁，不得眠也。

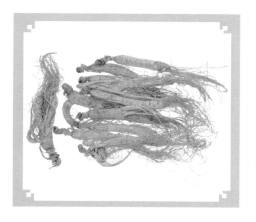

## 方三十二

【原文】

阳明中风，脉弦浮大而短气，腹都满，胁下及心痛，久按之气不通，鼻干不得汗，嗜卧，一身及目悉黄，小便难，有潮热，时时哕，耳前后肿，刺之小瘥，外不解，过十日，脉续浮者，与小柴胡汤。脉但浮，无余证者，与麻黄汤。用前第七方。不溺，腹满加哕者，不治。方三十二。

【解析】

阳明中风，脉弦浮大而短气，腹部胀满，两胁以及心下疼痛，久按则更觉气闷不通，鼻腔干燥，浑身无汗出，喜欢睡觉，全身及双目皆发黄，小便艰难，有潮热，时而呕逆，耳朵的前后发肿，先用针刺法以泻经脉之热，病势稍有好转而外证不除，过十日后，脉象继续浮者，用小柴胡汤主治。而只有脉象见浮的，没有其他症状的，用麻黄汤主治。

### 小柴胡汤方

【药物组成】

柴胡八两　　黄芩三两　　人参三两甘草三两，炙　　生姜三两，切　　半夏半升，洗　大枣十二枚，擘

【用法用量】

上七味，以水一斗二升，煮取六升，去滓，再煎取三升，温服一升，日三服。

辨可发汗病脉证并治方

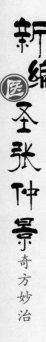

## 方三十三

【原文】

太阳病，十日以去，脉浮而细，嗜卧者，外已解也；设胸满胁痛者，与小柴胡汤；脉但浮者，与麻黄汤。方三十三。并用前方。

【解析】

太阳病，已经过了十天，见到脉象浮细而喜欢睡眠的，这是表证已经解除的征象；若胸部胀满两胁疼痛者，也是小柴胡汤主治；而脉象唯独浮而不细的，用麻黄汤主治。

## 方三十四

【原文】

伤寒脉浮缓，身不疼，但重，乍有轻时，无少阴证者，可与大青龙汤发之。方三十四。用前第三十一方。

【解析】

伤寒证，脉象浮缓，身体不痛，但觉沉重，偶尔有轻松的时候，只要没有少阴证者，就可用大青龙汤主治。

## 方三十五

【原文】

伤寒表不解，心下有水气，干呕，发热而咳，或渴，或利，或噎，或小便不利、少腹满，或喘者，宜小青龙汤。方三十五。

【解析】

患有伤寒，表邪不解，胃脘部有水气郁结，干呕，发热而咳嗽，或兼口渴，或兼下利，或兼噎气证、小腹胀满，或者喘息者，用小青龙汤主治。

【药物组成】

麻黄二两，去节　芍药二两　桂枝二两，去皮　甘草二两，炙　细辛二两　五味子半升　半夏半升，洗　干姜三两

【用法用量】

上八味，以水一斗，先煮麻黄，减二升，去上沫，内诸药，煮取三升，去滓，温服一升。若渴，去半夏，加栝楼根三两。若微利，去麻黄，加荛花如一鸡子，熬令赤色。若噎，去麻黄，加附子一枚，炮。若小便不利、少腹满，去麻黄，加茯苓四两。若喘，去麻黄，加杏仁半升，去皮尖。且荛花不治利，麻黄主喘，今此语反之，疑非仲景意。

## 方三十六

【原文】

伤寒心下有水气，咳而微喘，发热不渴，服汤已渴者，此寒去欲解也，属小青龙汤证。方三十六。用前方。

【解析】

患有伤寒，胃脘部郁结水气，咳嗽而微微喘息，发热口不渴，这是寒饮已除，病将痊愈的表邪，用小青龙汤主治。

## 方三十七

【原文】

中风往来寒热，伤寒五六日以后，胸胁苦满，嘿嘿不欲饮食，烦心喜呕，或胸中烦而不呕，或渴，或腹中痛，或胁下痞硬，或心下悸、小便不利，或不渴、身有微热，或咳者，属小柴胡汤证。方三十七。用前第三十二方。

【解析】

患有太阳中风证，五六天以后，寒热往来，胸胁部苦闷烦满，抑郁寡言不想进食，心烦呕吐，或者胸中烦闷而不呕吐的，或口渴，或腹中疼痛，或胁下痞硬，或心下悸动，或不渴、身体有微热，或咳嗽者，用小柴胡汤主治。

## 方三十八

【原文】

伤寒四五日，身热恶风，颈项强，胁下满，手足温而渴者，属小柴胡汤证。三十八。用前第三十二方。

【解析】

患有伤寒四五天，身体发热恶风，颈项强直，胁下胀满，手足温暖而口渴者，用小柴胡汤主治。

## 方三十九

【原文】

伤寒六七日，发热微恶寒，支节烦疼，微呕心下支结，外证未去者，柴胡桂枝汤主之。方三十九。

【解析】

患伤寒六七天后，发热微微恶寒，四肢关节疼痛，微有呕吐，心下部两侧有轻度支撑感，这是外邪未去的征象，也是柴胡桂枝汤主治。

【药物组成】

柴胡四两　　黄芩一两半　　人参一两半　　桂枝一两半，去皮　　生姜一两半，切　　半夏二合半，洗　　芍药一两半　　大枣六枚，擘　　甘草一两，炙

【用法用量】

上九味，以水六升，煮取三升，去滓，温服一升，日三服。本云，人参汤，作如桂枝法，加半夏柴胡黄芩，如柴胡法，今著人参，作半剂。

## 方四十

【原文】

少阴病，得之二三日，麻黄附子甘草汤微发汗，以二三日无证，故微发汗也。四十。

【解析】

得少阴病两三天，用麻黄附子甘草汤微微发汗即可，这是因为两三天无其他变证，故微发汗即可。

【药物组成】

麻黄二两，去根节　　甘草二两，炙　　附子一枚，炮，去皮，破八片

【用法用量】

上三味，以水七升，先煮麻黄一两沸，去上沫，内诸药，煮取二升半，去滓，温服八合，日三服。

辨可发汗病脉证并治方

261

新编
医圣张仲景
奇方妙治

## 方四十一

【原文】

脉浮，小便不利，微热消渴者，与五苓散，利小便发汗。方四十一。

【解析】

若病人脉象浮，小便不利，微有发热，渴饮不止等症时，用五苓散主治，以利小便、发汗。

【药物组成】

猪苓十八铢，去皮　　茯苓十八铢　白术十八铢　　泽泻一两六铢　桂枝半两，去皮

【用法用量】

上五味，捣为散，以白饮和，服方寸匕，日三服。多饮暖水，汗出愈。

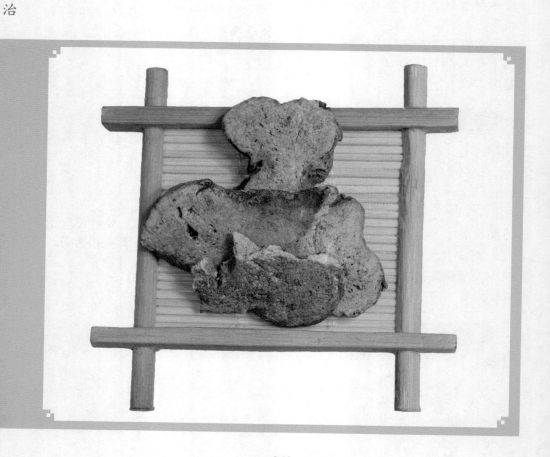

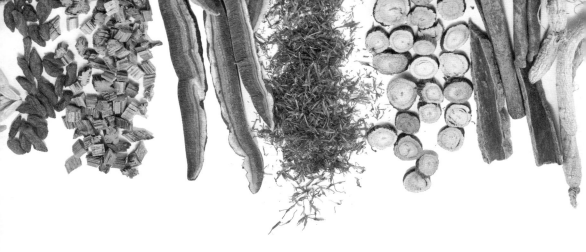

# 辨发汗后病脉证并治方

合二十五法，方二十四首

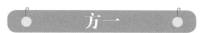

## 方一

【原文】

太阳病，发汗，遂漏不止，其人恶风，小便难，四肢微急，难以屈伸者，属桂枝加附子汤。方一。

【解析】

太阳病，发汗太过，以致汗出不断，病人恶风，小便困难不畅，四肢微急，难以屈伸者，用桂枝加附子汤主治。

【药物组成】

桂枝三两，去皮　芍药三两　甘草二两，炙　生姜三两，切　大枣十二枚，擘　附子一枚，炮

【用法用量】

上六味，以水七升，煮取三升，去滓，温服一升。本云，桂枝汤今加附子。

## 方二

【原文】

太阳病，初服桂枝汤，反烦不解者，先刺风池、风府，却与桂枝汤则愈。方二。

【解析】

太阳病，起初服用桂枝汤后，反而烦躁不解者，这时可先采用针刺风池、风府穴位，再续服桂枝汤，病则可愈。

【药物组成】

桂枝三两，去皮　芍药三两　生姜三两，切　甘草二两，炙　大枣十二枚，擘

【用法用量】

上五味，以水七升，煮取三升，去滓，温服一升。须臾啜热稀粥一升，以助药力。

辨发汗后病脉证并治方

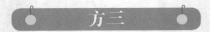

**方三**

【原文】

服桂枝汤，大汗出，脉洪大者，与桂枝汤如前法。若形似疟，一日再发者，汗出必解，属桂枝二麻黄一汤。方三。

【解析】

太阳病，服用桂枝汤后，大汗淋漓，脉象洪大，表证仍不除者，给其服用桂枝汤。若恶寒发热似疟疾，一日发作两次者，汗出后症状自解，用桂枝二麻黄一汤主治。

【药物组成】

桂枝一两十七铢　　芍药一两六铢　麻黄十六铢，去节　生姜一两六铢　杏仁十六个，去皮尖　甘草一两二铢，炙　大枣五枚，擘

【用法用量】

上七味，以水五升，先煮麻黄一两沸，去上沫，再下其余诸药，煮取二升，去滓，温服一升，日再服。本云，桂枝汤二分，麻黄汤一分，合为二升，分再服，今合为一方。

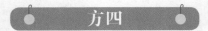

**方四**

【原文】

服桂枝汤，大汗出后，大烦渴不解，脉洪大者，属白虎加人参汤。方四。

【解析】

患有太阳病，给患者服用桂枝汤后，大汗出，出现心烦口渴症状的，大量地饮水而不解，且脉象洪大

的，宜用白虎加人参汤主治。

【药物组成】

知母六两　　石膏一斤，碎，绵裹　甘草二两，炙　粳米六合　人参二两

【用法用量】

上五味，以水一斗，煮米熟汤成去滓，温服一升，日三服。

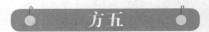

**方五**

【原文】

伤寒脉浮，自汗出，小便数，心烦，微恶寒，脚挛急。反与桂枝欲攻其表，此误也。得之便厥，咽中干，烦躁吐逆者，作甘草干姜汤与之，以复其阳；若厥愈足温者，更作芍药甘草汤与之，其脚即伸；若胃气不和，谵语者，少与调胃承气汤；若重发汗，复加烧针者，与四逆汤。方五。

【解析】

患有伤寒病，出现脉浮汗出，小便频数，心情烦躁，微微恶寒，脚紧固而伸展不自如者，这时若给予桂枝汤攻其表，是错误的疗法。服用桂枝汤后，便四肢厥冷，咽喉干痛，烦躁不安，呕吐气逆，这时应给病人服下甘草干姜汤，使其阳气恢复；服药后若手足转温的，再用芍药甘草汤主治，病人的脚便可伸展自如；若服用桂枝汤后，出现胃气不和，谵语者，给其少量的调胃承气汤；若因重发汗，又用烧针者，用四逆汤主治。

## 甘草干姜汤方

【药物组成】

甘草四两，炙　干姜二两

【用法用量】

上二味，以水三升，煮取一升五合，去滓，分温再服。

## 芍药甘草汤方

【药物组成】

白芍药四两　甘草四两，炙

【用法用量】

上二味，以水三升，煮取一升一合，去滓，分温再服。

## 调胃承气汤方

【药物组成】

大黄四两，去皮，清酒洗　甘草二两，炙　芒硝半升

【用法用量】

上三味，以水三升，煮取一升，去滓，再下芒硝，更上微火煮，令沸，少少温服之。

## 四逆汤方

【药物组成】

甘草二两，炙　干姜一两半　附子一枚，生用，去皮，破八片

【用法用量】

上三味，以水三升，煮取一升二合，去滓，分温再服。身体健壮的人可大附子一枚，干姜三两。

### 方六

【原文】

太阳病，脉浮紧，无汗发热，身疼痛，八九日不解，表证仍在，此当复发汗，服汤已，微除，其人发烦目瞑，剧者必衄，衄乃解。所以然者，阳气重故也，宜麻黄汤。方六。

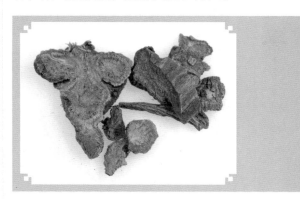

【解析】

患有伤寒病，脉象浮紧，表现出无汗出发热，身体疼痛症状，且八九天病症不解，表证仍存在的，此时应当重新发汗，服完汤药后，病情转为轻微的，其病即可解除。如病人烦躁不安，闭目懒症，严重的必会鼻中出血，鼻中出血后，病才会得以解除。之所以这样，是因阳气太重，宜服麻黄汤，病即可痊愈。

【药物组成】

麻黄三两，去节　桂枝二两，去皮　甘草一两，炙　杏仁七十个，去皮尖

【用法用量】

上四味，以水九升，先煮麻黄减二升，去上沫，内诸药，煮取二升半，去滓，温服八合，覆取微似汗，

辨发汗后病脉证并治方

265

不须喝粥。

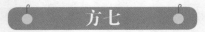
方七

【原文】

伤寒发汗已解，半日许复烦，脉浮数者，可更发汗，属桂枝汤证。方七。用前第二方。

【解析】

患有伤寒者，用过发汗后，已解病患，而半日后再次出现以前征象，且脉象浮数者，可以重新发其汗，用桂枝汤，病方可解除。

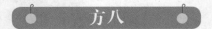
方八

【原文】

发汗后身疼痛，脉沉迟者，属桂枝加芍药生姜各一两人参三两新加汤。方八。

【解析】

太阳病，使用过汗法后，身体疼痛，脉象沉迟者，须用桂枝加芍药生姜各一两，人参三两的两新加汤主治。

【药物组成】

桂枝三两，去皮　芍药四两　生姜四两　甘草二两，炙　人参三两　大枣十二枚，擘

【用法用量】

上六味，以水一斗二升，煮取三升，去滓，温服一升。本云，桂枝汤今加芍药生姜人参。

方九

【原文】

发汗后，不可更行桂枝汤，汗出而喘，无大热者，可与麻黄杏子甘草石膏汤。方九。

【解析】

太阳病，发汗后，不可再给病人服用桂枝汤，汗出而喘息，无大热者，这是表证已除的征象，故不可给其服用桂枝汤，宜给其服用麻黄杏子甘草石膏汤主治。

【药物组成】

麻黄四两，去节　杏仁五十个，去皮尖　甘草二两，炙　石膏半斤，碎

【用法用量】

上四味，以水七升，先煮麻黄，减二升，去上沫，内诸药，煮取二升，去滓，温服一升。本云，黄耳杯。

方十

【原文】

发汗过多，其人叉手自冒心，心下悸，欲得按者，属桂枝甘草汤。方十。

【解析】

太阳病，发汗过当，病人两手交叉按在自己的胸部，这是其心跳不止，须用手按捺保护的缘故，用桂枝甘草汤主治。

【药物组成】

桂枝二两，去皮　甘草二两，炙

【用法用量】

上二味，以水三升，煮取一

升，去滓，顿服。

## 方十一

【原文】

发汗后，其人脐下悸者，欲作奔豚，属茯苓桂枝甘草大枣汤。方十一。

【解析】

太阳病，因发汗不得当，造成病人发汗后，自觉脐下跳动，这是将要发生奔豚症的征象，用茯苓桂枝甘草大枣汤主治。

【药物组成】

茯苓半斤　桂枝四两，去皮　甘草一两，炙　大枣十五枚，擘

【用法用量】

上四味，以甘澜水一斗，先煮茯苓减二升，内诸药，煮取三升，去滓，温服一升，日三服。

作甘澜水法：取水二斗，置大盆内，以勺扬之，水上有珠子五六千颗相逐，取用之。

## 方十二

【原文】

发汗后，腹胀满者，属厚朴生姜半夏甘草人参汤。方十二。

【解析】

太阳病，使用汗法后，出现腹部胀满症状者，用厚朴生姜半夏甘草人参汤主治。

【药物组成】

厚朴半斤，炙　生姜半斤　半夏半升，洗　甘草二两，炙　人参一两

【用法用量】

上五味，以水一斗，煮取三升，去滓，温服一升，日三服。

## 方十三

【原文】

发汗病不解，反恶寒者，虚故也，属芍药甘草附子汤。方十三。

【解析】

太阳病，使用过汗法后，非但病患未解，反而出现恶寒者，这是营卫虚弱的缘故，用芍药甘草附子汤主治。

【药物组成】

芍药三两　甘草三两　附子一枚，炮，去皮，破六片

【用法用量】

上三味，以水三升，煮取一升二合，去滓，分温三服。疑非仲景方。

## 方十四

【原文】

发汗后，恶寒者，虚故也；不恶寒，但热者，实也，当和胃气，属调胃承气汤证。方十四。用前第五方，一法用小承气汤。

【解析】

太阳病，使用不得当的发汗法后，恶寒者，是营卫虚弱的缘故；不恶寒，但发热者，这是汗后转为实证的缘故，当调和胃气泻其实，宜用调胃承气汤主治。

辨发汗后病脉证并治方

## 方十五

【原文】

太阳病，发汗后，大汗出，胃中干，烦躁不得眠，欲得饮水者，少少与饮之，令胃气和则愈。若脉浮，小便不利，微热消渴者，属五苓散。方十五。

【解析】

太阳病，使用汗法后，由于大汗出而致胃中干燥津液受损，因而烦躁不得入眠，病人想要喝水者，应给其少量的水，使干燥的胃腑得以滋润，而调和胃气，则烦躁就会自愈。若出现脉浮，小便不利，且微微发热，渴饮不止等症，是由于水蓄不通，表证未解所致，用五苓散主治。

【药物组成】

猪苓十八铢, 去皮　　泽泻一两六铢
白术十八铢　　茯苓十八铢　　桂枝半两, 去皮

【用法用量】

上五味，捣为散，以白饮和服方寸匕，日三服，多饮暖水，汗出愈。

## 方十六

【原文】

发汗已，脉浮数，烦渴者，属五苓散证。方十六。用前第十五方。

【解析】

太阳病，发汗后，脉象浮数，心烦口渴者，用五苓散主治。

## 方十七

【原文】

伤寒汗出而渴者，宜五苓散；不渴者，属茯苓甘草汤。方十七。

【解析】

伤寒病患者，用过汗法后，汗出而口渴者，宜用五苓散主治；不渴者，用茯苓甘草汤主治。

【药物组成】

茯苓二两　　桂枝二两　　甘草一两, 炙　　生姜一两

【用法用量】

上四味，以水四升，煮取二升，去滓，分温三服。

## 方十八

【原文】

太阳病发汗，汗出不解，其人仍发热，心下悸，头眩，身动，振振欲擗一作僻地者，属真武汤。方十八。

【解析】

太阳病，使用过汗法后，汗出而病患不解，病人仍发热，且伴有心下悸动，头晕目眩，全身肌肉跳动，站立不稳，欲倒于地症状的，用真武汤主治。

【药物组成】

茯苓三两　　芍药三两　　生姜三两, 切　　附子一枚, 炮, 去皮, 破八片　　白术二两

【用法用量】

上五味，以水八升，煮取三

升，去滓，温服七合，日三服。

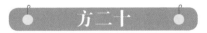
## 方十九

【原文】

伤寒汗出解之后，胃中不和，心下痞硬，干噫食臭，胁下有水气，腹中雷鸣下利者，属生姜泻心汤。方十九。

【解析】

伤寒病，使用汗法后，汗出表证已解之后，因胃中不和，而致胃脘部痞硬，嗳气上逆且带有馊腐气味，两胁下存有水气，腹中有雷鸣声响且下利者，用生姜泻心汤主治。

【药物组成】

生姜四两　甘草三两，炙　人参三两　干姜一两　黄芩三两　半夏半升，洗　黄连一两　大枣十二枚，擘

【用法用量】

上八味，以水一斗，煮取六升，去滓，再煎取三升，温服一升，日三服。生姜泻心汤本云，理中人参黄芩汤去桂枝、术，加黄连，并泻肝法。

## 方二十

【原文】

伤寒发热，汗出不解，心中痞硬，呕吐而下利者，属大柴胡汤。方二十。

【解析】

患有伤寒发热，用汗法后病仍未解，又见胃脘部痞硬，呕吐而腹泻者，用大柴胡汤主治。

【药物组成】

柴胡半斤　枳实四枚，炙　生姜五两　黄芩三两　芍药三两　半夏半升，洗　大枣十二枚，擘

【用法用量】

上七味，以水一斗二升，煮取六升，去滓，再煎取三升，温服一升，日三服。一方加大黄二两，若不加，恐不名大柴胡汤。

## 方二十一

【原文】

阳明病，自汗出，若发汗，小便自利者，此为津液内竭，虽硬不可攻之。须自欲大便，宜蜜煎导而通之。若土瓜根及大猪胆汁，皆可为导。方二十一。

【解析】

阳明病，自身汗出者无须再发汗，若误用发汗法，发汗后，小便自利者，这是体内津液必然受损的缘故，此时大便虽干硬，亦不可使用攻下法。须等到病人自己想解大便，而大便不易排出时，用蜜煎导而通其大便，或者土瓜根以及大猪胆汁，皆可做外导之剂。

### 蜜煎方

【药物组成】

食蜜七合

【用法用量】

上一味，于铜器内，微火煎，当须凝如饴状，搅之勿令焦着，欲可

辨发汗后病脉证并治方

269

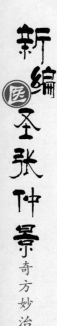

丸，并手捻作挺，令头锐，大如指许，长二寸。当热时急作，冷则硬。以内谷道中，以手急抱，欲大便时，乃去之。疑非仲景意，已试甚良。

又大猪胆一枚，泻汁，和少许法醋，以灌谷道内，如一食顷，当大便出宿食恶物，甚效。

## 方二十二

【原文】

太阳病三日，发汗不解，蒸蒸发热者，属胃也，属调胃承气汤证。方二十二。用前第五方。

【解析】

患有太阳病已三天，用发汗法仍不愈，证见身上蒸蒸发热，这是邪热已传入胃腑，转变为阳明病的缘故，宜用调胃承气汤主治。

## 方二十三

【原文】

大汗出，热不去，内拘急，四肢疼，又下利厥逆而恶寒者，属四逆汤证。方二十三。用前第五方。

【解析】

病人大发其汗，而热仍不退，更加腹内挛急，四肢疼痛，又出现腹泻、手足厥冷、恶寒等症的，用四逆汤主治。

## 方二十四

【原文】

发汗后不解，腹满痛者，急下

之，宜大承气汤。方二十四。

【解析】

患伤寒，发汗后病症仍不解，且腹满疼痛者，急用大承气汤攻下。

【药物组成】

大黄四两，酒洗　　厚朴半斤，炙
枳实五枚，炙　芒硝三合

【用法用量】

上四味，以水一斗，先煮二物，取五升，内大黄，更煮取二升，去滓，内芒硝，更一两沸，分再服。得利者，止后服。

## 方二十五

【原文】

发汗后，亡阳谵语者，不可下，与柴胡桂枝汤，和其荣卫，以通津液，后自愈。方二十五。

【解析】

发汗过多，导致阳气外亡而谵语的，不可攻下，可用柴胡桂枝汤，以调和营卫、和解少阳，使邪气得散，经气得畅，且通津液，疾病则可愈。

【药物组成】

柴胡四两　　桂枝一两半，去皮　　黄芩一两半　　芍药一两半　　生姜一两半
大枣六个，擘　人参一两半　　半夏二合半，洗　甘草一两，炙

【用法用量】

上九味，以水六升，煮取三升，去滓，温服一升，日三服。

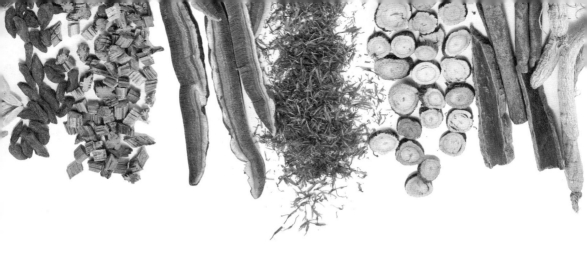

# 辨不可下病脉证并治方

合四法，方六首

## 方一

【原文】

阳明病，潮热，大便微硬者，可与大承气汤，不硬者，不可与之。若不大便六七日，恐有燥屎，欲知之法，少与小承气汤，汤入腹中，转失气者，此有燥屎也，乃可攻之。若不转失气者，此但初头硬后必溏，不可攻之，攻之必胀满不能食也，欲饮水者，与水则哕。其后发热者，大便必复硬而少也，宜小承气汤和之。不转失气者，慎不可攻也。大承气汤。方一。

【解析】

黄阳明病，发潮热，大便微微发硬者，硬给予大承气汤，不硬者，则不可给予大承气汤。若六七天不大便，恐怕肠中结有燥屎，可用探测的方法，给病人少许的小承气汤，汤入腹中，转气不趋者，为肠中有燥屎的征象，即可使用攻下法。若没有转为失气者，这仅仅是起初大便干硬后必稀溏，故不可使用攻下法，若误用下法，必导致腹部胀满不能饮食，想饮水者，饮则呃逆。若气候重又发热者，大便必重新干硬且量少，宜用小承气汤主治。而不转失气者，慎用峻烈的大承气汤攻下。

### 大承气汤

【药物组成】

大黄四两　厚朴八两, 炙　枳实五枚, 炙　芒硝三合

【用法用量】

上四味，以水一斗，先煮二味，取五升，下大黄，煮取二升，去滓，下芒硝，再煮一两沸，分二服，利则止后服。

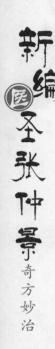

## 小承气汤

【药物组成】

大黄四两，酒洗　厚朴二两，炙，去皮　枳实三枚，炙

【用法用量】

上三味，以水四升，煮取一升二合，去滓，分温再服。

## 方二

【原文】

伤寒中风，医反下之，其人下利日数十行，谷不化，腹中雷鸣，心下痞硬而满，干呕，心烦不得安。医见心下痞，谓病不尽，复下之，其痞益甚。此非结热，但以胃中虚，客气上逆，故使硬也，属甘草泻心汤。方二。

【解析】

患有伤寒或中风证，医生误用下法，以至于病人每日腹泻十余次，饮食不能消化，腹中鸣响如雷，胃脘部痞硬胀满，干呕，心烦不得安宁。医生见胃脘部痞硬，以为是病未痊愈的缘故，复用下法，使其痞硬更加严重。这不是单纯的热结，而是因为胃中虚，病气上逆的缘故，故造成心下痞硬而胀满，宜用甘草泻心主治。

【药物组成】

甘草四两，炙　黄芩三两　干姜三两　大枣十二枚，擘　半夏半升，洗　黄连一两

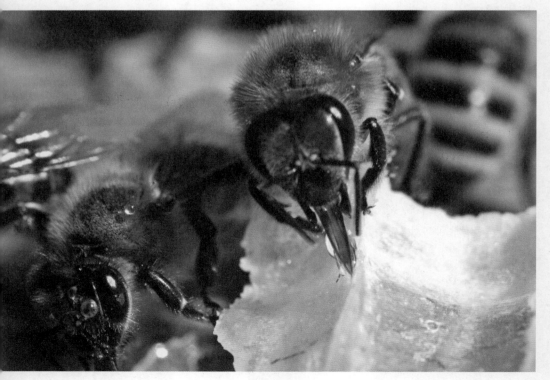

【用法用量】

上六味，以水一斗，煮取六升，去滓，再煎取三升，温服一升，日三服。

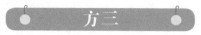

## 方三

【原文】

下利脉大者，虚也，以强下之故也。设脉浮革，因尔肠鸣者，属当归四逆汤。方三。

【解析】

腹泻而脉象大的，属正气虚弱，这是强行攻下所造成的。若脉象浮革，并见肠鸣的，为血虚里寒，治疗时宜用当归四逆汤。

【药物组成】

当归三两　桂枝三两，去皮　细辛三两　甘草二两，炙　通草二两　芍药三两　大枣二十五枚，擘

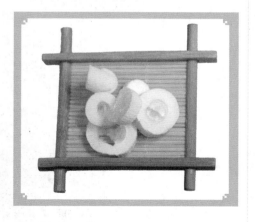

【用法用量】

上七味，以水八升，煮取三升，去滓，温服一升，半日三服。

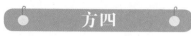

## 方四

【原文】

阳明病，自汗出，若发汗，小便自利者，此为津液内竭，虽硬不可攻之。须自欲大便，宜蜜煎导而通之，若土瓜根及猪胆汁，皆可为导。方四。

【解析】

患阳明病，本来已汗出，若再用发汗法，小便自利者，这是体内津液受到亏耗的缘故，此时虽大便干硬，也不可使用泻下法。须待病人欲解大便而难以排出的时候，用蜜煎导而通大便，或者用土瓜根以及猪胆汁，皆可做外导之剂。

【药物组成】

食蜜七合

【用法用量】

上一味，于铜器内，微火煎，当须凝如饴状，搅之勿令焦着，欲可丸，并手捻作挺，令头锐，大如指，长二寸许。当热时急作，冷则硬。以内谷道中，以手急抱，欲大便时，乃去之。疑非仲景意，已试甚良。又大猪胆一枚，泻汁，和少许法醋，以灌谷道内。如一食顷，当大便出宿食恶物，甚效。

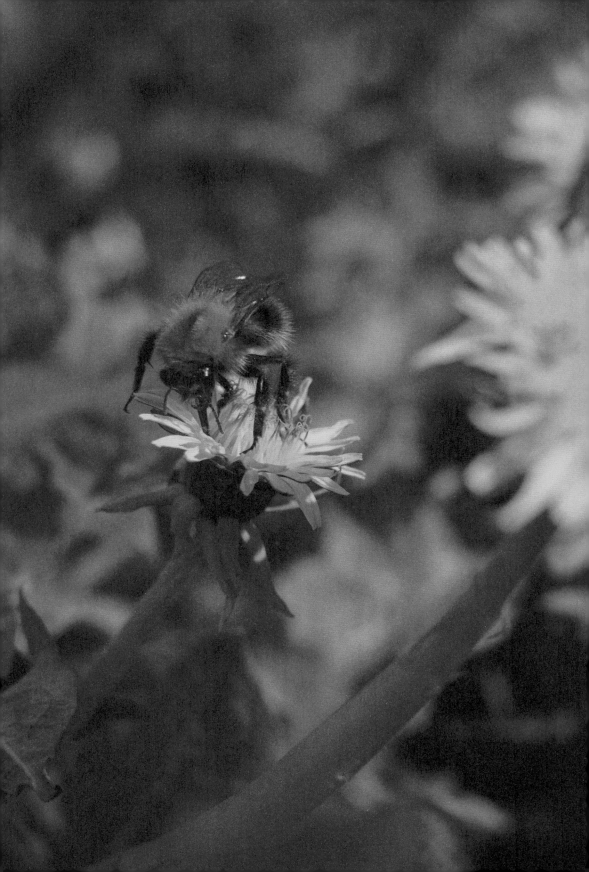

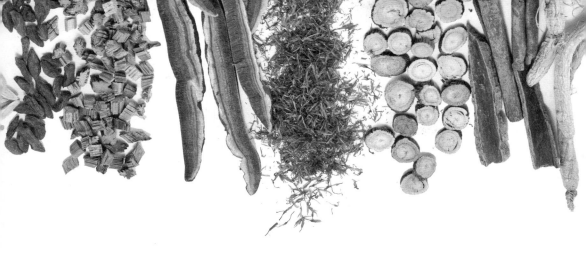

# 辨可下病脉证并治方

合四十四法，方一十一首

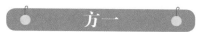

**【原文】**

阳明病，发热，汗多者，急下之，宜大柴胡汤。方一。一法用小承气汤。

**【解析】**

阳明腑实证，发热出汗多的，应急以攻下，可用大柴胡汤主治。

**【药物组成】**

柴胡八两　枳实四枚，炙　生姜五两　黄芩三两　芍药三两　大枣十二枚。擘　半夏半升，洗

**【用法用量】**

上七味，以水一斗二升，煮取六升，去滓，更煎取三升，温服一升，日三服。上方云，加大黄二两。若不加，恐不成大柴胡汤。

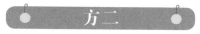

**【原文】**

少阴病，得之二三日，口燥咽干者，急下之，宜大承气汤。方二。

**【解析】**

患少阴病两三天，出现口燥咽喉干者，应急用攻下法，用大承气汤主治。

**【药物组成】**

大黄四两，酒洗　厚朴半斤，炙，去皮　枳实五枚，炙　芒硝三合

**【用法用量】**

上四味，以水一斗，先煮二物，取五升，内大黄，更煮取二升，去滓，内芒硝，更上微火一两沸，分温再服。得下余勿服。

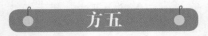

## 方三

【原文】

少阴病，六七日，腹满不大便者，急下之，宜大承气汤。方三。用前第二方。

【解析】

患少阴病六七天，腹部胀满不大便者，应急用泻下法，宜用大承气汤。

## 方四

【原文】

少阴病，下利清水，色纯青，心下必痛，口干燥者，可下之，宜大柴胡、大承气汤。方四。用前第二方。

【解析】

患少阴病，自下利而便清水，大便呈黑、绿色，胃脘部必会疼痛，若口干燥者，可用攻下法，宜用大柴胡汤、大承气汤主治。

## 方五

【原文】

下利，三部脉皆平，按之心下硬者，急下之，宜大承气汤。方五。用前第二方。

【解析】

腹泻，寸关尺三部脉象皆平实有力，脘腹部按之坚硬的，是内结阳明燥屎、热结旁流之证，应当急下，可用大承气汤主治。

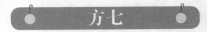

## 方六

【原文】

下利，脉迟而滑者，内实也，利未欲止，当下之，宜大承气汤。方六。用前第二方。

【解析】

腹泻、脉象迟而滑的，属里有实邪、热结旁流之证，实邪不去，则腹泻不会停止，应当攻下，宜用大承气汤主治。

## 方七

【原文】

阳明少阴合病，必下利，其脉不负者，为顺也。负者，失也，互相克贼，名为负也。脉滑而数者，有宿食，当下之，宜大承气汤。方七。用前第二方。

【解析】

阳明与少阴同时生病，必然下利，其脉象与症状合者未见木邪克土的征象，为顺证。有克贼征象的，则是逆证。表现负者，必使正气有失。因为肝脾二脏互相有克制义，故名为负。脉象滑而数者，这是胃肠有积滞食物的缘故，应用下法，宜用大承气汤主治。

## 方八

【原文】

问曰：人病有宿食，何以别之？师曰：寸口脉浮而大，按之反涩，尺中亦微而涩，故知有宿食。当下之，宜大承气汤。方八。用前第二方。

【解析】

问：病人内停宿食者，怎样判断呢？老师答：病人寸口脉浮大，按之反现涩象的，尺部脉也微微见涩的，为宿食内停之征象，应当攻下，主治宜用大承气汤。

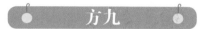
**方九**

【原文】

下利，不欲食者，以有宿食故也，当下之，宜大承气汤。方九。用前第二方。

【解析】

腹泻，不想饮食的，这是宿食内停的表现，应当攻下，宜用大承气汤。

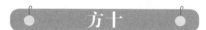
**方十**

【原文】

下利瘥，至其年月日时复发者，以病不尽故也，当下之，宜大承气汤。方十。用前第二方。

【解析】

腹泻愈后，到了次年的同一时间又复发的，这是病邪未除尽的缘故，应当攻下，宜用大承气汤。

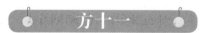
**方十一**

【原文】

病腹中满痛者，此为实也，当下之，宜大承气、大柴胡汤。方十一。用前第一、第二方。

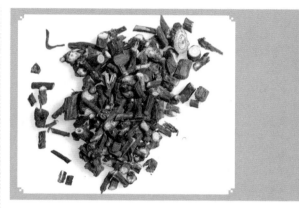

【解析】

有腹中胀满疼痛症状的，这是内有实邪的征象，应当攻下，宜用大承气汤或大柴胡汤，二者皆可。

**方十二**

【原文】

下利，脉反滑，当有所去，下乃愈，宜大承气汤。方十二。用前第二方。

【解析】

腹泻，脉反见滑的，为宿食停滞于内的征象，攻下宿食就可痊愈，宜用大承气汤。

**方十三**

【原文】

腹满不减，减不足言，当下之，宜大柴胡、大承气汤。方十三。用前第一、第二方。

【解析】

腹部胀满持续不减轻，即使减轻也无济于事的，这是内有实邪的征象，应当攻下，可用大柴胡汤、大承

辨可下病脉证并治方

277

气汤。

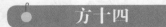
## 方十四

【原文】

伤寒后脉沉，沉者，内实也，下之解，宜大柴胡汤。方十四。用前第一方。

【解析】

伤寒病后，脉象沉实有力，是内有实邪的表现，攻下则可除实邪，宜用大柴胡汤主治。

## 方十五

【原文】

伤寒六七日，目中不了了，睛不和，无表里证，大便难，身微热者，此为实也，急下之，宜大承气、大柴胡汤。方十五。用前第一、第二方。

【解析】

患有伤寒已六七天，证见视物不清晰，眼珠转动不灵活，没有明显的表里证，大便艰难，身体微热，这是内有燥屎里实的征象，应当即用攻下

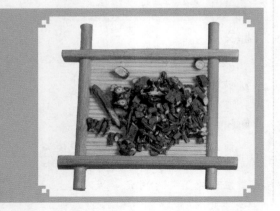

法，宜用大承气汤、大柴胡汤主治。

## 方十六

【原文】

太阳病未解，脉阴阳俱停，一作微。必先振栗汗出而解。但阴脉微一作尺脉实。者，下之而解，宜大柴胡汤。方十六。用前第一方。一法，用调胃承气汤。

【解析】

太阳病邪还没有解除，阴、阳脉皆停，必先使用汗法使表邪解除，而阴脉微弱，尺部脉实者，用下法则可解除病邪，用大柴胡汤主治。

## 方十七

【原文】

脉双弦而迟者，必心下硬，脉大而紧者，阳中有阴也，可下之，宜大承气汤。方十七。用前第二方。

【解析】

脉象左右都弦而迟的，是寒饮内停的征象，病人多有心下痞胀硬结。脉象大而紧的，是阳盛邪实的征象，可以攻下，适宜用大承气汤主治。

## 方十八

【原文】

结胸者，项亦强，如柔状，下之则和。方十八。结胸门用大陷胸丸。

【解析】

患有结胸证者，项部也会强直，

278

如同柔痉般，用攻下法治疗，强直则可转为柔和，宜用大陷胸丸主治。

## 方十九

【原文】

病人无表里证，发热七八日，虽脉浮数者，可下之，宜大柴胡汤。方十九。用前第一方。

【解析】

病人无典型的太阳表证，也没有阳明里证表现，只是患发热七八天的，虽脉象浮数，也可以用攻下法。

## 方二十

【原文】

太阳病六七日，表证仍在，脉微而沉，反不结胸，其人发狂者，以热在下焦，少腹当硬满，而小便自利者，下血乃愈。所以然者，以太阳随经，瘀热在里故也，宜下之，以抵当汤。方二十。

【解析】

病人患太阳病六七天时，仍然存在表证，但脉象微沉，表证仍在，而见沉脉，则表邪入里，应当出现结胸证的症状。而今并无"结胸"症状出现，病人精神狂乱，这是下焦蓄热的缘故。瘀热停滞下焦，小腹部应当坚硬胀满，而小便自利者，属蓄血证，须下血才可痊愈。之所以这样，是太阳本经邪热入里与血瘀结的缘故，主治用抵当汤方可。

【药物组成】

水蛭三十枚，熬　　桃仁二十枚，去皮尖　虻虫三十枚，去翅足，熬　大黄三两，去皮，破六片

【用法用量】

上四味，以水五升，煮取三升，去滓，温服一升。不下者，更服。

## 方二十一

【原文】

太阳病，身黄，脉沉结，少腹硬满，小便不利者，为无血也；小便自利，其人如狂者，血证谛，属抵当汤证。方二十一。用前第二十方。

【解析】

太阳病，出现皮肤泛黄，脉象沉结征象的，其若见少腹硬满，入小便不通利的，不属蓄血证；若小便自利者，病人且伴有狂乱若狂的，是蓄血证的症状，用抵当汤主治。

## 方二十二

【原文】

伤寒有热，少腹满，应小便不利，今反利者，为有血也。当下之，宜抵当丸。方二十二。

【解析】

患伤寒的病人，若身上有热，小腹胀满者，从此症状推断，似膀胱蓄水证，但是膀胱蓄水证理应小便不利，今反而见小便通利，故并非膀胱蓄水证，而是下焦蓄血症状，治应下其瘀血，宜用抵当丸主治。

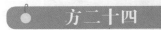

**【药物组成】**

大黄三两　　桃仁二十五个，去皮尖
虻虫去翅足，熬　水蛭各二十个，熬

**【用法用量】**

上四味，捣筛，为四丸，以水
一升，煮一丸，取七合，服之。时当
下血，若不下者，更服。

## 方二十三

**【原文】**

阳明病，发热汗出者，此为热
越，不能发黄也；但头汗出，身无
汗，剂颈而还，小便不利，渴引水浆
者，以瘀热在里，身必发黄，宜下
之，以茵陈蒿汤。方二十三。

**【解析】**

阴阳病患者，出现发热出汗症
状的，这是里热向外蔓延的缘故，肌
肤就不会发黄。若只有头部出汗，而
身体无汗，且小便不利，口渴欲饮水
浆的，这是邪热郁滞在里的缘故，皮
肤就会泛黄，可以用攻下法，用茵陈
蒿汤主治。

**【药物组成】**

茵陈蒿六两　　栀子十四个，擘　大
黄二两，破

**【用法用量】**

上三味，以水一斗二升，先煮
茵陈，减六升，内二味，煮取三升，
去滓，分温三服。小便当利，尿如皂
荚汁状，色正赤，一宿腹减，黄从小
便去也。

## 方二十四

**【原文】**

阳明证，其人喜忘者，必有蓄
血。所以然者，本有久瘀血，故令
喜忘。屎虽硬，大便反易，其色必
黑，宜抵当汤下之。方二十四。用前
第二十方。

**【解析】**

阴明证患者，健忘的，是体内有
蓄血的缘故。之所以这样，是因为很
早前就患有陈旧性瘀血，而导致的健
忘，还伴随着大便硬但排便频数等症
状，且大便的颜色必呈现黑色，宜用
攻下法，用抵当汤主治。

## 方二十五

**【原文】**

汗一作卧出谵语者，以有燥屎在
胃中，此为风也。须下者，过经乃可
下之。下之若早者，语言必乱，以表
虚里实故也。下之愈，宜大柴胡、
大承气汤。方二十五。用前第一方、第
二方。

**【解析】**

病人汗出且谵语者，是肠中阻
结燥屎，为感受风邪的表证。若须使
用下法的，也要等风邪愈后，若过早
地就使用下法，就必导致语言错乱的
症状发生，这是因为表虚里实的缘
故。使用下法皆可痊愈者，宜用大柴
胡汤、大承气汤主治。

## 方二十六

【原文】

病人烦热，汗出则解，又如疟状，日晡所发热者，属阳明也。脉实者，可下之，宜大柴胡、大承气汤。二十六。用前第一、第二方。

【解析】

病人出现烦热症状的，汗出则病解，现又发作如疟疾般的，每到午后就定时发热的，属阳明里证。若其脉相实而有力者，可用下法，用大柴胡汤、大承气汤主治。

## 方二十七

【原文】

阳明病，谵语有潮热，反不能食者，胃中有燥屎五六枚也；若能食者，但硬耳，属大承气汤证。方二十七。用前第二方。

【解析】

阳明病，谵语有潮热，本因胃中有热理应能食，今反而不能进食者，是肠中大约有燥屎五六枚的缘故；若能食，只是大便硬者，用大承气汤主治。

## 方二十八

【原文】

下利谵语者，有燥屎也，属小承气汤。方二十八。

【解析】

病人下利且谵语者，是肠中有

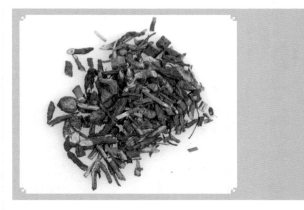

燥屎的缘故，宜用小承气汤主治。

【药物组成】

大黄四两　　厚朴二两，炙，去皮
枳实三枚，炙

【用法用量】

上三味，以水四升，煮取一升二合，去滓，分温再服。若更衣者，勿服之。

## 方二十九

【原文】

得病二三日，脉弱，无太阳、柴胡证，烦躁，心下痞，至四五日，虽能食，以小承气汤，少少与微和之，令小安，至六日，与承气汤一升。若不大便六七日，小便少者，虽不大便，但初头硬，后必溏，此未定成硬也，攻之必溏。须小便利，屎定硬，乃可攻之，宜大承气汤。方二十九。用前第二方。一云大柴胡汤。

【解析】

病人得病两三天，脉象微弱，没有太阳、柴胡症状，烦躁不安，胃

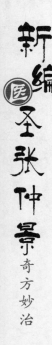

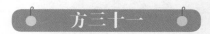

脘部胀硬，至四五天时，虽可进食，可给病人少量的小承气汤，以微和胃气，使病人得到小安。若至六七天时，仍不大便，小便少，虽不可进食，也不能大剂量攻下，因为仅是初头硬，后必溏薄，还不能确定大便完全燥硬，不可以攻下，若误用之，必使大便溏薄。须待小便自利，确定大便燥硬时，方可攻下，宜用大承气汤主治。

## 方三十

【原文】

太阳病中风，下利呕逆，表解者，乃可攻之。其人漐漐汗出，发作有时，头痛，心下痞硬满，引胁下痛，干呕则短气，汗出不恶寒者，此表解里未和也，属十枣汤。方三十。

【解析】

太阳中风病，出现下利呕逆症状的，若想使用攻下法，必须待表邪解除后方可。其人若肢体微微发汗，且会定时发作，头痛，胃脘部痞硬胀满，而牵引胁下痛者，干呕呼吸短

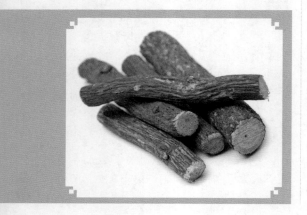

促，汗出不恶寒者，表明表邪已解而里邪未解，用十枣汤主治。

【药物组成】

芫花熬赤　甘遂　大戟各等分

【用法用量】

上三味，各异捣筛，秤已，合治之。以水一升半，煮大肥枣十枚，取八合，去枣，内药末，强人服重一钱匕，羸人半钱，温服之，平旦服。若下少，病不除者，明日更服，加半钱。得快下利后，糜粥自养。

## 方三十一

【原文】

太阳病不解，热结膀胱，其人如狂，血自下，下者愈。其外未解者，尚未可攻，当先解其外；外解已，但少腹急结者，乃可攻之，宜桃核承气汤。方三十一。

【解析】

太阳表证不解，热邪结于膀胱，病人狂乱不安，若有血自下者，病就会痊愈。其外邪未解者，还不可用攻下法；外邪已解，而小腹拘急郁结者，即可使用功下法，宜用核桃承气汤主治。

【药物组成】

桃仁五十枚，去皮尖　大黄四两　甘草二两，炙　芒硝二两　桂枝二两，去皮

【用法用量】

上五味，以水七升，煮四物，取二升半，去滓，再下芒硝，更上火煎微沸，先食温服五合，日三

服，当微利。

## 方三十二

【原文】

伤寒七八日，身黄如橘子色，小便不利，腹微满者，属茵陈蒿汤证。方三十二。用前第二十三方。

【解析】

患伤寒七八天，身体如橘子黄色，小便不利，腹部微有胀满者，用茵陈蒿汤主治。

## 方三十三

【原文】

伤寒发热，汗出不解，心中痞硬，呕吐而下利者，属大柴胡汤证。方三十三。用前第一方。

【解析】

患伤寒发热，汗出不得解，胃脘不痞硬，且伴有呕吐腹泻症状的，用大柴胡汤主治。

## 方三十四

【原文】

伤寒十余日，热结在里，复往来寒热者，属大柴胡汤证。方三十四。用前第一方。

【解析】

患伤寒十来天，就会出现热结在里的症状，而寒热又反反复复者，用大柴胡汤主治。

## 方三十五

【原文】

但结胸，无大热者，此为水结在胸胁也，但头微汗出者，属大陷胸汤。方三十五。

【解析】

虽有结胸证状，但未出现大热者，是水在胸胁停结的缘故，且头部微微出汗的，用大陷胸汤主治。

【药物组成】

大黄六两　芒硝一升　甘遂末一钱匕

【用法用量】

上三味，以水六升，先煮大黄，取二升，去滓，内芒硝，更煮一两沸，内甘遂末，温服一升。

## 方三十六

【原文】

伤寒六七日，结胸热实，脉沉而紧，心下痛，按之石硬者，属大陷胸汤证。方三十六。用前第三十五方。

【解析】

患伤寒六七天，出现表热盛实的结胸证，且脉象沉而紧，胸脘部疼痛，用手按之硬如石，这是大结胸证，用大陷胸汤主治。

## 方三十七

【原文】

阳明病，其人多汗，以津液外出，胃中燥，大便必硬，硬则谵语，属小承气汤证。方三十七。用前第二十八方。

【解析】

阴明病患者，必有多汗症状，以致津液外泻，胃中干燥，大便必燥硬，大便硬，则会谵语，属小承气汤证，用小承气汤主治。

## 方三十八

【原文】

阳明病，不吐不下，心烦者，属调胃承气汤。方三十八。

【解析】

病人患阴明病，未经催吐和泻下法治疗，而心烦躁者，用承气汤下郁热，以调理胃腑。

【药物组成】

大黄四两，酒洗　　甘草二两，炙
芒硝半升

【用法用量】

上三味，以水三升，煮取一升，去滓，内芒硝，更上火微煮令沸，温之顿服。

## 方三十九

【原文】

阳明病，脉迟，虽汗出不恶寒者，其身必重，短气腹满而喘，有潮热者，此外欲解，可攻里也。手足然汗出者，此大便已硬也，大承气汤主之；若汗出多，微发热恶寒者，外未解也，桂枝汤主之。其热不潮，未可与承气汤；若腹大满不通者，与小承

气汤，微和胃气，勿令至大泄下。方三十九。大承气汤用前第二方，小承气用前第二十八方。

【解析】

阳明病患者，脉象迟，虽有汗出但不恶寒，不可用承气汤攻其里，待患者身体必定沉重，短气腹部胀满而喘气，出现潮热的，表明外证已解，此时可用攻下法，攻下其里实。手足不断出汗者，是大便已燥硬的确凿证据，可用大承气汤主治；若出汗过多，微微发热而惧寒者，说明外邪未解，用桂枝汤主治。其热不潮，不可用承气汤攻之；若腹部胀满且大便不通者，可用小承气汤，微调其胃气，切忌过分泻下，以免伤其正气。

### 桂枝汤方

【药物组成】

桂枝去皮　　芍药　　生姜切，各三两
甘草二两，炙　　大枣十二枚，擘

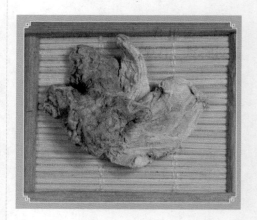

【用法用量】

上五味，以水七升，煮取三

升，去滓，温服一升。服汤后，饮热稀粥一升余，以助药力，取微似汗。

## 方四十

【原文】

阳明病潮热，大便微硬者，可与大承气汤；不硬者，不可与之。若不大便六七日，恐有燥屎，欲知之法，少与小承气汤，汤入腹中，转失气者，此有燥屎也，乃可攻之。若不转失气者，此但初头硬，后必溏，不可攻之，攻之必胀满不能食也，欲饮水者，与水则哕。其后发热者，大便必复硬而少也，宜以小承气汤和之。不转失气者，慎不可攻也。方四十。并用前方。

【解析】

患有阳明病者，大便微硬者，可给予其大承气汤；若不便不硬者，不可给予大承气汤。若六七天过后仍未大便者，唯恐肠中有燥屎，可用探测的方法，先给予少量的小承气汤，服用后腹中转气不趋的，为有燥硬屎的征象，即可使用攻下的方法。若服用小承气汤后，未转失气的，这只是大便起初硬，后比溏薄的征象，不可用攻下法，若误攻之不腹部胀满不可进食，想要喝水者，喝下去就会发生呃逆。若后来又有发热症状的，大便必又出现燥硬且量少，宜用小承气汤和下。总而言之，未转失气者，要慎用攻下法。

## 方四十一

【原文】

阳明病，谵语，发潮热，脉滑而疾者，小承气汤主之。因与承气汤一升，腹中转气者，更服一升；若不转气者，勿更与之。明日又不大便，脉反微涩者，里虚也，为难治，不可更与承气汤。方四十一。用前第二十八方。

【解析】

患阳明病者，谵语，出现潮热，脉滑而疾的，可用小承气汤主治。因服承气汤一升，腹中出现转气者，可再服一升承气汤；若没有转气者，就不要再续服了。待次日，仍不大便的，脉反而微涩者，这是里虚的症状，较难治，不可再给其服承气汤。

## 方四十二

【原文】

二阳并病，太阳证罢，但发潮热，手足漐漐汗出，大便难，而谵语者，下之则愈，宜大承气汤。方四十二。用前第二方。

【解析】

二阳并病，太阳证已解，只是法潮热，手足不断地汗出，大便艰难，且出现谵语者，用攻下法则可愈，宜用大承气汤主治。

## 方四十三

【原文】

病人小便不利，大便乍难乍易，时有微热，喘冒不能卧者，有燥

辨可下病脉证并治方

285

屎也，属大承气汤证。四十三。用前第二方。

【解析】

病人小便不利，大便忽而困难，忽而容易，时不时就会有微热，喘息昏冒而不能安卧者，是有燥屎的缘故，属大承气汤证，用大承气汤主治。

## 方四十四

【原文】

大下后，六七日不大便，烦不解，腹满痛者，此有燥屎也。所以然者，本有宿食故也，属大承气汤证。方四十四。用前第二方。

【解析】

使用攻下法，大剂攻下后，若六七天大便仍不解，且烦躁不解，腹部胀满疼痛者，是肠中有燥屎的缘故。之所以出现这种症状，是肠中停滞有不消化的食物的缘故，属于大承气汤证，仍可攻下，主治宜用大承气汤。

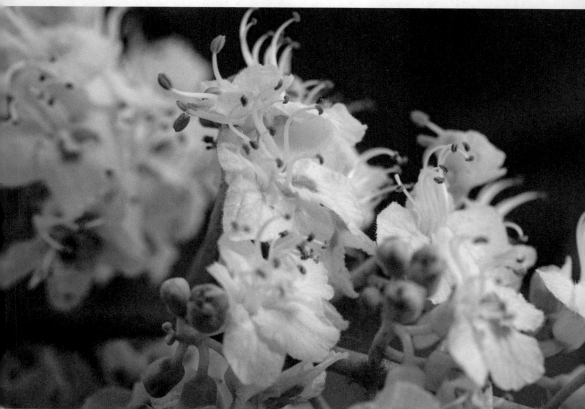

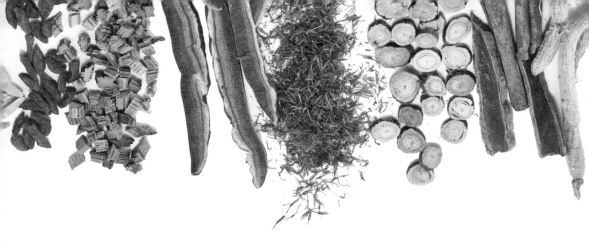

# 辨发汗吐下后病脉证并治

## 方一

【原文】

太阳病，得之八九日，如疟状，发热恶寒、热多寒少，其人不呕，清便欲自可，一日二三度发。脉微缓者，为欲愈也；脉微而恶寒者，此阴阳俱虚，不可更发汗、更下、更吐也；面色反有热色者，未欲解也，以其不能得小汗出，身必痒，属桂枝麻黄各半汤。方一。

【解析】

患太阳病大约八九天，出现如疟疾一样的症状，恶寒、发热的时间较多，恶寒的时间较少，病人并不呕吐，大小便也还算正常。脉象微缓者，是病魔将除的征象；脉象微弱而恶寒者，这是阴阳皆虚的征兆，此时不可再用发汗或者攻下、涌吐的办法；病人面色反出现红色的，表明表

证还未解除，因为其连轻微的出汗都没有，故身体瘙痒，用桂枝麻黄各半汤主治。

【药物组成】

桂枝一两十六铢　芍药一两　生姜一两，切　甘草一两，炙　麻黄一两，去节　大枣四枚，擘　杏仁二十四个，汤浸，去皮尖及两仁者

【用法用量】

上七味，以水五升，先煮麻黄一两沸，去上沫，内诸药，煮取一升八合，去滓，温服六合。本云，桂枝汤三合，麻黄汤三合，并为六合，顿服。

## 方二

【原文】

服桂枝汤，或下之，仍头项强痛，翕翕发热，无汗，心下满微痛，

287

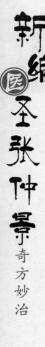

小便不利者，属桂枝去桂加茯苓白术汤。方二。

【解析】

太阳中风后，复用了桂枝汤，或使用了下法后，仍觉头、颈部仍觉剧烈疼痛的，翕翕发热，没有汗出，胃脘部胀满且微微作痛，小便不利的，用桂枝去桂加茯白术汤主治。

【药物组成】

芍药三两　甘草二两，炙　生姜三两，切　白术三两　茯苓三两　大枣十二枚，擘

【用法用量】

上六味，以水八升，煮取三升，去滓，温服一升，小便利则愈。本云，桂枝汤，今去桂枝，加茯苓白术。

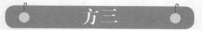

## 方三

【原文】

太阳病，先发汗不解，而下之，脉浮者不愈。浮为在外，而反下之，故令不愈。今脉浮，故在外，当须解外则愈，宜桂枝汤。方三。

【解析】

患太阳病，起初用发汗法未解的，随之用攻下法，脉象为浮者不能痊愈。脉象浮，表明病邪在外，而反用攻下法，故使其病不愈。今呈现脉浮，可得知病邪在表，外邪解则病就会痊愈，用桂枝汤主治即可。

【药物组成】

桂枝三两，去皮　芍药三两　生姜三两，切　甘草二两，炙　大枣十二枚，擘

【用法用量】

上五味，以水七升，煮取三升，去滓，温服一升，须臾啜热稀粥一升，以助药力，取汗。

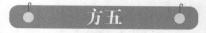

## 方四

【原文】

下之后，复发汗，昼日烦躁不得眠，夜而安静，不呕，不渴，无表证，脉沉微，身无大热者，属干姜附子汤。方四。

【解析】

病人泻下之后，又使用了发汗的方法，使得病人白天心烦躁乱不安而不得安宁，夜里反而可以安静入睡，没有呕吐、口渴的症状，也没有表证，脉沉微，身表没有大热现象，此种病候宜用干姜附子汤主治。

【药物组成】

干姜一两　附子一枚，生用，去皮，破八片

【用法用量】

上二味，以水三升，煮取一升，去滓，顿服。

## 方五

【原文】

伤寒若吐若下后，心下逆满，气上冲胸，起则头眩，脉沉紧，发汗则动经，身为振振摇者，属茯苓桂枝白术甘草汤。方五。

【解析】

患伤寒的病人，使用了涌吐、

攻下的方法后，感觉胃脘部气逆闷满，气上冲胸部，且站立就觉得头部晕眩，脉象沉紧，此时使用发汗法就会影响于经脉，使身体发生振动摇摆的，用茯苓桂枝白术甘草汤主治。

【药物组成】

茯苓四两　桂枝三两，去皮　白术二两　甘草二两，炙

【用法用量】

上四味，以水六升，煮取三升，去滓，分温三服。

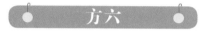
## 方六

【原文】

发汗若下之后，病仍不解，烦躁者，属茯苓四逆汤。方六。

【解析】

太阳病患者，经过发汗或攻下法之后，病仍未解除，且伴有烦躁不安者，用茯苓四逆汤主治。

【药物组成】

茯苓四两　人参一两　附子一枚，生用，去皮，破八片　甘草二两，炙　干姜一两半

【用法用量】

上五味，以水五升，煮取二升，去滓，温服七合，日三服。

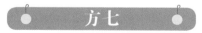
## 方七

【原文】

发汗吐下后，虚烦不得眠，若剧者，必反复颠倒，心中懊憹，属栀子豉汤；若少气者，栀子甘草豉汤；

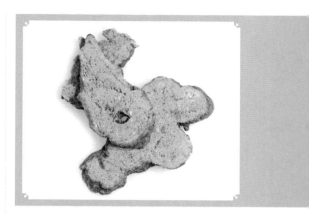

若呕者，栀子生姜豉汤。方七。

【解析】

太阳病，经过发汗、催吐的方法后，出现虚烦不能入眠的现象，若此现象剧烈者，一定会烦躁地翻来覆去，用栀子豉汤主治；若胸中气息不足的，用栀子甘草豉汤主治；若出现呕吐的，用栀子生姜豉汤主治。

【药物组成】

肥栀子十四枚，擘　香豉四合，绵裹

【用法用量】

上二味，以水四升，先煮栀子，得二升半，内豉，煮取一升半，去滓，分为二服，温进一服。得吐者，止后服。

### 栀子甘草豉汤方

【药物组成】

肥栀子十四个，擘　甘草二两，炙　香豉四合，绵裹

【用法用量】

上三味，以水四升，先煮二味，取二升半，内豉，煮取一升半，

去滓，分二服，温进一服。得吐者，止后服。

## 栀子生姜豉汤方

【药物组成】

肥栀子十四个，擘　　生姜五两，切
香豉四合，绵裹

【用法用量】

上三味，以水四升，先煮二味，取二升半，内豉，煮取一升半，去滓，分二服，温进一服。得吐者，止后服。

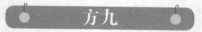

**方八**

【原文】

发汗若下之，而烦热胸中窒者，属栀子豉汤证。方八。用前初方。

【解析】

太阳病患者，使用过泻下法后，而出现烦热，胸中有闭塞感者，属于栀子豉汤证，用栀子豉汤主治之。

**方九**

【原文】

太阳病，过经十余日，心下温

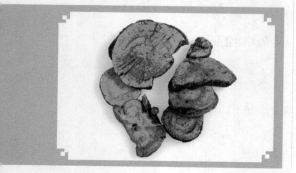

温欲吐，而胸中痛，大便反溏，腹微满，郁郁微烦，先此时极吐下者，与调胃承气汤。若不尔者，不可与。但欲呕，胸中痛，微溏者，此非柴胡汤证。以呕故知极吐下也，调胃承气汤。方九。

【解析】

太阳病患者，经过了十余天，病人仍旧感觉胃脘部泛泛欲呕吐，而胸中疼痛，大便反而溏薄，腹部微感胀满，胸中郁郁微烦不舒。在此之前若已经使用了大吐大下的方法，可用承气汤以调和胃腑。若不是这样的情况，就不可用承气汤了。单是想呕吐，胸中疼痛，大便微微溏稀者，这并不是柴胡汤证。根据心中泛泛欲吐之状，知道这是大吐大下所致，可用承气汤以调理胃腑。

【药物组成】

大黄四两，酒洗　　甘草二两，炙
芒硝半升

【用法用量】

上三味，以水三升，煮取一升，去滓，内芒硝，更上火令沸，顿服。

**方十**

【原文】

太阳病，重发汗，而复下之，不大便五六日，舌上燥而渴，日晡所小有潮热（一云，日晡所发心胸大烦），从心下至少腹硬满而痛，不可近者，属大陷胸汤。方十。

【解析】

太阳病患者，经过多次发汗后，又用攻下法，致五六天不大便，舌干口燥，午后至傍晚这段时间，体内微有潮热者，感觉从心下至小腹部硬满作痛，不可用手触碰，用大陷胸汤主治。

【药物组成】

大黄六两，去皮，酒洗　芒硝一升　甘遂末一钱匕

【用法用量】

上三味，以水六升，煮大黄，取二升，去滓，内芒硝，煮两沸，内甘遂末，温服一升，得快利，止后服。

## 方十一

【原文】

伤寒五六日，已发汗，而复下之，胸胁满微结，小便不利，渴而不呕，但头汗出，往来寒热，心烦者，此为未解也，属柴胡桂枝干姜汤。方十一。

【解析】

患伤寒已有五六天，已用过发汗法，且也用过下法，病患未见好转，现在感觉胸满微结，小便不利，口渴但不呕吐，而头部汗出，寒热往来无常，且心烦意乱者，这是病邪未解的征象，用柴胡桂枝干姜汤主治。

【药物组成】

柴胡半斤　桂枝三两，去皮　干姜二两　栝楼根四两　黄芩三两　甘草二两，炙　牡蛎二两，熬

【用法用量】

上七味，以水一斗二升，煮取六升，去滓，再煎取三升，温服一升，日三服。初服微烦，后汗出便愈。

## 方十二

【原文】

伤寒发汗，若吐若下，解后，心下痞硬，噫气不除者，属旋覆代赭汤。方十二。

【解析】

患伤寒病者，经过发汗，或用过催吐、攻下等疗法后，外邪已解，唯独感到胃脘部痞硬，噫气未除者，用旋覆代赭汤主治。

【药物组成】

旋覆花三两　人参三两　生姜五两　代赭一两　甘草三两，炙　半夏半升，洗　大枣十二枚，擘

【用法用量】

上七味，以水一斗，煮取六升，去滓，再煎取三升，温服一升，日三服。

## 方十三

【原文】

伤寒大下之，复发汗，心下痞，恶寒者，表未解也，不可攻痞，当先解表，表解乃攻痞，解表宜桂枝汤，用前方；攻痞宜大黄黄连泻心汤。方十三。

辨发汗吐下后病脉证并治

291

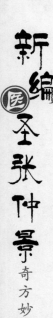

## 【解析】

患伤寒，使用下法大攻下后，重又发汗，致使胃脘部痞硬，恶寒者，是表邪未解的征象，此时万万不可攻痞，当先解表邪，待表邪解除后，在解里，攻其痞。解表宜用桂枝汤；而解里攻痞宜用大黄黄连泻心汤。

## 【药物组成】

大黄二两，酒洗　黄连一两

## 【用法用量】

上二味，以麻沸汤二升渍之，须臾绞去滓，分温再服。

方十四

## 【原文】

伤寒若吐下后，七八日不解，热结在里，表里俱热，时时恶风，大渴，舌上干燥而烦，欲饮水数升者，属白虎加人参汤。方十四。

## 【解析】

患伤寒，使用涌吐、下法七八天后，病邪仍未除，这是热邪结积在里的症状，出现体外体内皆热，时时恶风寒，口渴严重，舌苔干燥而心烦不安，有喝几升水欲望者，用白虎加人参汤主治。

## 【药物组成】

知母六两　石膏一斤，碎　甘草二两，炙　粳米六合　人参三两

## 【用法用量】

上五味，以水一斗，煮米熟汤成，去滓，温服一升，日三服。

方十五

## 【原文】

伤寒若吐若下后，不解，不大便五六日，上至十余日，日晡所发潮热，不恶寒，独语如见鬼状。若剧者，发则不识人，循衣摸床，惕而不安（一云顺衣妄撮，怵惕不安），微喘直视，脉弦者生，涩者死。微者，但发热，谵语者，属大承气汤。方十五。

## 【解析】

患伤寒者，使用了涌吐、攻下法后，病魔仍未消除，且五六天乃至十余天不大便者，午后至傍晚时分，微微发生潮热，没有恶寒症状，独自言语如见鬼神般。倘若病情严重者，病发作时不认识身边的人，捻衣摸床，警惕不安，气促微喘，双目直视，脉象弦的，可以通过治愈生还，而脉象涩的，必死无疑。病情轻微的，只是发热谵语者，用大承气汤主治即可。

## 【药物组成】

大黄四两，去皮，酒洗　厚朴半斤，炙　枳实五枚，炙　芒硝三合

## 【用法用量】

上四味，以水一斗，先煮二味，取五升，内大黄，煮取二升，去滓，内芒硝，更煮令一沸，分温再服。得利者，止后服。

方十六

## 【原文】

谵语遗尿，发汗则谵语，下之则额上生汗，若手足逆冷，自汗出

者，属白虎汤。方十六。

【解析】

三阳合病，出现谵语遗尿，若使用发汗法就出现谵语，而使用下法又导致额上出汗，如果手脚厥冷，汗自出者，用白虎汤主治。

【药物组成】

知母六两　石膏一斤，碎　甘草二两，炙　粳米六合

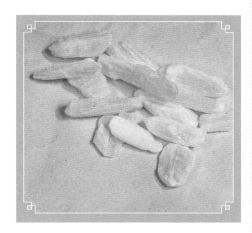

【用法用量】

上四味，以水一斗，煮米熟汤成，去滓，温服一升，日三服。

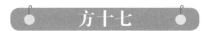

方十七

【原文】

阳明病，脉浮而紧，咽燥口苦，腹满而喘，发热汗出，不恶寒，反恶热，身重。若发汗则躁，心愦愦而反谵语；若加温针，必怵惕烦躁不得眠；若下之，则胃中空虚，客气动膈，心中懊憹，舌上胎者，属栀子豉汤证。方十七。用前第七方

【解析】

患阳明病，脉象浮而紧，证见咽喉干燥，口中甚觉苦味，腹部胀满而喘息，发热汗出，不畏无汗，反而畏惧炎热，身体沉重。若误用发汗法，就会致心中烦乱不安，且见谵语；若误用温针，必惊恐肉跳，烦躁不得入眠；若误用下法，就会导致胃气损耗，外邪乘虚扰入胸膈间，引起心中懊憹，舌上有黄白薄腻苔者，属栀子豉汤证，宜用栀子豉汤主治。

方十八

【原文】

阳明病，下之，心中懊憹而烦，胃中有燥屎者，可攻。腹微满，初头硬，后必溏，不可攻之。若有燥屎者，宜大承气汤。方十八。用前第十五方。

【解析】

阳明病患者，使用下法后，心中懊憹而烦躁不安，肠中有大便干燥硬结者，可用攻下法。若只是腹部胀满，大便只是起初硬结，后必溏泄者，不可用攻下法。若大便干燥硬结者，宜用大承气汤主治。

方十九

【原文】

太阳病，若吐若下若发汗后，微烦，小便数，大便因硬者，与小承气汤和之愈。方十九。

【解析】

患太阳病，若使用过催吐、泻

293

下、发汗的方法后，出现微微烦躁不安、小便频数症状，而致大便干硬者，用小承气调和胃腑，方可痊愈。

【药物组成】

大黄四两，酒洗　　厚朴二两，炙
枳实三枚，炙

【用法用量】

上三味，以水四升，煮取一升二合，去滓，分温二服。

方二十

【原文】

大汗，若大下而厥冷者，属四逆汤。方二十。

【解析】

病人因大汗出，或者严重泻下而导致的手足厥冷者，用四逆汤主治。

【药物组成】

甘草二两，炙　干姜一两半　附子
一枚，生用，去皮，破八片

【用法用量】

上三味，以水三升，煮取一升二合，去滓，分温再服，强人可大附子一枚，干姜四两。

方二十一

【原文】

太阳病，下之后，其气上冲者，可与桂枝汤；若不上冲者，不得与之。方二十一。用前第三方。

【解析】

太阳病患者，使用下法后，若感觉胸中有气息上逆者，可给予桂枝汤以治之；若胸中没有气息上逆者，则不可给予桂枝汤。

方二十二

【原文】

太阳病，下之后，脉促，一作纵胸满者，属桂枝去芍药汤。方二十二。

【解析】

患太阳病，使用下法后，脉象急促有力且胸满烦闷者，用桂枝去芍药汤主治。

【药物组成】

桂枝三两，去皮　　甘草二两，炙
生姜三两　大枣十二枚，擘

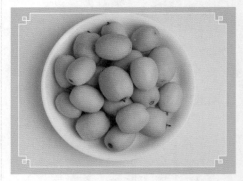

【用法用量】

上四味，以水七升，煮取三升，去滓，温服一升。本云，桂枝汤，今去芍药。

方二十三

【原文】

若微寒者，属桂枝去芍药加附

子汤。方二十三。

【解析】

太阳病，若微微恶寒者，应用桂枝去芍药加附子汤主治。

【药物组成】

桂枝三两，去皮　　甘草二两，炙　　生姜三两，切　　大枣十二枚，擘　　附子一枚，炮

【用法用量】

上五味，以水七升，煮取三升，去滓，温服一升。本云，桂枝汤，今去芍药加附子。

## 方二十四

【原文】

太阳病桂枝证，医反下之，利遂不止，脉促，一作纵者，表未解也；喘而汗出者，属葛根黄芩黄连汤。方二十四。

【解析】

患有太阳病，出现脉浮缓自汗出的桂枝汤证，若医生误用下法，导致肠胃受伤而下利不止，脉象急促者，是表邪未解的征象；喘息而汗出者，用属葛根黄芩黄连汤主治。

【药物组成】

葛根半斤　　甘草二两，炙　　黄芩三两　　黄连三两

【用法用量】

上四味，以水八升，先煮葛根，减二升，内诸药，煮取二升，去滓，温分再服。

## 方二十五

【原文】

太阳病，下之微喘者，表未解故也，属桂枝加厚朴杏子汤。方二十五。

【解析】

患太阳病，医生若误用下法导致脉象微弱喘息者，这是表邪未解的缘故，宜用桂枝加厚朴杏子汤主治。

【药物组成】

桂枝三两，去皮　　芍药三两　　生姜三两，切　　甘草二两，炙　　厚朴二两，炙去皮　　大枣十二枚，擘　　杏仁五十个，去皮尖

【用法用量】

上七味，以水七升，煮取三升，去滓，温服一升。

## 方二十六

【原文】

伤寒，不大便六七日，头痛有热者，与承气汤。其小便清者，一云大便青，知不在里，仍在表也，当须发汗；若头痛者，必衄。宜桂枝汤。二十六。用前第三方。

【解析】

患伤寒病，六七天不大便，伴有头痛发热者，用承气汤主治。若其小便清白者，这是病邪在里而非在表的征象，须用发汗法；若头痛不愈而导致鼻子出血者，宜用桂枝汤主治。

辨发汗吐下后病脉证并治

## 方二十七

【原文】

伤寒五六日，大下之后，身热不去，心中结痛者，未欲解也，属栀子豉汤证。方二十七。用前第七方。

【解析】

患有伤寒五六天，使用大剂泻下药后，若身体仍然发热，心中硬结作痛者，这是病邪未解的征象，属栀子豉汤证，须用栀子豉汤主治。

## 方二十八

【原文】

伤寒下后，心烦腹满，卧起不安，属栀子厚朴汤。方二十八。

【解析】

患有伤寒病，使用下法后，伤其津液，出现心烦意乱，腹部胀满，起卧不安者，用栀子厚朴汤主治。

【药物组成】

栀子十四枚，擘　　厚朴四两，炙　枳实四个，水浸，炙令赤

【用法用量】

上三味，以水三升半，煮取一升半，去滓，分二服，温进一服。得吐者，止后服。

## 方二十九

【原文】

伤寒，医以丸药大下之，身热不去，微烦者，属栀子干姜汤。方二十九。

【解析】

患有伤寒病人，医生使用峻烈的丸药泻下后，身热不退，心中微微烦躁者，用栀子干姜汤主治。

【药物组成】

栀子十四个，擘　　干姜二两

【用法用量】

上二味，以水三升半，煮取一升半，去滓，分二服。一服得吐者，止后服。

## 方三十

【原文】

伤寒医下之，续得下利，清谷不止，身疼痛者，急当救里；后身疼痛，清便自调者，急当救表。救里宜四逆汤，救表宜桂枝汤。方三十。并用前方。

【解析】

患伤寒的病人，若医生误用泻下法，使得病人断续下利不止，且不断地泻下不消化的食物，身体疼痛，此时即使表邪未除，也应先去里邪；里邪去后，大便恢复正常，身体仍感疼痛者，此时当急救表。救里宜用四逆汤，而救表宜用桂枝汤。

## 方三十一

【原文】

太阳病，过经十余日，反二三下之，后四五日，柴胡证仍在者，先与小柴胡。呕不止，心下急，一云，呕止小安。郁郁微烦者，为未解也，可

与大柴胡汤，下之则愈。方三十一。

【解析】

太阳病，传入阳经已经十余天，反复数次地攻下，使用攻下法后四五天，柴胡汤证仍未解除的，可先给予小柴胡汤。若呕吐不止，胃脘部有拘急紧迫感，郁郁微烦者，这是太阳病症未解除的征象，可给予大柴胡汤，下其实邪，方可痊愈。

【药物组成】

柴胡半斤　黄芩三两　芍药三两半夏半升，洗　生姜五两　枳实四枚，炙大枣十二枚，擘

【用法用量】

上七味，以水一斗二升，煮取六升，去滓，再煎取三升，温服一升，日三服。一方加大黄二两，若不加，恐不为大柴胡汤。

## 方三十二

【原文】

伤寒十三日不解，胸胁满而呕，日晡所发潮热，已而微利，此本柴胡证，下之不得利，今反利者，知医以丸药下之，此非其治也。潮热者，实也，先服小柴胡汤以解外，后以柴胡加芒硝汤主之。方三十二。

【解析】

患伤寒证，已经十三天仍不解，胸胁胀满而呕吐，在午后三至五时这段时间里发作潮热，不久又发生轻微的下利，这本来属于柴胡证，使用下法本不改下利，今反而有下利出现者，可以得知这是医生误用丸药攻

下的结果，此非正确的疗法。潮热，为里实的主症，应先浮小柴胡汤解表邪，再服柴胡加芒硝汤攻里证。

【药物组成】

柴胡二两十六铢　黄芩一两　人参一两　甘草一两，炙　生姜一两　半夏二十铢，旧云，五枚，洗　大枣四枚，擘芒硝二两

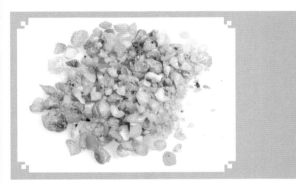

【用法用量】

上八味，以水四升，煮取二升，去滓，内芒硝，更煮微沸，温分再服，不解更作。

## 方三十三

【原文】

伤寒十三日，过经谵语者，以有热也，当以汤下之。若小便利者，大便当硬，而反下利，脉调和者，知医以丸药下之，非其治也。若自下利者，脉当微厥，今反和者，此为内实也，属调胃承气汤证。三十三。用前第九方。

【解析】

已患有伤寒十三天，病邪已传

辨发汗吐下后病脉证并治

297

入阳经且出现谵语者，这是里热熏蒸的缘故，当服攻下的汤药。若小便自利，大便应当坚硬，今反下利，脉象调和者，可得知这是医生误以丸药攻下的缘故，为错误的疗法；若不是因为误治而自动下利者，脉象应呈现微厥状，今反调和者，属于里实的症状，应用调胃承气汤主治。

## 方三十四

【原文】

伤寒八九日，下之胸满烦惊，小便不利，谵语，一身尽重，不可转侧者，属柴胡加龙骨牡蛎汤。方三十四。

【解析】

已患伤寒八九天，使用下法后，出现胸部胀满，烦扰惊惕，小便不利，谵语，浑身沉重，不可转侧的症状，用柴胡加龙骨牡蛎汤主治。

【药物组成】

柴胡四两　龙骨一两半　黄芩一两半　生姜一两半，切　铅丹一两半　人参一两半　桂枝一两半，去皮　茯苓一两半　半夏二合半，洗　大黄二两　牡蛎

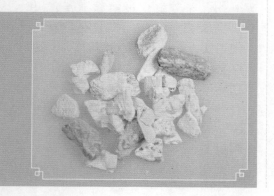

一两半，熬　大枣六枚，擘

【用法用量】

上十二味，以水八升，煮取四升，内大黄，切如棋子，更煮一两沸，去滓，温服一升。本云柴胡汤，今加龙骨等。

## 方三十五

【原文】

火逆下之，因烧针烦躁者，属桂枝甘草龙骨牡蛎汤。方三十五。

【解析】

病已由火法误治，形成火逆证，下后又复用烧针，因而引起烦躁不安的，用桂枝甘草龙骨牡蛎汤主治。

【药物组成】

桂枝一两，去皮　甘草二两，炙　龙骨二两　牡蛎二两，熬

【用法用量】

上四味，以水五升，煮取二升半，去滓，温服八合，日三服。

## 方三十六

【原文】

太阳病，脉浮而动数，浮则为风，数则为热，动则为痛，数则为虚。头痛发热，微盗汗出，而反恶寒者，表未解也。医反下之，动数变迟，膈内拒痛，一云，头痛即眩。胃中空虚，客气动膈，短气躁烦，心中懊憹，阳气内陷，心下因硬，则为结胸，属大陷胸汤证。

若不结胸，但头汗出，余处无汗，剂颈而还，小便不利，身必发黄。三十六。用前第十方。

【解析】

患太阳病，脉象呈浮而动数之象，浮主风邪在表，数主身体有热邪，动为痛的征象，数为脉虚的征象。头痛发热，微出盗汗，反而恶寒者，是表邪未解的征象。表邪未解，本不该用下法，若医生误用之，就会导致动数脉变为迟脉，胸膈内疼痛拒绝按压，这是胃气因下攻而空，邪气隐于胸膈部位，故呼吸短促，躁乱不安，心中懊憹，由于外邪内陷，而致胃脘部硬结，从而形成结胸证，用大陷胸汤主治。若未形成结胸，但头部有汗出，其他部位无汗者，小便不利，身体必发黄，此为湿热郁蒸的黄疸病。

## 方三十七

【原文】

伤寒五六日，呕而发热者，柴胡汤证具，而以他药下之，柴胡证仍在者，复与柴胡汤。此虽已下之，不为逆，必蒸蒸而振，却发热汗出而解。若心下满而硬痛者，此为结胸也，大陷胸汤主之，用前方。但满而不痛者，此为痞，柴胡不中与之，属半夏泻心汤。方三十七。

【解析】

患伤寒已经五六天，呕吐且发热者，已经具备柴胡证的症状，而且用了其他的攻下方药，柴胡证仍不除

者，理应复用柴胡汤主治。这虽已误下，但并未成为逆候，服小柴胡汤后，必会发生蒸蒸振战，然后发热汗出而病解。若胃脘部胀满而硬痛者，这是结胸证的症状，用大陷胸汤主治。但如果胀满而不痛者，这是痞证，不应用柴胡主之，而应用半夏泻心汤主治。

【药物组成】

半夏半升，洗　黄芩三两　干姜三两　人参三两　甘草三两，炙　黄连一两　大枣十二枚，擘

【用法用量】

上七味，以水一斗，煮取六升，去滓，再煎取三升，温服一升，日三服。

## 方三十八

【原文】

本以下之，故心下痞，与泻心汤。痞不解，其人渴而口燥烦，小便不利者，属五苓散。方三十八。一方云，忍之下日乃愈。

【解析】

本来是因误施下法，造成心下痞证，给其服用了泻心汤。服用了泻心汤后，痞证仍未解者，患者必渴而口燥心烦，小便不利，用五苓散主治。另有一说法，忍耐不饮，坚持一日即可痊愈。

【药物组成】

猪苓十八铢，去黑皮　白术十八铢　茯苓十八铢　泽泻一两六铢　桂心半两，去皮

【用法用量】

上五味，为散，白饮和服方寸匕，日三服。多饮暖水，汗出愈。

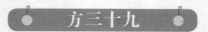

## 方三十九

【原文】

伤寒中风，医反下之，其人下利日数十行，谷不化，腹中雷鸣，心下痞硬而满，干呕，心烦不得安。医见心下痞，谓病不尽，复下之，其痞益甚，此非结热，但以胃中虚，客气上逆，故使硬也。属甘草泻心汤。方三十九。

【解析】

伤寒中风者，医生反用下法，导致其人一日下利十余次，饮食不化，腹中有雷鸣的声响，胃脘痞硬而胀满，干呕，心烦不得安宁。医生见心下痞证，以为病邪未除尽，再次使用攻下法，使其痞证加剧，此非单纯的热结证，而是因为胃中虚，外邪上逆，而使得心下痞硬而胀满。用甘草泻心汤主治。

【药物组成】

甘草四两，炙　黄芩三两　干姜三两　半夏半升，洗　大枣十二枚，擘　黄连一两

【用法用量】

上六味，以水一斗，煮取六升，去滓，再煎取三升，温服一升，日三服。

## 方四十

【原文】

伤寒服汤药，下利不止，心下痞硬。服泻心汤已，复以他药下之，利不止。医以理中与之，利益甚。理中，理中焦，此利在下焦，属赤石脂禹余粮汤。复不止者，当利其小便。方四十。

【解析】

伤寒患者，服用汤药后，而致表邪内陷，不利不止，胃脘部痞硬。已经服过泻心汤，又服其他的攻下药，下利仍不止。医生则改用理中汤治疗，而使下利更加严重。

这是因为，理中汤，只能调理中焦，而本症下利是下焦滑脱不禁，故应用赤石脂禹余粮汤。若下利仍不止者，则当利其小便。

【药物组成】

赤石脂一斤，碎　太一禹余粮一斤，碎

【用法用量】

上二味，以水六升，煮取二升，去滓，分温三服。

## 方四十一

【原文】

太阳病，外证未除，而数下之，遂协热而利，利下不止，心下痞硬，表里不解者，属桂枝人参汤。方四十一。

【解析】

太阳病，表证未解，而医生却

屡次使用下法，于是出现表热而兼下利的症状，若下利持续不断，胃脘部痞硬，这是表里皆不解之证，应用桂枝人参汤主治。

【药物组成】

桂枝四两，加切，去皮　甘草四两，炙　白术三两　人参三两　干姜三两

【用法用量】

上五味，以水九升，先煮四味，取五升，内桂，更煮取三升，去滓，温服一升，日再夜一服。

## 方四十二

【原文】

下后，不可更行桂枝汤，汗出而喘，无大热者，属麻黄杏子甘草石膏汤。方四十二。

【解析】

使用攻下法后，不可再服桂枝汤，若汗出而喘息，肌表无大热者，用麻黄杏子甘草石膏汤主治。

【药物组成】

麻黄四两，去节　杏仁五十个，去皮尖　甘草二两，炙　石膏半斤，碎

【用法用量】

上四味，以水七升，先煮麻黄，减二升，去上沫，内诸药，煮取三升，去滓，温服一升。本云，黄耳杯。

## 方四十三

【原文】

阳明病，下之，其外有热，手足温，不结胸，心中懊憹，饥不能

食，但头汗出者，属栀子豉汤证。方四十三。用前第七初方。

【解析】

阳明病，经过下法后，病人其体表有邪热，手足温暖，没有结胸证，心中懊憹，饥恶而不能进食，唯独头部汗出者，用栀子豉汤主治。

## 方四十四

【原文】

伤寒吐后，腹胀满者，属调胃承气汤证。方四十四。用前第九方。

【解析】

伤寒，使用催吐法后，腹部胀满者，用调胃承气汤主治。

## 方四十五

【原文】

病人无表里证，发热七八日，脉虽浮数者，可下之。假令已下，脉数不解，今热则消谷喜饥，至六七日，不大便者，有瘀血，属抵当汤。方四十五。

【解析】

病人没有典型的表里证，已发热七八天，脉象虽浮数，也可用攻下法。若使用泻下法后，脉数不解，且消谷善饥，这是邪不在胃腑而热合于血分，至六七天，不大便者，且出现瘀血，主治宜用抵当汤。

【药物组成】

大黄三两，酒洗　桃仁二十枚，去皮尖　水蛭三十枚，熬　虻虫去翅足，三十

辨发汗吐下后病脉证并治

301

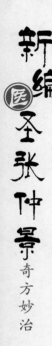

枚，熬

【用法用量】

上四味，以水五升，煮取三升，去滓，温服一升。不下更服。

## 方四十六

【原文】

本太阳病，医反下之，因尔腹满时痛者，属太阴也，属桂枝加芍药汤。方四十六。

【解析】

本为太阳病症状，医生却误用下法，而导致腹部胀满时有疼痛者，这是因误下而使邪陷太阴，用桂枝加芍药汤主治。

【药物组成】

桂枝三两，去皮　芍药六两　甘草二两，炙　大枣十二枚，擘　生姜三两，切

【用法用量】

上五味，以水七升，煮取三升，去滓，分温三服。本云，桂枝汤，今加芍药。

## 方四十七

【原文】

伤寒六七日，大下，寸脉沉而迟，手足厥逆，下部脉不至，喉咽不利，唾脓血，泄利不止者，为难治，属麻黄升麻汤。方四十七。

【解析】

患有伤寒六七天，经过使用峻下药后，寸部脉沉而迟缓，手脚厥冷，摸不到尺部的脉搏，咽喉吞咽困难，吐出脓血，而又腹泻不止的，为难治的证候，用麻黄升麻汤主治。

【药物组成】

麻黄二两半，支节　升麻一两六铢　当归一两六铢　知母十八铢　黄芩十八铢　葳蕤十八铢，一作菖蒲　芍药六铢　天门冬六铢，去心　桂枝六铢，去皮　茯苓六铢　甘草六铢，炙　石膏六铢，碎，绵裹　白术六铢　干姜六铢

【用法用量】

上十四味，以水一斗，先煮麻黄一两沸，去上沫，内诸药，煮取三升，去滓，分温三服。相去如炊三斗米顷令尽，汗出愈。

## 方四十八

【原文】

伤寒本自寒下，医复吐下之，寒格更逆吐下，若食入口即吐，属干姜黄芩黄连人参汤。方四十八。

【解析】

伤寒病，本因自身里虚寒盛而下利，医生误用吐、下的方法治疗，以致中焦虚寒更剧，反而格热于上，因而使之吐泻更加严重。若饮食入口即吐者，用干姜黄芩黄连人参汤主治。

【药物组成】

干姜　黄芩　黄连　人参各三两

【用法用量】

上四味，以水六升，煮取二升，去滓，分温再服。

# 古（汉代）今计量单位换算

汉代时的计量换算单位如下：

1石（读shi，后来读dan）
　　=四钧=29760克

1钧=三十斤=7440克

1斤=16两=248克

1斤=液体250毫升

1两=15.625克

1两=24铢

1升=液体200毫升

1合（音ge）=20毫升

1圭=0.5克

1撮=2克

1方寸匕=金石类2.74克

1方寸匕=药末约2克

1方寸匕=草木类药末约1克

半方寸匕=一刀圭=一钱匕=1.5克

一钱匕=1.5-1.8克

一铢=0.65克

一铢=100个黍米的重量

1分=3.9~4.2克

梧桐子大=黄豆大

蜀椒一升=50克

葶力子一升=60克

吴茱萸一升=50克

五味子一升=50克

半夏一升=130克

虻虫一升=16克

附子大者1枚=20~30克

附子中者1枚=15克

强乌头1枚小者=3克

强乌头1枚大者=5-6克

杏仁大者10枚=4克

栀子10枚平均15克

栝楼大小平均1枚=46克

枳实1枚约14.4克

石膏鸡蛋大1枚约40克

厚朴1尺约30克

竹叶一握约12克

1斛=10斗=20000毫升

1斗=10升=2000毫升

1升=10合=200毫升

1合=2龠（yue）=20毫升

1龠=5撮=10毫升

1撮=4圭=2毫升

1圭=0.5毫升

1引=10丈=2310厘米

1丈=10尺=231厘米

1尺=10寸=23.1厘米

1寸=10分=2.31厘米

1分=0.231厘米

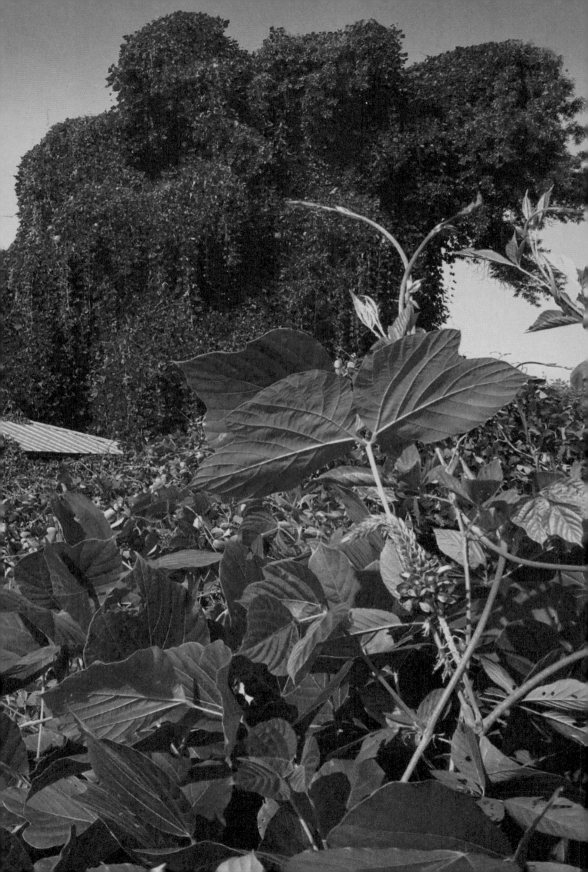